UGC MO SHI XIA DE

UGC模式下的
在线健康信息分析

ZAI XIAN JIAN KANG XIN XI FEN XI

许 鑫 施亦龙 著

U0202309

上海科学技术文献出版社
Shanghai Scientific and Technological Literature Press

图书在版编目（CIP）数据

UGC 模式下的在线健康信息分析 / 许鑫，施亦龙著 . 一上海：上海科学技术文献出版社，2019
ISBN 978-7-5439-7793-8

Ⅰ . ① U… Ⅱ . ①许…②施… Ⅲ . ①互联网络—应用—疾病—诊疗—卫生服务—研究—中国 Ⅳ . ① R197.1

中国版本图书馆 CIP 数据核字 (2018) 第 289881 号

责任编辑：徐 静
封面设计：袁 力

UGC 模式下的在线健康信息分析
UGC MOSHIXIA DE ZAIXIAN JIANKANG XINXI FENXI
许 鑫 施亦龙 著
出版发行：上海科学技术文献出版社
地　　址：上海市长乐路 746 号
邮政编码：200040
经　　销：全国新华书店
印　　刷：常熟市文化印刷有限公司
开　　本：787×1092　1/16
印　　张：17.25
字　　数：409 000
版　　次：2019 年 1 月第 1 版　2019 年 1 月第 1 次印刷
书　　号：ISBN 978-7-5439-7793-8
定　　价：98.00 元
http://www.sstlp.com

目　录

引　言

Web2.0 阶段是互联网蓬勃发展历程中不可被忽视的重要阶段。从 Web1.0 到 Web 2.0,互联网已经从单一的浏览和接受信息时代跨入了全民织网、全民互动的时代,与之伴随而来的是另一个术语 UGC(user generated content,用户生成内容)的出现。UGC 描述的是一种用户使用互联网的行为方式,这种行为方式的出现,代表了由用户生成的以文字、图片、音视频等为载体的表达观点、需求、情绪的内容已经成为 Web2.0 时代的主体,这个时代更加关注用户的需求和体验。它有别于传统的以权威为中心,权威生成并向外辐射为传播形式,它更提倡用户除了是信息的消费者,更是信息的创造者、传播者和贡献者。

在过去的几十年里,越来越多的消费者主动参与到医疗健康领域中,他们希望掌控自身以及家人的健康。互联网的快速增长和普及使消费者更加方便地接触到各类健康信息,而大量良莠不齐的网络信息对于健康信息消费者来说可谓喜忧参半。在过去,健康信息主要通过医生或其他医疗相关机构的专业人员传递给患者。这种模式下,医生或医疗机构成为患者及其家属们获得健康信息的最主要的甚至是唯一的渠道,虽然健康信息的质量和准确性很高,但健康信息的数量、患者或健康消费者获取信息的途径和参与度都受到了大幅度限制。在今天,健康自我管理得到了广泛认知,让消费者参与到医疗健康过程中也变得越来越重要,而 UGC 模式下的在线健康信息成为这种以消费者为中心的新模式的重要推动力。

本书汇总了华东师范大学 iLab 实验室网络健康信息研究小组成员近 3 年来的研究成果,通过对研究方案不断地讨论、修改以及实施推进,最终从不同角度对 UGC 平台的在线健康信息进行了较为全面的分析和探究。参与本书相关研究的包括徐一方、苏晓兰、施亦龙、金碧漪、姜雯、于霜等,本书最终由许鑫、施亦龙撰写统稿,姚占雷协助校对。

第一章

绪　论

言下

　　健康信息学已经成为国外图书情报领域研究的重要分支,而对于网络信息资源开发和利用的深入研究一直以来也是学界关注的热点。本书聚焦网络 UGC 模式下的在线健康信息,通过对其进行多方位的研究分析,探讨健康信息的问答特征、信息需求、用户交流模式、领域知识图谱、信息质量评价等方面的议题。本章从研究背景、研究意义、研究思路、研究内容、研究方法以及本书结构等 6 个方面加以概述。

1.1　研究背景

　　近 10 年以来,随着 Web2.0 技术和应用研究的不断深入,各类 UGC 网站如雨后春笋般兴盛发展并受到广泛关注,目前全世界范围内最受欢迎的 Top10 网站中(来自 Alexa 网站流量监测[1])就有 5 个是以用户生成内容为主导的网站,这 5 个分别是 Facebook,Youtobe,Wikipedia,Yahoo,QQ。

　　在中国,各类 UGC 网站及手机应用也是百花齐放,具体可见于 Kantar Media CIC 发布的 2016 年中国社会化媒体格局图(图 1 - 1)。百度(Baidu)、阿里巴巴(Alibaba)、腾讯(Tencent)和新浪(Sina)(总称为 BATS)旗下拥有 8 个社交及电商品牌,每一个都拥有数亿的活跃用户,这些平台无疑是中国社会化格局的核心力量。BATS 的壮大使得互联网具有快速传播(viral)、大信息量(informative)及高实用性(practical)的特点。其中,I 和 P 两点尤其重要且特征显著。目前许多充斥在社交网络上的信息、新闻及网民评论等相关内容通常较难在其他途径被发现。相比于全球市场,在这样的情况下,社交媒体在中国显得越来越重要。

　　如今,大众所生活的时代是一个城市化进程进一步深化的时代,亚健康的状态也似乎成了大众健康的常态。大众在健康管理、医疗保健以及饮食控制上开始逐渐重视,用户对于生活方方面面的关注都会体现在互联网中。对于健康保健的理念和行为习惯也随着互联网的渗透而改变。来自 PEW 研究中心的一份报告显示,80% 的网络用户会在互联网上搜寻与健康主题相关的信息[2]。根据 2015 年 9 月中国科协发布的第九次中国公民科学素质调查结果显示,公民利用互联网及移动互联网获取科技信息的比例达到 53.4%,比 2010 年的

---

[1] Alexa. The top 500 sites on the web[EB/OL]. [2017 - 01 - 31]. http://www.alexa.com/topsites.
[2] FOX S. The Social Life of Health Information, 2011[EB/OL]. [2015 - 06 - 20]. http://www.pewinternet.org/2011/05/12/the-social-life-of-health-information - 2011/.

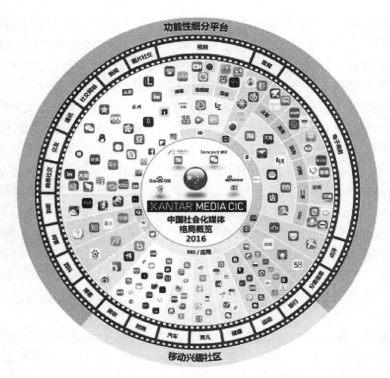

图 1 - 1　2016 年中国社会化媒体格局图

资料来源：CIC. 2015 年中国社会化媒体格［EB/OL］.［2015 - 12 - 14］. http://www. seeisee. com/index. php/2015/05/28/p8478.

26.6％提高了一倍多,其中公民对医学新进展感兴趣的比例为 69.8％[1]。由此可见,互联网已经成为用户表达健康信息需求,进行健康信息搜寻的一个重要载体。

目前互联网上存在着数量庞大、种类繁多的健康网站,大致包括汇总各类疾病知识、健康信息、诊断防治管理信息的综合类健康信息网站和针对某种疾病提供各种解决方案的专业性的健康网站两种类型。这些网站虽然提供了广泛的信息资源,但是仍旧不能满足人们对于健康信息的需求,可能的原因主要有以下两点:(1)即便网站的目标服务对象就是一般民众,网站在导航设计、信息资源内容组织时,通常过于专业,使得普通大众会遭遇到难以快速查找到符合需求的信息资源,以及查找到以后难以正确理解和遵循等尴尬情况。(2)网站提供的信息资源虽然广泛,但缺乏针对性,每一个人的身体状况都有可能因自身身体条件、所处环境和心理状态等因素而显得千差万别,这些细小的差别难以在健康资源网站上体现出来,因此大众也就不能获得建设性的意见和建议[2]。

大众迫切需要更能发挥主观能动性的方式来表达需求,获得健康信息资源。UGC 的平台为大众提供了能够建立社区、互相交流、提供情感慰藉的空间。在 UGC 模式下,人们从互联网获取网络健康信息的渠道,从最早的发布健康信息的各类专业医疗网站,发展为论坛、博客、问答社区、社交媒体等。人们如今不仅可以单向地浏览专业医疗网站发布的健康信

［1］中国科协发布第九次中国公民科学素质调查结果［EB/OL］.［2016 - 03 - 22］. http://education. news. cn/2015 - 09/19/c_128247007. htm.
［2］沈光宝. Internet 上药学信息资源的开发利用及评价［J］. 情报科学,2002,20(9)：961 - 964.

息,还可以与其他网友进行互动,分享各自掌握的信息或经验。与专业的医疗网站发布的信息和公开发表的学术文献不同,UGC 信息对于用户来说更容易理解和使用。医疗保健观念从过去的被动就医,甚至讳疾忌医,到如今 Web2.0 时代的积极管理,主动分享。这样的改变一方面是由于互联网信息技术的发展,健康医疗资源的可获得性增强,与过去相比较,用户可以更便捷地搜寻到医疗健康信息资源;另一方面是因为 UGC 网站最大限度地鼓励了人们对彼此健康状况的互相交流,健康管理心得的互相分享,相关情绪的互相抚慰。

2015 年 9 月 25 日,联合国世界卫生组织发表声明,启动 2030 年可持续发展目标。相比较以前的千年发展目标,可持续发展目标呈现出更高眼界和抱负,其中目标之一是确保健康生活与促进全人类福祉,将健康描述为因其自身原因即具有合理性和必要性的目标。更为重要的是,健康还是实现其他目标的组成部分,也是考察可持续发展目标总体进展的可靠指标。这份最新的目标中也包含很多互联网健康信息普及相关的项目[1]。在美国,美国联邦机构工作组(FIW)、卫生部(HHS)以及其他政府部门共同成立了一个"2020 健康人群"的项目(Healthy People 2020),其愿景是希望到 2020 年,美国公民能够长寿并过上健康的生活,其中主要的一项任务就是让大多数消费者充分了解健康信息,利用健康信息来预防和治疗各种疾病[2]。

李克强总理在 2015 年的政府工作报告中首次提出"制定'互联网+'行动计划,大力推动移动互联网、云计算、大数据、物联网在各个领域的应用"。具体到医疗健康领域,报告中提到 2018 年的目标是社会服务进一步便捷普惠,健康医疗等民生领域互联网应用更加丰富,公共服务更加多元,线上线下结合更加紧密。社会服务资源配置不断优化,公众享受到更加公平、高效、优质、便捷的服务[3]

在这样的大背景下,互联网健康医疗必定会蓬勃发展,大量互联网健康医疗的服务和工具也将会大量涌现,进而人们将有机会接触到越来越多的网络健康信息。

1.2 研究意义

国内外对消费者健康信息需求的关注度日益升温,消费者健康信息的相关研究在这样的时代背景下显得格外重要和富有价值。UGC 模式下的在线健康信息能真实地反映健康信息的消费者对于健康信息的需求和认知,对这些数据进行集中采集、挖掘和分析对比有利于更好地把握健康信息需求和明晰消费者健康知识结构体系,进一步发现更加隐蔽的信息需求点和知识点,促进"互联网+"计划在健康医疗方面的建设。然而,目前网络 UGC 数据存在非结构化、信息源形式多样、健康信息主题不明朗、消费者健康知识体系不清晰等问题。因此,如何从这些多元的非结构化数据中抽取蕴含着的健康信息,如何通过同源纵向挖掘和多源横向比较的分析研究来较为全面地了解不同用户对健康信息的认知、需求以及其行为模式,进而揭示 UGC 模式下健康信息的特征特点和质量评价,这必然是一个非常有意义的

---

[1] 确保健康生活与促进全人类福祉[EB/OL].[2016-04-20]. http://www.who.int/mediacentre/news/statements/2015/healthy-lives/zh/.

[2] About-Healthy-People[EB/OL].[2016-04-20]. http://www.healthypeople.gov/2020/About-Healthy-People.

[3] 国务院关于积极推进"互联网+"行动的指导意见[EB/OL].[2016-04-20]. http://cpc.people.com.cn/n/2015/0705/c64387-27255409.html.

研究课题。

1. 理论意义

从学科发展角度来看,健康信息学(health informatics)在国外已经是一个较为成熟的学科,相关研究数量比较多,范围也比较广,本书研究能丰富和发展消费者健康信息学领域的现有数据。非医学专业人士逐渐并大量成为医学信息服务的消费者,消费者健康信息学作为医学信息学的分支在这一过程中得以产生和发展。对消费者自身生成的健康信息加以深入的分析、知识发现及再组织,有利于促进消费者健康信息学的发展,有利于医学信息学、图书情报学、计算机科学等学科的各自发展和交叉融合。

从网络信息研究角度来看,以往的相关研究主体视角多为专家角度,而本书研究关注的是如今越来越多网络用户使用的 UGC 信息,评价视角为用户角度。全面直观地感知大众对于健康主题的理解程度,能够对提供针对性的健康信息有更好的把握。同时,更加深入理解不同社会化媒体上的信息交流模式的异同,对完善健康知识体系和提升健康信息服务都具有借鉴意义。

2. 现实意义

从用户角度,研究能更全面地掌握并满足消费者健康信息需求。通过对消费者健康信息需求的了解和掌握,能够帮助网络浏览者更加全面地了解某种疾病,满足自身潜在需求的同时及时做好疾病预防措施。在社会化问答社区中,提问者可以更加有针对性地提出自己在健康方面的需求,回答者也可以真正有的放矢地解答。

从平台建设角度,了解网络用户的信息需求和交互特征,关注网络健康信息质量评价中的指标因素,可以为平台建设、服务优化、质量控制等机制设计提供参考,同时给予 UGC 信息提供者和平台设计者更好的创作指导,从整体上提高信息质量,优化用户体验,从而增强消费者对平台的黏性。

从国家健康事业角度,政府可以利用在线健康信息提高公众的健康信息素养和健康水平,从而降低医疗费用开支。消费者通过浏览相关疾病健康信息,可以从各个方面了解某种疾病,可以和政府、社会组织一起更加有效地做好疾病的预防、诊断、治疗工作。政府可以利用健康信息和社会化平台,促进公众提高自身健康信息素养和健康水平,同时也能促进整个国家的医疗健康发展。

1.3　研究思路

随着大数据时代的到来,信息浪潮席卷了社会生活的方方面面,互联网的进一步发展使得人们获取各类信息变得更加便捷,这也使越来越多的人选择通过网络来满足其信息需求。

健康是高品质生活的基础,健康信息是与每个人都休戚相关的重要资源。互联网因其具有隐蔽性、便捷性等优点,正逐渐成为人们获取健康信息的高效渠道。人们从互联网获取网络健康信息的渠道从最早的发布健康信息的各类专业医疗健康网站,发展为论坛、博客、问答社区、社交媒体等。人们如今不仅可以单向浏览专业医疗健康网站发布的信息,还可以与其他网友进行互动,分享各自掌握的信息或经验。与专业的医疗健康网站发布的信息和公开发表的学术文献不同,UGC 信息对于用户来说更容易理解和使用,通过对 UGC 信息的深入分析可以获取更为直接和真实的用户需求、行为特征和交流模式等多方面的内容。然而,UGC 健康信息由于是用户自由创作的,缺乏相对统一的标准、监管和控制,导致其信息质量良莠不齐,因此 UGC 模式下的在线健康信息的质量问题尤为重要。

本书首先介绍了研究背景、意义、思路、内容以及后文实证分析章节中所涉及的不同研究方法,主要包括内容分析法、文本挖掘法、社会网络分析法、问卷调查法、机器学习法、知识图谱法、统计分析法等。由于在线 UGC 健康信息数据来源多样,本书主要选择了比较普遍的一些渠道,例如社会化问答社区、网络论坛、博客社区、社交论坛等,在数据分析上采用多种研究方法相结合的方式。

其次,梳理了消费者健康信息需求、在线健康信息以及网络健康信息质量评价等方面的研究,综合借鉴以往的相关研究,为下文的实证分析提供理论基础。

再次,在实证分析的章节部分,先对数据量较大的单个数据源采用不同方法进行多角度分析,例如内容特征、需求模型、交流模式等,希望能够挖掘出数据背后的深层信息。随后根据现有的单数据源研究进行延伸,将 UGC 数据特点和自动问答、知识服务、附加情感特征的信息评价体系应用分析相结合。最后通过对多源数据的综合比较,分析 UGC 数据的涉及主题、质量评价和内容特点的异同。最后,对研究得出的 UGC 模式下的在线健康信息特点进行概括,并对 UGC 模式下的健康相关工作的开展提出了建议。本书的研究思路总框架图见图 1 - 2。

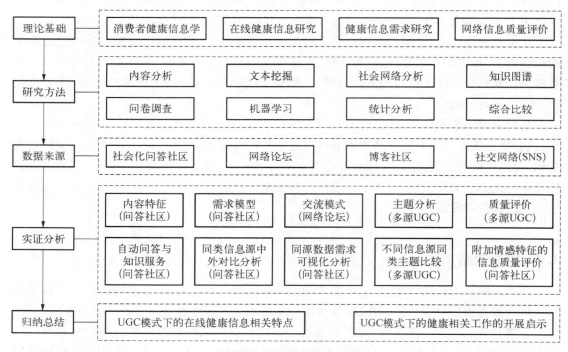

图 1 - 2 研究思路总框架图

消费者的医疗保健观念从过去的被动就医,转向积极管理、主动分享,就医模式也从原来的医院挂号、临床就医,向着关注预防和日常保健、康复方向转变。学术界、医学界以及商业领域企业都在积极探索如何才能为普通消费者提供更加精准、便捷和全面有效的医疗保健服务。本书通过对网络 UGC 社区数据的分析和挖掘,围绕在线健康信息开展研究,从理论探讨和实践应用两个方面加以探索,以期能对国内相关领域研究起到抛砖引玉的作用。

1.4　研究内容

由于网络 UGC 平台类型多样,涉及的数据内容和可能的研究视角也呈现多元化特点,本书对 UGC 模式下的在线健康信息的内容特征、需求模型、交流模式、主题分析和质量评价等方面分别进行了研究。

社会化问答社区是以交互性、社区化、共享性、知识性等特点为核心的网络时代的产物。本书第三章采用内容分析法对美国最大的社会化问答社区 Yahoo! Answers 中的健康栏目下相关的原始问答记录进行编码。研究从用户角度出发,分析消费者对于网络健康信息的需求特点,随后通过比较不同类型疾病提问者在健康信息需求上的差异,对如何更针对性地回答问题,满足疾病患者的信息需求提供借鉴,最后探究了提问与回答之间的交叉性关系。

目前对消费者健康信息需求的研究通常聚焦于某一种疾病且研究方法多以问卷调查、焦点小组访谈等定性研究方法为主,导致研究的样本数量有限,对某类疾病的研究结果很难适用于其他疾病。本书第四章同样是基于社会化问答社区数据,研究结合归纳法的思想,利用文本挖掘分析方法,通过对社会化问答社区中的健康信息分析构建了消费者健康信息需求模型,并对模型进行了优化,讨论了模型的具体应用场景。

伴随着互联网的深入发展,专业性网络论坛已逐渐成为学术科研工作者重要的非正式交流场所。本书第五章为了增进对专业性网络论坛中用户交流的特点及模式的了解,采用社会网络分析法围绕交流主体(用户)、交流客体(主题)和交流方式三个方面分别探讨了社会化网络论坛中 5 种用户交流模式,即一对一、单中心、多中心、发布式和跨领域交流模式,并对用户交流特点和影响用户交流的主要因素进行了总结。

确认消费者对健康信息关注的主题是把握消费者健康信息需求,进而提供精准医疗保健服务的先决条件。本书第六章结合定性和定量方法,对来自为大众普遍使用的不同社交媒体上的多种疾病数据进行采集分析,提炼健康主题,提取特征词汇及特征词间关系,最终构建消费者健康知识图谱,深入分析和讨论了知识图谱对于消费者健康信息素养提升和健康信息系统设计的启示,并探索了知识图谱的具体应用场景。

UGC 在线健康信息的质量是保证实证分析能够顺利进行以及结论有效性的基础。本书第七章综合借鉴以往的研究,并结合健康信息的特点初步构建了 UGC 在线健康信息质量评价指标体系。在研究中首先使用问卷调查法,根据用户的评分进行模型的修正和提炼,随后通过层次分析法赋予权重,形成最终的 UGC 在线健康信息质量评价指标体系,最后利用研究形成的评价指标体系对不同健康领域、不同来源的 UGC 在线健康信息进行了实证应用,探讨了不同健康领域、不同来源的 UGC 健康信息的质量差异。

除了对现有数据进行分析外,本书第八章还根据分析进行了延伸的应用研究。

(1)利用国外发展成熟的自闭症问答社区的数据构建了一个自闭症问答知识库,并通过其提供的知识服务来满足患者的多重信息需求。

(2)通过对中美两大社会化问答社区中随机抽取的健康问答数据进行对比分析,对中美用户在疾病的认识、应对、发展方面存在的异同作出概括,了解到中美社会对于精神性疾病患者在教育、医疗、就业等体系的建设水平存在一定的差异。

（3）对健康信息提问所使用的词汇及其模式加以揭示，分析了糖尿病消费者在表达健康信息需求时的语用习惯和词汇特征，并通过可视化展现增强消费者获取健康信息资源的可达性。

（4）探究不同类型网络社区中健康主题特征分布情况，以及在此基础上如何对健康网站上的信息进行组织以及站内检索的优化。

（5）通过考察加入情感特征后其对自动化预测问答社区信息质量的影响，发现 UGC 在线健康信息与传统的在线健康信息相比包含更多的情感因素。

本书的研究内容涉及多方面：从数据来源来看，分别选择了社会化问答社区、网络论坛、博客社区和社交网络等 UGC 平台；从数据类型来看，既有原始问答数据和帖子记录，也有基于这些原始数据的编码数据，还包括用户问卷调研数据；从关注范围来看，研究基于国外和国内具有代表性的 UGC 平台数据展开，同时也对国内外同类型平台数据作了对比分析；从用户类型来看，这些数据的产生既来源于专业医学人员，也有普通非专业人士产生的。本书希望通过多视角多维度的分析，能够较全面地展现网络 UGC 平台在线健康信息的方方面面，探讨如何有利于更好地引导和服务网络环境下的健康知识传播。

1.5 研究方法

本书的研究中涉及大量不同信息源的在线健康信息数据，综合运用了多种研究方法，主要包括以下几种。

（1）内容分析法 内容分析法（content analysis）是一种对于传播内容进行客观、系统和定量的描述的研究方法，其实质是对传播内容所含信息量及其变化的分析，即由表征的有意义的词句推断出准确意义的过程。内容分析法通过把文本转化为数据化形式，最后形成用做统计分析的评判记录，在具体分析时还可以结合原始文本记录加以举例或者解读。如果在内容分析法转化编码过程中涉及两个或两个以上的研究者，还需要进行信度分析，以保证他们能够按照相同的分析维度，对同一材料进行评判的结果具有一致性，这也是保证内容分析结果可靠性、客观性的重要指标。

（2）文本挖掘法 文本挖掘（text mining）是以文本为研究对象，涉及统计分析、数据挖掘、NLP（自然语言处理）、数据库等多种技术方法的跨学科的知识和技术。文本挖掘是指为了发现知识，从文本数据中抽取隐含的、前所未知的、具有价值的模式的过程[1]。文本挖掘在预处理过程中的重点是自然语言特征的识别与抽取，这一操作将非结构化数据转化并存储为更为显著的结构化形式。文本挖掘是一个抽取文本信息、分析文本数据，从而发现文本知识的过程，一般流程主要分为 4 步，即确认问题及设计方案、文本数据的获取、文本特征词提取、文本特征词分析。

（3）社会网络分析法 "社会网络"是指社会行动者（actor）及其间的关系的集合，即一

---

[1] TAN A H. Text Mining：The State of the Art and the Challenges[C]//In：Proc of PAKDD Workshop on Knowledge Discovery from Advanced Databases. Beijing，China：1999：65 - 70.

个社会网络是由多个点(社会行动者)和各点之间的连线(行动者之间的关系)组成的集合[1]。社会网络中各点之间的连线可以分为有向的和无向的。社会网络分析(social network analysis,SNA)就是对这一社会网络中行为者之间的关系进行量化的分析,主要包括密度分析、中心性分析、凝聚子群分析等。其中网络密度指群体成员间彼此的联系程度[2],还反映了网络的连通性[3]。中心性包括中心度和中心势两个概念,中心度刻画单个行动者在网络中所处的核心位置,而中心势刻画的则是一个网络所具有的中心趋势[4],中心性指标主要包括点度中心性、中间中心性和接近中心性。

(4)知识图谱法　知识图谱(mapping knowledge domain)是一种以可视化的方式展示信息中包含的知识要点、核心结构、整体知识架构的技术,在图书情报界也被称为知识域可视化或知识领域映射地图。它是显示知识发展进程与结构关系的一系列各种不同的图形,用可视化技术描述知识资源及其载体,挖掘、分析、构建、绘制和显示知识及它们之间的相互联系。利用可视化的图谱可以形象地把复杂的知识领域通过数据挖掘、信息处理、知识计量和图形绘制而显示出来,揭示知识领域的动态发展规律,为学科研究提供切实的、有价值的参考。常用的可视化软件有 Ucinet、Pajek 和 Citespace 等。

(5)问卷调查法　问卷调查法(questionnaires method)即用调查表格的形式间接搜集研究材料和研究数据的一种调查方法[5]。通过向被调查者线上或线下发出提前设计好的调查表格,请他们填写对有关问题的意见、对某个事物的标准进行评分等来获得研究者所需的信息和数据的一种研究方法。本书在研究中设计了 UGC 在线健康信息质量评价用户调查问卷,使用问卷星进行了线上投放(包括问卷星的推荐服务和朋友之间扩散两种方式),获得了用户对 UGC 在线健康信息质量评价指标重要性的评分。

(6)机器学习法　机器学习(machine learning)是指采用某些算法指导计算机利用已知数据得出适当的模型,并利用此模型对新的情境给出判断的过程。在此过程中计算机不断模拟和学习人类的行为,以获取新的知识或技能,建立数据库,重新组织已有的知识结构使之不断改善自身的性能。在整个机器学习的过程中,样本环境向系统的学习部分提供某些信息,学习部分利用这些信息修改知识库,以增进系统执行部分完成任务的效能,执行部分根据知识库完成任务,同时把获得的信息反馈给学习部分。影响学习系统设计的最重要的因素是样本环境向系统提供的信息,或者更具体地说是被模拟学的信息质量。

(7)统计分析法　统计分析(statistical analysis)是指运用数学方式,建立数学模型,对通过调查获取的各种数据及资料的规模、速度、范围、程度等数量关系进行数理统计和分析,形成定量的结论,认识和揭示事物间的相互关系、变化规律和发展趋势,借以达到对事物的正确解释和预测的一种研究方法。它是继统计设计、统计调查、统计整理之后的一项十分重要的工作,是在前几个阶段工作的基础上通过分析从而达到对研究对象更为深刻的认识。常被运用对数据进行基本的统计分析和信度效度检验。

---

〔1〕朱庆华,李亮.社会网络分析法及其在情报学中的应用[J].情报理论与实践,2008,31(2):179-183.
〔2〕李培林,覃方明.社会学:理论与经验[M].北京:社会科学文献出版社,2005:102-115.
〔3〕邱均平,李佳靓.基于社会网络分析的作者合作网络对比研究——以《情报学报》、《JASIST》和《光子学报》为例[J].情报杂志,2009,29(11):1-5.
〔4〕刘军.社会网络分析导论[M].北京:社会科学文献出版社,2004:16-131.
〔5〕陶永明.问卷调查法应用中的注意事项[J].中国城市经济,2011,9(20):305-306.

1.6　本书结构

本书共分为 9 章,对 UGC 模式下的在线健康信息展开多角度的分析,主要结构如下。

第一章,阐述了研究的背景和意义,明确了本书的研究思路,在此基础上细分了研究内容和介绍了研究方法,最后是本书结构。

第二章,介绍了消费者健康信息学、在线健康信息研究、健康信息需求和网络信息质量评价的相关理论,主要包括消费者健康信息、在线健康信息学特点、健康信息需求特征和网络信息质量评价指标等内容,为后文开展研究奠定了理论基础。

第三章到第八章是实证分析部分。

第三章运用内容分析法和统计分析法,针对国外社会化问答社区中的问答数据分别从提问、回答以及两者相关性三方面做了信息特征分析,讨论了社会化问答社区中不同提问需求和最佳答案的特点,以及相互之间的影响关系内容特征。

第四章,针对第三章研究采用的同源数据进行了特征词提取,利用文本挖掘法进行分析后构建了消费者健康信息需求模型,随后针对模型存在的不足予以优化,最后介绍了该模型的三类具体应用场景。

第五章,通过社会网络分析法对国内主要面向专业人士的网络论坛中的用户交流特点及模式进行了探讨,构建了 5 种用户主要交流模式,并对用户交流的特点和影响用户交流的主要因素进行了总结与归纳。

第六章,对 4 组来自不同网络 UGC 平台的数据进行健康知识图谱分析和探讨,分别对展现不同主题间联系的知识图谱、来自不同社交媒体网站图谱和消费者健康信息素养等方面作了探讨,并在此基础上延伸了对于提升消费者健康信息素养以及健康信息系统设计的启示。

第七章,通过问卷调查法先对原有的 UGC 在线健康信息质量评价指标进行筛选,随后使用指标体系对不同 UGC 来源、不同健康领域的信息进行了实证应用,并对评价结果进行了探讨。

第八章,在前几章的基础上进行了延伸性的应用研究,采用不同视角对国内外不同 UGC 数据源进行综合比较分析,包括构建问答知识库、着重分析情感因素对于问答的影响、健康信息需求可视化、同一疾病在不同类型网络社区中的主题特征以及中美在线健康信息用户的认知差异等内容。

第九章,对本书所做的研究工作进行总结,并提出在 UGC 模式下开展健康相关工作的建议。

参考文献

［1］Alexa. The top 500 sites on the web［EB/OL］.［2017 - 01 - 31］. http://www. alexa. com/topsites.

［2］CIC. 2015 年中国社会化媒体格［EB/OL］.［2015 - 12 - 14］. http://www. seeisee. com/index. php/2015/05/28/p8478.

［3］FOX S. The Social Life of Health Information, 2011［EB/OL］.［2015 - 06 - 20］. http://www. pewinternet. org/2011/05/12/the-social-life-of-health-information - 2011/.

［4］中国科协发布第九次中国公民科学素质调查结果［EB/OL］.［2016 - 03 - 22］. http://education. news. cn/2015 - 09/19/c_128247007. htm.

［5］沈光宝. Internet 上药学信息资源的开发利用及评价［J］.情报科学,2002,20(9)：961 - 964.

［6］确保健康生活与促进全人类福祉［EB/OL］.［2016 - 04 - 20］. http://www. who. int/mediacentre/ news/statements/2015/healthy-lives/zh/.

［7］About-Healthy-People［EB/OL］.［2016 - 04 - 20］. http://www. healthypeople. gov/2020/About-Healthy-People.

［8］国务院关于积极推进"互联网＋"行动的指导意见［EB/OL］.［2016 - 04 - 20］. http://cpc. people. com. cn/n/2015/0705/c64387 - 27255409. html.

［9］TAN A H. Text Mining：The State of the Art and the Challenges［C］//In：Proc of PAKDD Workshop on Knowledge Discovery from Advanced Databases. Beijing, China,1999：65 - 70.

［10］朱庆华,李亮. 社会网络分析法及其在情报学中的应用［J］.情报理论与实践,2008(2)：179 - 183.

［11］李培林,覃方明. 社会学. 理论与经验［M］.北京：社会科学文献出版社,2005.

［12］邱均平,李佳靓. 基于社会网络分析的作者合作网络对比研究——以《情报学报》、《JASIST》和《光子学报》为例［J］.情报杂志,2009,29(11)：1 - 5.

［13］刘军. 社会网络分析导论［M］.北京：社会科学文献出版社,2004：16 - 131.

［14］陶永明. 问卷调查法应用中的注意事项［J］.中国城市经济,2011(20)：305 - 306.

第二章

相 关 研 究

本章主要回顾了过往的网络健康学相关研究。首先概括介绍消费者的健康信息需求，然后说明在线健康信息学的研究发展过程及其特点，引入 UGC 模式下的在线健康信息的概念，随后概述了以往健康信息需求研究成果，最后罗列了现有的网络信息质量评价方法和指标，为后续章节的实证研究奠定理论基础。

2.1　消费者健康信息学

根据医学图书馆协会（Medical Library Association，MLA）消费者和患者健康信息部门（consumer and patient health information section）的定义，消费者健康信息（consumer health information，CHI）是与大众、病患及其家属有关的健康和医学信息[1]。该机构还指出消费者健康信息不仅仅包括描述疾病的症状、确诊和治疗的信息，还包括促进健康、预防性医药、影响健康的关键因素和访问健康医疗系统等多方面的信息。健康信息需求，主要取决于消费者的自身健康状况，是根据人们的实际健康状况与"理想状态"之间的差距而提出的对医疗、预防、保健和康复等相关健康信息的需要。

美国医药信息协会和国际医药信息协会将"健康信息消费者"定义为搜寻如何提高身体健康信息、疾病预防信息、治疗信息、管理身体情况信息以及慢性疾病信息的人[2][3]。在这个定义范畴下，消费者不仅仅是那些患有某种疾病的患者，还包括了希望提高健康水平的人。健康信息消费者与传统的医学信息消费者相比，他们更关心自身和家人朋友的身体健康状况，因此具有独特的信息行为，引发了越来越多学者的关注，消费者健康信息学——这一新兴学科由此诞生。

消费者健康信息学（consumer health informatics）是医学信息学的分支学科，国内也有学者翻译为用户健康信息学，但服务对象都是使用健康信息的特定人群，可以是患者、健康人群或亚健康人群等。Ferguson[4]将"消费者健康信息学"定义为：对健康消费者如何使

〔1〕Consumer and Patient Health Information Section of Medical Library Association. The librarian's role in the provision of consumer health information and patient education[EB/OL]. [2014 - 06 - 22]. http://www. ncbi. nlm. nih. gov/pmc/articles/PMC299415/pdf/mlab00375 - 0088. pdf.

〔2〕International Medical Informatics Association，N. I. I. G. ，International Medical Informatics Association，Nursing Informatics Interest Group，2004[EB/OL]. [2015 - 03 - 18]. http://www. imia. org/ni/archive. htm.

〔3〕The American Medical Informatics Association，C. H. I. W. G. AMIA，2004[EB/OL]. [2015 - 03 - 18]. http:// www. amia. org/working/chi/main. html.

〔4〕FERGUSON T. What is consumer health informatics? [R]. Austin：The Ferguson Report，2001.

用计算机、通信应用、交互设计的研究、发展以及实施。Eysenbach[1]认为该学科主要是分析消费者的信息需求,研究如何让消费者更方便地接触到健康信息,并将消费者偏好整合到医学信息系统中。国内学者裴雨晨[2]认为"消费者健康信息学"是以用户为服务对象,研究如何通过现代计算机等先进技术实现远程医疗的一门学科。Houston[3]等人将"消费者健康信息学"和"医药信息学"进行了区分:首先,由于是以消费者为中心的,因此消费者健康信息学和公共健康息息相关。其次,消费者健康信息学的各种设计应用需要患者和消费者的经常性信息输入。

此后,Lewis 和 Friedman[4]提出了消费者健康信息学的模型。这个模型将消费者放在信息转换过程的中心,而信息技术则成为融合各种健康信息的催化剂。如图 2-1 所示,理想的结果是完全掌握健康信息的消费者,在基于自我健康目标的基础上,做出能够改善自身健康水平的决策。

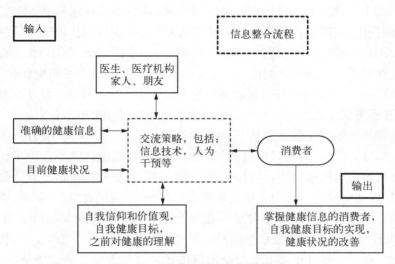

图 2-1 消费者健康信息学模型

这些定义都强调了计算机和信息技术在传递健康信息过程中的重要性。他们也共同关注满足消费者个人健康信息需求的重要性。与此同时,消费者健康信息学是一门交叉学科,融合了护理信息学、公共健康学、图书馆学、信息学等学科。综合上述理解,笔者认为,消费者健康信息学是一门利用信息技术,满足健康信息消费者需求,融合了医药健康学和图书馆信息学的交叉学科。

作为新兴学科领域,对其理论模型和应用价值进行深入研究,不断地完善和应用消费者健康信息学,将为我们的生活带来极大的便利。首先,消费者通过掌握健康信息,能够增强自我护理能力,从而减少医疗支出、缓解医疗压力。其次,从消除健康信息不对称的角度,消

[1] EYSENBACH G. Consumer health informatics[J]. BMJ, 2000, 320(7251): 1713-1716.
[2] 裴雨晨, 张堃, 杨进, 等. 浅谈用户健康信息学的现状及设想[J]. 基因组学与应用生物学, 2014, 33(4): 930-934.
[3] HOUSTON T K, CHANG B L, BROWN S, et al. Consumer health informatics: a consensus description and commentary from American Medical Informatics Association members[C]. Proc AMIA Symp, 2001: 269-273.
[4] LEWIS D, EYSENBACH G, KUKAFKA R, et al. Consumer health informatics: Informing consumers and improving health care[M]. USA: Springer New York, 2005: 1-7.

费者了解健康信息有利于改善医患关系,促进消费者与医生更好地沟通。再次,消费者可以加强疾病的预防,并做到有病及时治疗,从根本上改变医疗模式。最后,能够提高健康信息资源的利用率,推动医药卫生体制改革。

2.2 在线健康信息研究

2.2.1 在线健康信息学的发展和特点

在线搜寻健康信息的常用方式是通过搜索引擎直接输入关键词搜索、专业健康类网站和健康在线社区进行问答咨询等。

美国国家医院图书馆早在 1998 年建立了一个免费为患者提供健康信息资源的网站——Medline Plus,该网站包含了上百个健康主题,例如药品和保健品、本地医疗资源、临床试验、网络课程培训、医学百科全书等经过权威医学专家审核的优质健康信息资源。

2002 年,美国国家卫生研究所(National Institutes of Health,NIH)作为权威的健康信息独立提供者开发了一个同时针对医务人员、专家学者、医学图书馆研究团体、患者及其家属的大型资源平台——Information Rx(信息处方),该平台旨在帮助人们更好地了解健康信息,增强医生和病患交流以及使人们可以在网上获取有据可循的健康信息。

英国也是较早开展网络健康信息平台建设的国家之一。2004 年 12 月英国卫生部发布了"更好的信息,更好的选择,更好的健康"计划,把网络健康信息发展放到了计划的中心位置。为了保证健康信息的可靠性,英国卫生部颁布了相应的信息标准,旨在为用户评估相关健康信息质量、促使信息生产者为公众提供准确的健康信息提供依据。同时,英国的地方性卫生机构也为公众提供了不少网络健康信息资源,如 Patient Opinion、Health Talk Online 以及 Patient UK 等。英国的健康信息网站注重医患及其家属间的双向交流,便于用户对健康信息的获取。在 Patient Opinion 上公众可以讲述自己或者家人的健康情况和医疗经历,公众的网上意见也会直接反馈给相关机构,这样的分享和反馈机制有利于提高公众通过网络进行健康信息搜寻的积极性,卫生机构对网络的有效管理也有利于保证信息的真实性。

随着互联网的迅速发展,美国依托专业领域建设的电子健康档案系统已经比较成熟,在全美实现了联网,普通用户也可通过电子健康档案了解到自己的以往的健康状况、医生处方和检查结果等,集中化的联网管理有效地降低了用户信息获取的成本,减少了重复检查[1],但是目前还存在病患隐私性等方面的问题[2]。

另外,美国的健康问答类(Q&A)网站也迅速发展。由美国政府和一些非营利机构共同建立的 NetWellness 网站专门组织医务人员上线回答用户健康问题,一定程度上保证了信息源的可靠性。哥伦比亚大学健康促进项目小组的专家建立了 Go Ask Alice! 网站,最初是供本校学生的网络提问组织该校的卫生健康学教授在线回答,目前已经向公众开放。商

---

〔1〕 PYPER C, AMERY J, WATSON M, et al. Patients' experiences when accessing their on-line electronic patient records in primary care[J]. General Practice,2004,54(498):38-43.

〔2〕 BOMBA D, de SILVA A. An Australian case study of patient attitudes towards the use of computerized medical records and unique identifiers[J]. Medicine informatics,2001,84(10):1430-1434.

业公司也与健康组织合作提供部分健康信息的免费咨询服务,例如,Web MD 网站提供了大量的病症和相关处方,并且允许公众对处方进行评价,对于每一项推荐药品也做了详细的介绍。

除了相对专注于医疗健康领域的健康问答类(Q&A)网站,互联网上还有一些相对比较通用的平台应用也与健康信息搜寻密不可分,它们大多有专门的 Health 频道。比如,Google Answers 会独立选择一批专业人士成立问答小组专门统一处理网络上的提问,并为问答小组提供了回答问题的基本模板,包括如何标注引用的网络资源和回答必须要包含哪些方面的内容,以保证答案的完整性和可读性。提问者在收到答案后要给予打分和评价,如果采纳就要支付相应金额的费用。大部分的专家咨询内容都是不公开的,但是 Google Answers 规定了专门的公众开放政策,对于公开的问答虽然不允许网友直接回答问题,但可以对问题和答案进行评论。

目前,Yahoo Answers 和 Wiki Answers 是以英语为常用语言的问答类网站中使用最多的两个网站[1],都有专门的健康频道。与 Google Answers 不同的是,它们都不再专门组织问答小组,而是采用了开放问答的形式,由公众进行自由问答并可方便地修改提问和答案,"百度知道"也采用类似方法。基于这些 Q&A 网站的健康信息搜寻行为研究的论文近几年一直保持一定数量,可见其已经成为广大用户健康信息搜寻的重要平台。

从不同研究角度而言,在线健康信息学具有以下不同的特点。

从用户角度来看,进入 Web2.0 时代后,用户不仅能从网络上获取健康信息,同时也生产、编辑、分析信息,具有"一人多角"的特点。出于享受、效力、学习、个人利益、利他主义、社区利益、社会参与、移情、声誉和互惠思想等的动机驱动,用户可以同时扮演提问者、回答者、评价者和信息搜索者 4 种不同的角色。

从信息角度来看,在线健康信息学的发展不再只是单方面向用户传播信息,而是更加注重与用户之间的交互性。人们面向公众提问并且期望从任何知道相关信息的人那里获得答案,从集体的智慧中受益。这被称为"众智",其中流通的不仅是信息、数据,还包括知识、个人经验、看法等[2]。英国的一项调查显示超过一半的成年人的健康信息素养无法达到与其医生进行交流所需的水平,难以甄别不同来源的健康信息的真实性,这一问题在少数民族、老年人、低收入群体和长期存在健康问题的人群中更为常见[3]。正因为信息来源的多样化和不确定性,一个好的信息(答案)可能会涉及相关性、信息量、完整性、客观性、专业性、简洁性、易读性、细节性、说服力、原创性、创新性、实用性、文明性等多方面的特点[4]。

2.2.2　在线健康信息搜寻行为

网络数字信息搜寻行为是一个新兴的、非常活跃的研究领域,吸引了众多学科的关注,

[1] Hitwise. U. S. Visits to Question and Answer Websites Increased 118 Percent Year-Over-Year Retrieved March 23, 2009[EB/OL]. [2013 - 10 - 02].

[2] 蒋楠,王鹏程. 社会化问答服务中用户需求与信息内容的相关性评价研究——以"百度知道"为例[J]. 信息资源管理学报,2012,2(3):35 - 44.

[3] Ad Hoc. Committee on Health Literacy: Report of the Council on Scientific Affairs, American Medical Association [J]. Journal of the American Medical Association,1999,286(6):552 - 557.

[4] ZHU Z M, BERNHARD D, GUREVYCH I. A Multi-dimensional Model for Assessing the Quality of Answers in Social Q&A [EB/OL]. [2015 - 02 - 25]. http://tuprints. ulb. tu-darmstadt. de/1940/1/TR_dimension_model. pdf.

呈现出百家争鸣的局面[1]。国内外对于网络在线健康信息搜寻的研究主要集中在搜寻行为的影响因素、健康信息的搜寻内容、搜寻平台建设及其应用评价等方面。

1. 在线健康信息搜寻的影响因素

不同的人口特征会产生不同的搜寻目标。研究表明健康信息搜寻与性别、种族、学历、收入等因素相关[2]。

一项针对美国本土居民的调查报告显示，美国中年女性是最为活跃的健康信息搜寻用户，对于网络信息更加信任，而且主要关注于疾病的症状。男性则对网络健康信息持保留意见，会根据他们从多方获取的相关信息对健康信息的提供者提出质疑，男性的注意力集中在疾病的诊断和治疗方法[3]。另外的研究表明，相对于美国本土居民，不同族裔的美国移民在健康信息获取渠道选择上有所不同。接受访问的韩裔中只有 10.9% 的网络使用者表示会在线查询健康信息，他们大多倾向于选择会说韩语的医生或是求助于有较高权威的当地韩国人[4]；拉丁美洲人和非裔移民倾向于通过手机而非电脑连接网络搜寻健康信息[5]。2013 年 Pew Internet 公布的报告显示，白种人仍是美国采用网络在线搜寻健康信息的主体。同样的调查在以色列却得到相反的结果，作为少数民族的以色列阿拉伯人和他国移民使用互联网搜寻健康信息的比例远高于本土犹太人[6]。

多项研究中都提到了学历和收入水平对于是否选择网络获取健康信息起到关键作用。受教育程度和收入水平越高的成人群体使用网络搜寻的比重越大，这些人有更多机会接触到网络，并且对于甄别信息的有效性有一定的信心和能力[7]。比如，新加坡拥有大学本科及以上学历的成年女性更愿意选择网络作为获取健康信息的渠道，这些受过高等教育的女性在对自身的信息甄别能力以及新技术的接受性上持肯定态度[8]。

另一方面，家庭的收入水平和父母的受教育程度对青少年的网络健康信息搜寻行为却会产生相反的影响[9]。一些研究者认为，互联网有可能使低收入、低学历群体和少数民族获得更好的健康信息环境[10]，有利于解决数字鸿沟和信息公平性问题[11]。

2. 在线健康信息搜寻的内容分析

在线健康信息的搜寻内容可谓五花八门，比较常见的可概括为 4 类：日常健康信息指

〔1〕张结魁，刘业政，杨善林. 网络数字信息搜寻行为研究内容及进展综述[J]. 现代图书情报技术，2007，2(10)：28 - 33.

〔2〕李月琳，蔡文娟. 国外健康信息搜寻行为研究综述[J]. 图书情报工作，2012，56(19)：128 - 132.

〔3〕COHEN S R, GUPTA S. Characteristics of online and offline health information seekers and factors that discriminate between them[J]. Social Science & Medicine, 2004, 59(9): 1795 - 1806.

〔4〕YI Y J, STVILIA B, MON L. Cultural influences on seeking quality health information: An exploratory study of the Korean community[J]. Library & Information Science Research, 2012, 34(1): 45 - 51.

〔5〕FOX S, DUGGAN M. Mobile Health 2012[EB/OL]. [2013 - 09 - 17]. http://www. pewinternet. org/Reports/2012/Mobile-Health. aspx.

〔6〕MESCH G, MANO R, TSAMIR J. Minority status and health information search: A test of the social diversification hypothesis[J]. Social Science & Medicine, 2012,75(5): 854 - 858.

〔7〕LEMIRE M, PARE G, SICOTTE C, et al. Determinants of Internet use as a preferred source of information on personal health[J]. International journal of medical informatics, 2008, 77(11): 723 - 734.

〔8〕LIM S. A study on Singaporean women's acceptance of using mobile phones to seek health information [J]. International journal of medical informatics, 2011, 80(12): 189 - 202.

〔9〕ZHAO S. Parental education and children's online health information seeking: Beyond the digital divide debase[J]. Social Science & Medicine, 2009, 69(10): 1501 - 1505.

〔10〕AMICHAI-HAMBURGER Y, MCKENNA, K Y A, TAL S. E-empowerment: empowerment by the Internet[J]. Computers in Human Behavior, 2008, 24(5): 1776 - 1789.

〔11〕ATTEWELL P. The first and second digital divides[J]. Sociology of Education, 2001,74(3): 252 - 259.

南、特定疾病信息、保健产品购买信息和就医选择问题,目前大多数的研究主要采用按照年龄段,即老年人、中年人、青少年或者按照区域,即大都市、中小型城市、乡镇来分类,并进一步分析不同群体的搜寻内容。

老年人因身体状况相对较差,比其他群体的人对健康信息更加敏感。通过网络搜寻健康信息的老年人多关注日常健康信息中的营养膳食部分[1],还有特定疾病信息,比如慢性病的发病原因和用药情况[2]。不过其对在网上购买保健产品和就医持保留态度,更习惯通过以往经验、报纸杂志、熟人介绍来获取信息[3]。

中年人需要承担更多的家庭责任,除了自身需求外,有50%是为其他家庭成员搜寻信息[4]。除了特定的医药疾病信息外,还有对饮食健康、食品安全[5]和医疗保险[6]等信息的查询,同时他们也很关心子女的电子医疗档案信息[7]。

青少年在遇到如吸烟、饮酒、体重控制[8]和两性亲密接触行为[9]等健康类问题时候会选择网络咨询,但这些多数属于一次性利己的搜寻行为,缺乏后续动力[10]。中国的一项调查显示,母亲受教育程度越高的女生越多关注健康养生类的信息,男生则越少搜索性健康相关的信息[11]。在中国的家庭教育中,母亲往往承担较多的责任,受过高等教育的母亲平时可能已经对子女做了性健康方面的教育,同时鼓励子女去关注自身的营养保健信息。

3. 在线健康信息的技术要求

从技术层面来说,Fred D. Davis运用理性行为理论研究用户对信息系统接受时所提出技术接受模型(technology acceptance model,TAM),它包含两个主要的决定因素:感知的有用性(perceived usefulness)和感知的易用(perceived ease of use),这同样适用于在线健康信息学领域。易用性是用户认为对通过网络获取健康信息的容易程度,信息感知的有用性则指用户认为所获得信息对其实际有效的程度,这两点又决定了用户对采用网络搜寻健康信息的接受程度。

[1] ABDULRAHEEM I S. An opinion survey of caregivers concerning caring for the elderly in Ilorin Metropolis, Nigeria [J]. Public Health, 2005, 119 (12): 1138 - 1144.

[2] FLYNN K E, SMITH M A, FREESE J. When do older adults turn to the Internet for health information? Findings from the Wisconsin Longitudinal Study[J]. General Internal Medicine, 2006,21(12): 1295 - 1301.

[3] MANAFO E. Exploring Older Adults' Health Information Seeking Behaviors[J]. Nutrition Education Behavior, 2012,44(1): 85 - 89.

[4] KIM N S, YOPCHICK J E. Causal diversity effects in information seeking[J]. Psychonomic Bulletin Review, 2008, 15(1): 81 - 88.

[5] ROOKS R N. Health information seeking and use outside of the medical encounter: Is it associated with race and ethnicity? [J]. Social Science & Medicine, 2012,74(2): 176 - 184.

[6] GILMAN M, MERATI A L, KLEIN A M, et al. Performer's attitudes toward seeking health care for voice issues: understanding the barriers[J]. Voice, 2009,23(2): 225 - 228.

[7] EARNEST M A, ROSS S E, WITTEVRONGEL L, et al. Use of a patient accessible electronic medical record in a practice for congestive heart failure: Patient and physician experiences [J]. American Medical Informatics Association, 2004,11(5): 410 - 417.

[8] BERGER M, WAGNER T H, BAKER L C. Internet use and stigmatized illness[J]. Social Science & Medicine, 2005,61(8): 1821 - 1827.

[9] THORNBURG H D. Adolescent sources of information on sex[J]. Journal of School Health, 1981,51(4): 274 - 277.

[10] GRAY N J. Health information-seeking behavior in adolescence: the place of the Internet[J]. Social Science & Medicine, 2005,60(7): 1467 - 1478.

[11] 余春艳,史慧静,张丕叶,等. 青少年网络健康信息寻求行为及其与健康危险行为的相关性[J]. 中国校园卫生,2009, (6): 482 - 484.

通过网络搜寻获取反馈是极为迅速的,但是不同的页面和搜索引擎设计会对结果造成很大的影响。有问卷调查显示,大部分用户在检索时候都偏向于使用单个关键词和单一的搜索工具,而且一般只关注搜索引擎显示的第一页搜寻信息,如果相关度和自己预期的相差较大就可能会放弃二次检索[1]。当越来越多的人因为便捷而选择在线搜寻健康信息,对其的接受性达到一定程度时,健康信息的可读性直接影响用户对信息的实际应用效果。"有信息但是读不懂"直接影响信息的应用,这些都客观上要求在线健康信息学对传播的内容表述和分类组织的设计方面体现一定的可读性和易理解性。

2.2.3 UGC 模式下的在线健康信息

UGC 在线健康信息来源包括以下几类。

(1) 综合服务网站 网络信息服务的兴起使面向普通消费者的医疗综合服务网站得到很大发展。这类网站包括信息服务者的自建网站,如各医院的官方网站,以及第三方综合门户网站如好大夫在线、搜狐健康频道等。综合服务网站可以提供信息查询、网上咨询、预约挂号、远程会诊等服务,向普通消费者提供所需的医疗健康信息,信息实用性强。但此类医院和商业性综合服务网站提供的服务往往比较繁杂,用户体验不够好。

(2) 专业网站 专业网站是作为医疗卫生领域组织机构发布和传播专业医疗信息的平台,它们面向网络传播专业的医疗健康信息,如中国疾病预防控制中心网站、丁香园。这类网络资源有权威的信息来源,专业程度高,因而普通用户接受程度取决于自身理解水平,用户可以在网站上发表观点但总体的互动性比较差。

(3) 社交网络类 社交网络等是网民利用网络平台发表个人观点,讨论和解决问题的网络场所。其信息内容丰富,随着人们的需求和热点及时动态更新,互动性和实时性非常强。例如百度贴吧、百度知道、丁香园论坛等。社交媒体使得信息的发布者和使用者处于平等地位,用户围绕某个主体内容展开平等、自由的交流。这样产生的健康信息不受规范的约束和控制,因此往往质量参差不齐。

(4) 自媒体平台 有相关行业背景的人士越来越多地通过开设个人专门的博客、微博、微信公众号等自媒体进行个性化的表达和知识的传播。从博客到微博再到微信,内容越来越简短,载体越来越多样,互动性也越来越强。自媒体的信息质量取决于自媒体主的水平,但规范较少且互动缺乏平等性,容易形成对权威的盲从。

本书的实证分析分别选择了具有代表性的社会化问答社区、网络论坛、博客社区和社交论坛等网络 UGC 平台数据,内容既来自专业医学相关行业人员也有普通非专业人士,希望能够较全面地展现 UGC 平台的在线健康信息情况。

2.3 健康信息需求研究

国外著名学者 Bandura 曾经提出自我效能理论(self-efficacy theory)[2],认为个人在执

[1] STEPHEN A. Rains. Health information-seeking and perceptions of website credibility: Examining Web-use orientation, message characteristics, and structural features of websites[J]. Computers in Human Behavior, 2009, 25(2): 544 – 553.
[2] BANDURA A. Self-efficacy: toward a unifying theory of behavioral change[J]. Psychol Rev, 1977, 84: 191 – 215.

行某一特定行为之前,对行为结果的有效期望有利于促成最终行为的发生。Bandura 举例说明如果准确清楚自己所需信息,可以更好地进行信息获取,满足自己的信息需求。

信息需求可以理解为个人的内在认知与外在环境接触后所感觉到的差异、不足和不确定,试图消除差异、不足和不确定的一种要求和渴望[1][2]。信息需求研究的重点是需求的类型、影响因素及其变化的规律性和发展趋势。

信息需求一方面取决于消费者所处的社会环境因素,消费者的信息行为发生在特定的社会历史背景下,因此受到社会环境因素的影响。而社会政治、经济、文化以及科学技术的发展,网络政策和管制的开放,都影响着消费者对信息内容、获取方式、分享传递机制等方面的要求,决定着消费者基本信息需求的变化和发展。另一方面,信息需求也取决于消费者特有的个体因素。信息需求因人而异,消费者的个体差异导致信息需求的个性化,影响到对信息需求的认识和表达以及对所获信息的开发和利用。

信息需求随着网络的普及和信息技术的发展,也在逐渐发生变化。颜海[3]认为在网络环境下的信息需求将呈现出需求类型多样化、需求内容微观化、需求手段技术化等趋势。王志梅等人在此基础上强调了信息需求的社会化[4],认为开放的网络环境为消费者之间沟通交流提供了可能。肖仙桃从实际应用角度出发,提出信息需求的主要发展趋势包括了网络获取信息、一站式检索、智能化检索、信息共享、知识挖掘、个性化需求等[5]。聚焦到具体应用领域,医学健康信息需求的相关研究在国外日趋流行,而加拿大科技信息研究所在发布的2005—2010 年战略规划[6]中也预测医学与健康信息将成为信息需求新的发展趋势。

健康信息需求的概念很难被定义,需根据产生信息需求的不同情景和具体问题来理解[7]。可简单地将其理解为:当个体出现自我感觉身体不适或曾有高危行为导致其对健康状况表示怀疑或不确定时,主动寻求相关健康知识或经过医生确诊以获取所需健康信息,以确定症状,排除忧虑[8]。如肥胖患者主动通过询问医生或在网上寻找相关资料来判定自己是否患有糖尿病,这便是健康信息需求。

根据信息使用主体的不同可以将健康信息需求分为专业医疗人员需求以及普通患者需求[9]。专业医疗人员的健康信息需求大多是一些医学相关的专业知识,获取这些知识是为了提高自身的专业技能和专业水平,更好地为患者提供医疗服务。而普通患者希望能够利用健康信息多了解疾病相关知识,保持自身、家人和朋友的身体健康。根据健康信息需求的类型结构,可以将其归为健康信息的内容需求,对健康信息检索工具、系统和网络服务手段

〔1〕崔春莎. 浅谈以用户为导向的信息需求分析[J]. 现代情报,2004,24(9):175-179.
〔2〕PRAKASAN P M. Information needs and use of healthcare professionals:international perspective[J]. Journal of Library & Information Technology, 2013, 33(6):465-473.
〔3〕颜海. 网络环境下用户信息需求变革与规律探讨[J]. 情报杂志,2002,21(1):44-46.
〔4〕王志梅,杨玉洁,范超英,等. 网络环境下用户信息需求研究[J]. 图书情报工作,2004,48(7):90-113.
〔5〕肖仙桃,王丹丹. 用户信息环境、信息行为及信息需求发展趋势[J]. 图书馆理论与实践,2010,32(1):40-43.
〔6〕加拿大信息研究所. 加拿大科技信息研究所 2005—2010 年战略规划[EB/OL]. [2015-03-28]. http://cisti-icist. nrc-cnrc. gc. ca/about/stratplan05_e. pdf. 2005.
〔7〕REVERE D, NURNER A M, MADHAVAN A, et al. Understanding the information needs of public health practitioners:a literature review to inform design of an interactive digital knowledge management system[J]. Journal of Biomedical Informatics, 2007, 40(4):410-421.
〔8〕孙林山. 我国信息用户需求和信息行为分析研究综述[J]. 图书馆论坛,2006,26(5):41-44.
〔9〕MELINH L. Information needs of public health students[J]. Health Information and Libraries Journal, 2014, 31(4):274-292.

的需求,以及对健康信息服务的需求三类[1]。

国外 Debra Revere 等学者对健康信息需求做了非常全面的整理和归纳,在对 708 篇相关学术论文进行研究后,总结出健康信息需求主要包含 8 个方面内容[2]:① 能够访问不同类型的资源,包括灰色出版物、报告、指导手册、项目、数据库等公开或非公开资源;② 权威性,由权威机构发布的、经审核的高质量信息;③ 集中式访问,能有一个帮助自己找到答案的集中式平台;④ 优化的信息访问,能够方便、多渠道接触所需健康信息;⑤ 良好的信息传递,需要有信息和资源平台;⑥ 信息质量,高质量的健康信息;⑦ 减少信息障碍,减少寻找信息资源的时间、方便找到健康专家等;⑧ 组织良好的信息资源,能够获得整理好的、及时更新的健康信息。

结合上述定义和相关研究内容,将消费者健康信息需求定义为:当消费者出现自我感觉身体不适时,主动寻求相关健康知识以获取所需健康信息,以确定症状,排除忧虑的愿望和渴望。

2.4 网络信息质量评价

2.4.1 网络信息资源评价

网络信息资源是指以数字化形式记录的、以多媒体形式表达的、分布式存储在因特网不同主机上的并通过计算机网络通信方式进行传递的信息资源的集合,是计算机技术、通信技术、多媒体技术相互融合而成的在因特网上可查找、利用的资源。网络信息资源的类型是多种多样的,目前还没有统一的划分标准。按照传播范围划分,网络信息资源不仅包括因特网上的信息资源,也包括各种局域网和广域网上的信息资源;按照用户检索的角度划分,网络信息资源一般分为网站信息资源和网页信息资源;按照信息内容的范围划分,网络信息资源可以分为学术信息、教育信息、政府信息、文化信息、健康信息等。而随着互联网的不断发展,网络信息资源的表现形式也发生了许多变化,衍生出许多新类型,例如博客、维基百科、社交网络等[3]。总而言之,网络信息资源是庞大且复杂的。

网络信息资源评价的对象主体一是具体的网上信息(包括信息的内容属性和存在形式、状态、附件等外部属性),二是网站及页面[4]。评价指标体系的设立亦以此为准。具体的网络信息是评价的最主要对象,该评价也是网络信息资源评价活动的主体工作和关键。网站或页面所有者对于其发布的信息来说,如同传统媒介与它们所传播的文献、模拟信息的关系一样。如今,互联网越来越普及,网民基本可以在各大门户网站了解即时新闻和其他任何信息。因此,网站所有者对于网络信息的版权保护、内容的和系统设计修改等具有非常大的责任。站点本身、组织模式、运营模式、管理水平和管理人员、员工的质量因素的发布,对信息的质量、可信度,对可靠性有很大的影响[5]。

〔1〕 TURNER A M, LIDDY E D, BRADLEY J, et al. Modeling public health interventions for improved access to the public health grey literature[J]. J Am Med Libr Assoc, 2005, 93(4): 487 - 494.

〔2〕 颜海. 网络环境下用户信息需求变革与规律探讨[J]. 情报杂志, 2002, 21(1): 44 - 46.

〔3〕 朱庆华. 网络信息资源评价指标体系的建立和测定[M]. 北京:商务印书馆, 2012: 1 - 2.

〔4〕 李琰. 网络信息资源评价综述[J]. 中国科技信息, 2008, 20(11): 120 - 122.

〔5〕 STAPLETON P. Evaluating web-sources: Internet literacy and L2 academic writing[J]. Elt Journal English Language Teachers Journal, 2005, 59(3): 401.

关于网络信息资源评价的研究,主要包括指标体系的构建、评价方法的改进以及运用评价工具进行的实证研究。例如 Betsy Richmond 在 20 世纪 90 年代就提出了著名的网络信息资源评价 10C 原则,包括内容(content)、可信度(credibility)、批判性思考(critical thinking)、引文(citation)等[1]。1998 年 AlastairSmith 研究提出:范围(scope)、内容、费用(cost)、可应用性(workability)、评论(reviews)、宗旨(purpose)、多媒体与图形设计(graphic and multimediadesign)7 个网络信息资源评价指标[2]。Shahizan Hassan 等人将评价指标分成主管与客观两大类 7 组(屏幕外观、内容、可获得性、导航、媒体使用、交互和一致性)总计 57 个指标,并将该体系用于马来西亚 4 个政府网站的实证研究[3]。马海群等人在分析国内外学者及其研究机构关于网络信息资源评价指标主要研究成果的基础上,构建出含有 16 个评价指标的网络信息资源评价指标体系,同时,以动态模糊及相关理论为基础,运用动态模糊综合评价法,构建了一种网络信息资源动态模糊综合评价模型[4]。黄亚明、何钦成进行了 Internet 英文生物医学搜索引擎性能评价[5];刘友华、戚爱华等构建了一个学术网站评价体系,从信息内容、网站设计、网站影响力等 5 个方面对 7 个学术网站进行了评价、排序和分析[6]。杨恒友、刘杰等建立了农业信息网站综合评价指标体系[7]。

2.4.2 网络信息质量评价

自 20 世纪 40 年代开始,以计算机为代表的新兴信息技术逐渐应用于数据管理中,数据量不断增长,人们生产与处理数据的能力大幅提升,数据质量问题开始受到重视。信息质量是数据质量的必然延伸,是信息管理的技术依赖的升华[8]。Orr K 等从数据本身出发,认为信息质量是基于数据角度信息满足的规范性或需求性程度[9]。Rieh 将信息质量(IQ, information quality)定义为一个用户标准,信息具有卓越性或者在某些情况下具备真实性的特征[10]。在操作层面上,信息质量被标识为"用户认为信息是有用的、好的、及时的和准确的"。朱兰针对信息质量提出了"fit to use"这一概念[11]。这一概念不仅体现了信息质量有用的特性,还将有用性当作衡量信息质量的标准。马费成也强调了满足用户需求的特性,并指出高质量的信息是能满足用户需求的信息,他认为信息资源质量是指反映信息资源满足用户的社会现实或潜在信息需求能力的特征的总和。曹瑞昌认为信息质量包括信息内容质量、信息集合质量、信息表达质量和信息效用质量[12]。

综上所述,网络信息资源评价与网络信息质量评价并不同义,两者间不是等同的关系,

〔1〕 RICHMOND B. CCCCCCC. CCC (Ten Cs) for Evaluating Internet Resources[J]. Teacher Librarian, 1998, 25:20-21.
〔2〕 SMITH A G. Testing the Surf: Criteria for Evaluating Internet Information Resources[J]. Public-Access Computer Systems Review, 1997, 8:1-14.
〔3〕 HASSAN S, LI F. Evaluating the Usability and Content Usefulness of Web Sites: A Benchmarking Approach[J]. Journal of Electronic Commerce in Organizations, 2005, 3(2):46-67.
〔4〕 马海群,吕红. 网络信息资源评价指标体系及其动态模糊评价模型构建研究[J]. 情报科学,2011,31(2):166-167.
〔5〕 庞恩旭. 基于模糊数学分析方法的网络信息资源评价研究[J]. 情报理论与实践,2003,26(6):552-555.
〔6〕 刘友华,戚爱华,杜佳,等. 学术网站评价指标体系的构建与应用[J]. 情报科学,2008,26(1):64-68.
〔7〕 杨恒友,刘杰,王长青. 层次分析法在农业信息网站评价中的应用[J]. 安徽农业科学,2009,37(28):13940-13942.
〔8〕 宋立荣,李经思. 从数据质量到信息质量的发展[J]. 情报科学,2010,28(2):182-186.
〔9〕 ORR K. Data Quality and Systems Theory[J]. Cacm, 1998, 41(2):66-71.
〔10〕 RIEH S Y. Judgment of information quality and cognitive authority in the Web[J]. Journal of the American Society for Information Science & Technology, 1984, 53(11):2507-2514.
〔11〕 刘冰. 基于用户体验视角的信息质量反思与阐释[J]. 图书情报工作,2012,56(6):74-78.
〔12〕 曹瑞昌,吴建明. 信息质量及其评价指标体系[J]. 情报探索,2002,22(4):6-9.

虽然其中有重合的部分,但并不是包含与被包含的关系,而是对信息资源这一研究对象从不同的立场和角度来认识的。信息资源评价的目的是了解信息机构的信息资源体系的状况、功能、效益、质量及其作用的发挥情况,评价的主要内容应该包括对信息资源数量、结构、利用、组织加工水平、使用成本、信息资源质量和信息本身的评价。而信息质量评价的目的是站在信息用户的立场审视信息,以期以用户的满意度和需求为导向更好地使信息为用户服务,是一种带有明显主观价值取向的对信息好坏、优劣的测度与评价[1]。

2.4.3 网络信息质量评价指标及方法

由于网络信息质量参差不齐,因此对其质量进行评价是在进行实证分析时必不可少的步骤,本小结将举例介绍网络信息质量评价常用的指标和方法。

1. 网络信息质量评价指标

多年来,国内外学者对网络信息质量进行了许多研究,形成了很多质量评价指标体系,这些指标有利于研究人员更加客观地分析网络信息,并且能具体地说明网络信息所包含的内容特征,表 2-1 为国内外典型的信息质量评价指标体系。

表 2-1 网络信息质量评价指标

研究者及年份	指 标 体 系
Wang&Strong(1996)[a]	正确性、明确性、完整性和重要性
Jim Kapoun(1998)[b]	准确性、权威性、客观性、传播性、覆盖面
ThanhTruc T. Nguyen(2000)[c]	OASIS 标准:客观性、准确性、信息来源、信息内容和信息范围
Yang W L, Strong D M[d]	内在质量(Intrinsic IQ)、情景质量(Contextual IQ)、表达质量(Representational IQ)和获取质量(Accessibility IQ)
Zhu Z M 等(2009)[e]	相关性、信息量、完整性、客观性、专业性、简洁性、易读性、细节性、说服力、原创性、创新性、实用性、文明性
曹瑞昌,吴建明(2002)	内容质量、集合质量、表达质量和效用质量
马小闳[f](2006)	真实性、时效性、易理解性、安全性、通用性、完整性、实用性
刘雁书[g](2002)	设计与美感、权威性、新颖性、针对性、准确性、切题性、客观性、覆盖面

a. WANG R Y, STRONG D M. Beyond Accuracy: What Data Quality Means to Data Consumers[J]. Journal of Management Information Systems, 1996, 12(4): 5 - 33.

b. KAPOUN J. Teaching undergrads web evaluation: A guide for library instruction. C&RL News, 1998 (July/August): 522 - 523.

c. NGUYEN T T. OASIS: Student evaluation methods for world wide web resources[EB/OL]. [2009 - 11 - 09]. http://www2. awaii. edu/~nguyen/web/.

d. YANG W L, STRONG D M, KAHN B K, et al. AIMQ: a methodology for information quality assessment[J]. Information & Management, 2002, 40(2): 133 - 146.

e. ZHU Z M, BERNHARD D, GUREVYCH I. A multi-dimensional model for assessing the quality of answers in social Q&A[EB/OL]. [2014 - 01 - 20]. http://www. informatik. tu-darmstadt. de/fileamin/user_upload/Group_UKP/publikationen/2009/TR_dimension_model. pdf

f. 马小闳,龚国伟. 信息质量评估研究[J]. 情报杂志,2006,25(5):19 - 21.

g. 刘雁书,方平. 网络信息质量评价指标体系及可获取性研究[J]. 情报杂志,2002,21(6):10 - 12.

---

[1] 周矞. 试析"信息资源评估"与"信息资源质量评估"[J]. 图书馆建设,2006,20(3):40 - 43.

2. 网络信息质量评价方法

网络信息质量评价的方法很多,既有传统的人工分析归纳方法也有结合计算机等先进技术的综合分析方法,对于不同的数据形态可以选择合适的方法进行分析。

(1)德尔菲法 德尔菲法(Delphi method),是采用背对背的通信方式征询专家小组成员的预测意见,经过几轮征询,使专家小组的预测意见趋于集中,最后做出符合市场未来发展趋势的预测结论。德尔菲法依据系统的程序,采用匿名发表意见的方式,即团队成员之间不得互相讨论,不发生横向联系,只能与调查人员发生关系,以反复的填写问卷,以集结问卷填写人的共识及搜集各方意见,经过几次反复征询和反馈,专家组成员的意见逐步趋于集中,最后获得具有很高准确率的集体判断结果[1]。

(2)层次分析法 层次分析法(analytic hierarchy process,AHP),是指将一个复杂的多目标决策问题作为一个系统,将目标分解为多个目标或准则,进而分解为多指标(或准则、约束)的若干层次,通过定性定量相结合的方法算出层次单排序和总排序,最终得出决策方案的系统方法。层次分析法充分利用人的分析、判断和综合能力,还允许以合乎逻辑的方式运用经验、洞察力和直觉,对问题本质、问题包含的因素及其内在关系分析较清楚,适用于结构较为复杂的非程序化决策问题;将定性分析和定量分析相结合,具有较高的有效性、可靠性,最重要的,其分析结果以数值的形式呈现,简单明了。但层次分析法同时也存在以下缺陷:由于客观事物的复杂性以及人思维的模糊性,用准确的数值来描述相对重要性有一定的困难,虽然经过了误差控制,但人的主观判断对于结果的影响较大;组成目标的各要素之间存在着相互影响和相互作用的关系,用层次分析法对其进行笼统的层次划分,易使得其结果与实际情况不符。

(3)模糊综合评价法 模糊综合评价法是一种基于模糊数学的综合评标方法。该综合评价法根据模糊数学的隶属度理论把定性评价转化为定量评价,即用模糊数学对受到多种因素制约的事物或对象做出一个总体的评价。它具有结果清晰,系统性强的特点,能较好地解决模糊的、难以量化的问题,适合各种非确定性问题的解决。具体评价时,需要借助以模糊数学中模糊变换和综合评判方法为基础的模糊综合评估法。该方法以模糊数学为基础,应用模糊关系合成原理,通过构造等级模糊子集,量化评估对象的模糊指标,将一些边界不清、不易定量的因素定量化而进行综合评估。利用模糊综合评估法评估信息资源质量,就是对信息资源质量的多个模糊参数进行评估,首先通过建立因素(指标)集、评语集、权重集和评估矩阵进行单因素评价,在此基础上,从低层次到高层次(自下而上)把每层的评估结果作为上一层的输入,逐层计算,直到最终得到总的模糊评估结果[2]。该方法突破了精确数学的逻辑和语言限制,强调了各种信息资源质量要素的模糊性和真实性,能客观地考察信息资源质量的真实值[3]。

(4)线性回归分析法 线性回归分析主要通过分析大量的样本数据,确定变量之间的数学关系式对所确定的数学关系式的可信程度进行各种统计检验,并区分出对某一特定变量影响较为显著的变量和影响不显著的变量,利用所确定的数学关系式,根据一个或几个变

〔1〕张秀梅,刘俊丽,周晓英.网络信息资源评价综述[J].图书馆学研究,2013,31(24):9-14.
〔2〕查先进.信息分析与预测[M].武汉:武汉大学出版社,2000.
〔3〕查先进,陈明红.信息资源质量评估研究[J].中国图书馆学报,2010,36(2):46-55.

量的值来预测或控制另一个特定变量的取值,并给出这种预测或控制的精确度。如选取的变量较少,容易丢失信息选取的变量较多,直接用各项指标作为回归的变量,回归模型易产生多重共线性,为此,先用主成分分析法把评价指标加以综合,使综合后的指标个数减少,再以主成分分析法得到的综合指标为回归模型出关于综合指标的线性评价模型,以消除由于较多的变量和变量之间的相互影响而产生的多重共线性,提高模型评价的精度[1]。

参考文献

［1］Consumer and Patient Health Information Section of Medical Library Association. The librarian's role in the provision of consumer health information and patient education[EB/OL]. [2014 - 06 - 22] http://www.ncbi.nlm.nih.gov/pmc/articles/PMC299415/pdf/mlab00375 - 0088.pdf.

［2］International Medical Informatics Association, N. I. I. G., International Medical Informatics Association, Nursing Informatics Interest Group, 2004[EB/OL]. [2015 - 03 - 18]. http://www.imia.org/ni/archive.htm.

［3］The American Medical Informatics Association, C. H. I. W. G. AMIA, 2004[EB/OL]. [2015 - 03 - 18]. http://www.amia.org/working/chi/main.html.

［4］FERGUSON T. What is consumer health informatics? [R]. Austin: The Ferguson Report, 2001.

［5］EYSENBACH G. Consumer health informatics[J]. BMJ, 2000, 320(7251): 1713 - 1716.

［6］裴雨晨,张堃,杨进,等. 浅谈用户健康信息学的现状及设想[J]. 基因组学与应用生物学,2014,33(4): 930 - 934.

［7］HOUSTON T K, CHANG B L, BROWN S, et al. Consumer health informatics: a consensus description and commentary from American Medical Informatics Association members[C]. Proc AMIA Symp, 2001: 269 - 273.

［8］LEWIS D, EYSENBACH G, KUKAFKA R, et al. Consumer health informatics: Informing consumers and improving health care[M]. USA: Springer New York, 2005: 1 - 7.

［9］PYPER C, AMERY J, WATSON M, et al. Patients' experiences when accessing their on-line electronic patient records in primary care[J]. General Practice, 2004, 54(498): 38 - 43.

［10］BOMBA D, DE SILVA A. An Australian case study of patient attitudes towards the use of computerized medical records and unique identifiers[J]. Medicine informatics, 2001, 84(10): 1430 - 1434.

［11］Hitwise. U. S. Visits to Question and Answer Websites Increased 118 Percent Year-Over-Year Retrieved March 23, 2009[EB/OL]. [2013 - 10 - 02].

［12］蒋楠,王鹏程. 社会化问答服务中用户需求与信息内容的相关性评价研究——以"百度知道"为例[J]. 信息资源管理学报,2012,2(3): 35 - 44.

［13］Ad Hoc. Committee on Health Literacy: Report of the Council on Scientific Affairs, American Medical Association[J]. Journal of the American Medical Association, 1999, 281(6): 552 - 557.

［14］ZHU Z M, BERNHARD D, GUREVYCH I. A Multi-dimensional Model for Assessing the Quality of Answers in Social Q&A [EB/OL]. [2015 - 02 - 25]. http://tuprints.ulb.tu-darmstadt.de/1940/1/TR_dimension_model.pdf.

［15］张结魁,刘业政,杨善林. 网络数字信息搜寻行为研究内容及进展综述[J]. 现代图书情报技术,2007,

---

［1］张东华. 基于线性回归分析法的网络信息资源评价模型研究[D]. 郑州:郑州大学,2005.

2(10)：28－33.

[16] 李月琳，蔡文娟. 国外健康信息搜寻行为研究综述[J]. 图书情报工作，2012,56(19)：128－132.

[17] COHEN S R, GUPTA S. Characteristics of online and offline health information seekers and factors that discriminate between them[J]. Social Science & Medicine, 2004，59(9)：1795－1806.

[18] YI Y J, STVILIA B, MON L. Cultural influences on seeking quality health information：An exploratory study of the Korean community[J]. Library & Information Science Research，2012，34(1)：45－51.

[19] FOX S, DUGGAN M. Mobile Health 2012[EB/OL]. [2013－09－17]. http://www. pewinternet. org/Reports/2012/Mobile-Health. aspx.

[20] MESCH G, MANO R, TSAMIR J. Minority status and health information search：A test of the social diversification hypothesis[J]. Social Science & Medicine, 2012, 75(5)：854－858.

[21] LEMIRE M, PARE G, SICOTTE C, et al. Determinants of Internet use as a preferred source of information on personal health[J]. International journal of medical informatics, 2008，77(11)：723－734.

[22] LIM S. A study on Singaporean women's acceptance of using mobile phones to seek health information [J]. International journal of medical informatics, 2011, 80(12)：189－202.

[23] ZHAO Shanyang. Parental education and children's online health information seeking：Beyond the digital divide debase[J]. Social Science & Medicine, 2009, 69(10)：1501－1505.

[24] AMICHAI-HAMBURGER Y, MCKENNA, K Y A, TAL S. E-empowerment：empowerment by the Internet[J]. Computers in Human Behavior, 2008, 24(5)：1776－1789.

[25] ATTEWELL P. The first and second digital divides[J]. Sociology of Education, 2001,74(3)：252－259.

[26] ABDULRAHEEM I S. An opinion survey of caregivers concerning caring for the elderly in Ilorin Metropolis, Nigeria[J]. Public Health, 2005, 119 (12)：1138－1144.

[27] FLYNN K E, SMITH M A, FREESE J. When do older adults turn to the Internet for health information? Findings from the Wisconsin Longitudinal Study[J]. General Internal Medicine, 2006，21(12)：1295－1301.

[28] MANAFO E. Exploring Older Adults' Health Information Seeking Behaviors[J]. Nutrition Education Behavior, 2012,44(1)：85－89.

[29] KIM N S, YOPCHICK J E. Causal diversity effects in information seeking[J]. Psychonomic Bulletin Review, 2008,15(1)：81－88.

[30] ROOKS R N. Health information seeking and use outside of the medical encounter：Is it associated with race and ethnicity? [J]. Social Science & Medicine, 2012,74(2)：176－184.

[31] GILMAN M, MERATI A L, KLEIN A M, et al. Performer's attitudes toward seeking health care for voice issues：understanding the barriers[J]. Voice, 2009,23(2)：225－228.

[32] EARNEST M A, ROSS S E, WITTEVRONGEL L, et al. Use of a patient accessible electronic medical record in a practice for congestive heart failure：Patient and physician experiences [J]. American Medical Informatics Association, 2004,11(5)：410－417.

[33] BERGER M, WAGNER T H, BAKER L C. Internet use and stigmatized illness[J]. Social Science & Medicine, 2005,61(8)：1821－1827.

[34] THORNBURG H D. Adolescent sources of information on sex[J]. Journal of School Health, 1981，51(4)：274－277.

［35］GRAY N J. Health information-seeking behavior in adolescence：the place of the Internet[J]. Social Science & Medicine, 2005,60(7)：1467 - 1478.

［36］余春艳,史慧静,张丕叶,等.青少年网络健康信息寻求行为及其与健康危险行为的相关性[J].中国校园卫生,2009(6)：482 - 484.

［37］STEPHEN A. Rains. Health information-seeking and perceptions of website credibility：Examining Web-use orientation, message characteristics, and structural features of websites[J]. Computers in Human Behavior, 2009,25(2)：544 - 553.

［38］BANDURA A. Self-efficacy：toward a unifying theory of behavioral change[J]. Psychol Rev, 1977, 84：191 - 215.

［39］崔春莎.浅谈以用户为导向的信息需求分析[J].现代情报,2004,24(9)：175 - 179.

［40］PRAKASAN P M. Information needs and use of healthcare professionals：international perspective [J]. Journal of Library & Information Technology, 2013, 33(6)：465 - 473.

［41］颜海.网络环境下用户信息需求变革与规律探讨[J].情报杂志,2002,21(1)：44 - 46.

［42］王志梅,杨玉洁,范超英,等.网络环境下用户信息需求研究[J].图书情报工作,2004,48(7)：90 - 113.

［43］肖仙桃,王丹丹.用户信息环境、信息行为及信息需求发展趋势[J].图书馆理论与实践,2010,32(1)：40 - 43.

［44］加拿大信息研究所.加拿大科技信息研究所 2005—2010 年战略规划[EB/OL]. [2015 - 03 - 28]. http://cisti-icist. nrc-cnrc. gc. ca/about/stratplan05_e. pdf. 2005.

［45］REVERE D, NURNER A M, MADHAVAN A, et al. Understanding the information needs of public health practitioners：a literature review to inform design of an interactive digital knowledge management system[J]. Journal of Biomedical Informatics, 2007, 40(4)：410 - 421.

［46］孙林山.我国信息用户需求和信息行为分析研究综述[J].图书馆论坛,2006,26(5)：41 - 44.

［47］MELINH L. Information needs of public health students[J]. Health Information and Libraries Journal, 2014,31(4)：274 - 292.

［48］TURNER A M, LIDDY E D, BRADLEY J, et al. Modeling public health interventions for improved access to the public health grey literature[J]. J Am Med Libr Assoc, 2005, 93(4)：487 - 494.

［49］朱庆华.网络信息资源评价指标体系的建立和测定[M].北京：商务印书馆出版社,2012.

［50］李琰.网络信息资源评价综述[J].中国科技信息,2008,20(11)：120 - 122.

［51］STAPLETON P. Evaluating web-sources：Internet literacy and L2 academic writing[J]. Elt Journal English Language Teachers Journal,2005,59(3)：401.

［52］RICHMOND B. CCCCCCC. CCC (Ten Cs) for Evaluating Internet Resources[J]. Teacher Librarian, 1998,25：20 - 21.

［53］SMITH A G. Testing the Surf：Criteria for Evaluating Internet Information Resources[J]. Public-Access Computer Systems Review,1997, 8：1 - 14.

［54］HASSAN S, LI F. Evaluating the Usability and Content Usefulness of Web Sites：A Benchmarking Approach[J]. Journal of Electronic Commerce in Organizations,2005,3(2)：46 - 67.

［55］马海群,吕红.网络信息资源评价指标体系及其动态模糊评价模型构建研究[J].情报科学,2011,31(2)：166 - 167.

［56］庞恩旭.基于模糊数学分析方法的网络信息资源评价研究[J].情报理论与实践,2003,26(6)：552 - 555.

［57］刘友华,戚爱华,杜佳,等.学术网站评价指标体系的构建与应用[J].情报科学,2008,26(1)：64 - 68.

［58］杨恒友,刘杰,王长青.层次分析法在农业信息网站评价中的应用[J].安徽农业科学,2009,37(28)：

13940 – 13942.

［59］宋立荣,李经思. 从数据质量到信息质量的发展[J]. 情报科学,2010,28(2)：182 – 186.

［60］Orr K. Data Quality and Systems Theory. [J]. Cacm, 1998, 41(2)：66 – 71.

［61］RIEH S Y. Judgment of information quality and cognitive authority in the Web[J]. Journal of the American Society for Information Science & Technology, 1984, 53(11)：2507 – 2514.

［62］刘冰. 基于用户体验视角的信息质量反思与阐释[J]. 图书情报工作,2012,56(6)：74 – 78.

［63］曹瑞昌,吴建明. 信息质量及其评价指标体系[J]. 情报探索,2002,22(4)：6 – 9.

［64］周旖. 试析"信息资源评估"与"信息资源质量评估"[J]. 图书馆建设,2006,20(3)：40 – 43.

［65］WANG R Y, STRONG D M. Beyond Accuracy：What Data Quality Means to Data Consumers[J]. Journal of Management Information Systems, 1996，12(4)：5 – 33.

［66］KAPOUN J. Teaching undergrads web evaluation：A guide for library instruction. C&RL News, 1998(July /August)：522 – 523.

［67］NGUYEN T T. OASIS：Student evaluation methods for world wide web resources[EB/OL]. ［2009 – 11 – 09]. http：//www2. awaii. edu/~nguyen/web/.

［68］YANG W L, STRONG D M, KAHN B K, et al. AIMQ：a methodology for information quality assessment[J]. Information & Management,2002，40(2)：133 – 146.

［69］ZHU Z M, BERNHARD D, GUREVYCH I. A multi-dimensional model for assessing the quality of answers in social Q&A［EB/OL］. ［2014 – 01 – 20]. http：//www. informatik. tu-darmstadt. de/fileamin/user_upload/Group_UKP/publikationen/2009/TR_dimension_model. pdf.

［70］马小闳,龚国伟. 信息质量评估研究[J]. 情报杂志,2006,25(5)：19 – 21.

［71］刘雁书,方平. 网络信息质量评价指标体系及可获取性研究[J]. 情报杂志,2002,21(6)：10 – 12.

［72］张秀梅,刘俊丽,周晓英. 网络信息资源评价综述[J]. 图书馆学研究,2013,31(24)：9 – 14.

［73］查先进. 信息分析与预测[M]. 武汉：武汉大学出版,2000.

［74］查先进,陈明红. 信息资源质量评估研究[J]. 中国图书馆学报,2010,36(2)：46 – 55.

［75］张东华. 基于线性回归分析法的网络信息资源评价模型研究[D]. 郑州：郑州大学,2005.

第三章

社会化问答社区中的内容信息分析

　　研究表明,患者在具有开放性和匿名性特征的网络上愿意透露更多的个人信息以获取健康方面的建议,因此在具体这两个特点的社会化问答社区中人们获得与那些有着相似经历或者处于相同境遇的用户交流的概率大大提高,他们能够更好地相互建立联系、分享信息并且提供情感支持。本章节采用内容分析法,分析社会化问答社区中用户对于网络健康信息的需求特点,探究提问与回答之间的交叉性关系,以期了解人们对于健康信息,尤其是疾病信息的认知、支持和应对现状,为开展健康信息的普及教育和政策保障提供数据支持。

3.1　研究方案设计

3.1.1　数据采集方法

　　本章研究选取 Yahoo! Answers 中 Health 目录下的自闭症(autism)、癌症(cancer)、糖尿病(diabetes)、过敏症(allergies)为采集对象,获取发表于 2013 年度且标识为 Resolved、Reference 的提问信息及其对应的回答和用户信息。其中除 Autism 用检索式(检索词为 autism、autistic)获取数据外,其余均按目录获取。使用实验室自行设计的爬虫程序进行数据采集,采集过程分两步完成:① 历史数据于 2013 年 10 月 4~6 日在 Yahoo! Answers 检索平台上按时间倒排依次翻页 500 页获取,可以回溯到 2013 年以前的年份;② 增量数据每隔两天在 Yahoo! Answers 检索平台上按时间倒排依次翻页 10 页获取,根据提问和回答 ID 加以判断,重复则不入库,可以保证每次更新都有重复部分。采集最后截止于 2014 年 2 月 1 日。故上述 4 类疾病 2013 年(以更新的回答时间为准)的 Yahoo! Answers 健康问答数据的完整性可保证,数据情况参见表 3 - 1。

表 3 - 1　采集 Yahoo! Answers 健康数据(2013 年)概况

疾 病 名 称	问 题 记 录 数	回 答 记 录 数	每个提问平均回答数
自闭症	1 742	4 385	2.52
癌 症	10 520	29 280	2.78
糖尿病	8 762	22 509	2.57
过敏症	10 021	17 191	1.72
合 计	31 045	73 365	2.36

从提问数量上来看,癌症和过敏症的提问数较高;从每个提问所获得的平均问答数来看,过敏症相比较数值较低,这可能与过敏症比较复杂的诱发因素和比较多样的表现形式有关。另外,进一步按照月份统计问题记录数和回答记录数,可以发现不同的疾病问答在时间分布上的差异。当然这并不是本研究关注的重点,不予赘述。

鉴于不同疾病问答数据量的不同,本章研究所选取的样本是按照不同疾病从上述数据集中随机抽取包含最佳答案的问答记录各 1 000 条,对其提问和最佳答案按照预先设计好的编码规则进行标注。

3.1.2 数据分析方法

本章的数据分析部分采用基础描述性分析和统计交叉检验两种方法结合进行。提问部分的提问类型、提问者与患者关系和提问内容都采用基础描述性分析,通过直观的图表形式展现整体数据和不同病症的分布情况。

对回答部分的各指标首先进行描述性的频次统计,随后将编码数据导入 SPSS Statistic19.0 软件中进行分析,运用多维尺度分析研究各指标相互间的影响情况。多维尺度分析(multi-dimensional scaling)是分析研究对象的相似性或差异性的一种多元统计分析方法。可以创建多维空间感知图,图中的点的距离反映了各对象的相似性或差异性[1]。

在提问和回答部分的交叉线分析上,使用 SPSS Statistic19.0 软件进行单因素方差分析和相关性分析,探索提问部分的不同特征是否会对答案产生影响。单因素(ANOVA)方差分析即一维方差分析,是检验由单一因素影响的多组样本中某因变量的均值是否有显著性差异的问题。如果各组之间有显著差异,则说明这个因素对因变量有显著影响,因素的不同水平会影响到因变量的取值[2]。相关分析用于描述两个变量之间关系的密切程度,反映了当控制了其中一个变量的取值后,另一个变量的变异程度,其特点是变量不分主次。根据数据度量尺度不同,采用的相关分析方法也不同,Kendall 适用于两个分类变量均为有序分类的情况,此检验适合于正方形表格。由于本次研究采用有序等级编码,故选择 Kendall 秩相关系数来对指标进行相关性分析检验。

在 iLab 实验室的支持下,通过自建平台将问答数据和指标导入到同一平台,见图 3-1。完成编码的数据记录会自动导入 Oracle 公司开发的数据库中,采用唯一的问题标码进行查询和修改,此举将大大提高编码效率和降低出错率。

本研究参考以往文献,对于提问和回答部分的编码内容做了细分,通过规定标准化的分类指标,以便后续编码工作的顺利进行,具体见下节。

3.1.3 指标量表说明

1. 提问部分指标设计

在提问部分包括提问类型、提问者与患者关系、提问内容三部分内容。提问类型参考

---

〔1〕沈浩. 多维尺度分析[EB/OL].〔2015-03-01〕. http://shenhaolaoshi.blog.sohu.com/145895860.html.
〔2〕时立文. SPSS19.0统计分析从入门到精通[M].北京:清华大学出版社,2012.

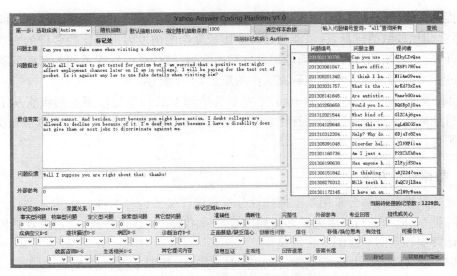

图 3 - 1   iLab 实验室自建编码数据平台

Wu & He[1] 对社会性问答提问方式分类，将提问类型划分为事实型问题（factual questions）、枚举型问题（enumerative questions）、定义型问题（definition questions）、探索型问题（explorative questions）4 类，见表 3 - 2。编码时，如果属于该类型提问则在对应提问类型项下标 1，其他提问类型项下标 0。

表 3 - 2   提问类型分类

Question Type （问题类型）	Explanation（解释）	Example（示例）
事实型问题	Factual questions whose answers are about certain specific items. Directed at seeking an answer that is objectively or empirically true, such as existing information, data, or settled knowledge 根据存在的数据、信息和情景做出现实回答的问题类型	Should I see doctor for allergic reaction? 我这个过敏反应需要去看医生吗？
枚举型问题	Enumerative questions whose answers should contain all the related points 需要用举例或罗列的方式来回答的问题类型	Treatment for breast cancer? 乳腺癌有哪些治疗方法？
定义型问题	Definition questions whose answers contain a definition of certain concept 需要对于概念、定义进行解释的问题类型	What's the difference between Autism and Asperger? 自闭症和阿斯伯格综合征有什么不同？
探索型问题	Explorative questions which are related to some complex issues that often lack definite answers 涉及深层次思考和讨论，没有固定答案的问题类型	Is it okay to commit suicide? 得了糖尿病，人生还有什么意义，不如自杀算了？

提问者与患者关系以及提问的问题类型指标按照分类编码，提问者与患者的关系分别用

---

〔1〕CHIU M H P, WU C C. Integrated ACE model for consumer health information needs: A content analysis of questions in Yahoo! Answers. Proceedings of the American Society for Information Science and Technology, 2012, 49(1): 1 - 10.

数字 1、2、3、4、5 来代表本人、亲属、朋友、身边的人和其他没有明确所指的关系,见表 3-3。

表 3-3　提问者和患者的关系

Relationship(病患关系)	Explanation(指标含义)	Example(示例)
1	(Oneself) 提问者即患者	I have been diagnosed with a tumor in my lung. 我的肺部被发现有一个肿瘤。
2	(Relatives) 提问者和患者是亲属	There is something wrong with my brother. 我的弟弟最近好像有点问题。
3	(Friends & Colleagues) 提问者和患者是朋友或同事	My girlfriend is allergic to cat hair. 我女朋友对猫毛过敏。
4	(People Around) 患者是提问者周边的人	The guy in the shop which I always visit has cancer. 我常去的那家商店老板得了癌症。
5	(Others) 提问者和患者是以上之外的 关系或者没有提及	Do you think that dog will get diabetes? 狗会得糖尿病吗?

　　提问内容按照 1、2、3 三级编码,如果仅在提问标题提及问题,提问部分没有内容则标注为 1(例如仅在提问标题中写到 *How to treat diabetes?*,而提问部分为空),如果在提问内容部分仅简单重复提问标题(例如提问部分写如题或者内容与标题雷同)则认为有描述但是比较简单(或者隐性的不够明显)标注为 2,提问部分有明确的或者详细的问题描述(例如 *I was bitten by a bedbug last night, feeling very itchy and painful. I applied some ointment on my arm but it doesn't work better. Do I need to see my doctor?*)则标注为 3。参考 Gretchen K.[1]对于不同疾病提问内容的划分,并且根据 Yahoo! Answers 问答数据的特点最终将提问内容归纳为概念定义(concept)、疾病症状(symptom)、疾病诱因(cause)、治疗诊断(diagnosis & treatment)、就医选择(hospital)、日常生活(daily life)和其他(others)七大类,见表 3-4。

表 3-4　提问内容分类

Content(提问内容)	Example(示例)
概念定义	What is lymph cancer? 什么是淋巴癌?
疾病症状	What's the symptoms of diabetes? 糖尿病有哪些症状?
疾病诱因	Why I'm allergic to seafood? 为什么我对海鲜过敏?
诊断治疗	How to cope with autism? 怎么治疗自闭症?
就医选择	Which hospital is better for people without medical insurance in Madison? 没有医保的人去麦迪逊哪家医院就诊好?

---

[1] BERLAND G K, ELLIOTT M N, MORALES L S, et al. Health Information on the Internet Accessibility, Quality and Readability in English and Spanish[R]. American Medical Association, 2001, 285(20): 2612-2621.

Content(提问内容)	Example(示例)
日常生活(就学、就业、交友等)	Which job is suitable for people with autism? 自闭症患者可以从事什么工作?
其他	Will pet get diabetes? 宠物是否会得糖尿病?

为了进一步深入研究提问中所包含的内容特点以及其对回答产生的影响,再将提问部分的疾病有关的信息从上述编码表中去除样本量过小的其他(others)类型,把提及的 6 个维度根据信息需求(demanded)的情况和信息提供(supplied)的情况细分为 12 小项,见表3-5,根据详略程度采用 1、2、3 编码,具体说明如下。

➢ 如果提问的标题和正文均没有涉及此方面的内容,既无此方面的信息需求也没有此方面的信息提供,则 Demanded 和 Supplied 均赋值为 1;

➢ 如果提问者问这方面的内容,即有此方面的信息需求,但需求不足够详细,Demanded 赋值 2,比如仅有标题没有正文或正文标明"如题";

➢ 如果提问者问这方面的内容,即有此方面的信息需求,且需求要求很具体,Demanded 赋值 3,比如询问"北京哪个机构可以对 2～3 岁的自闭症孩子进行一对一的干预辅导";

➢ 提问的同时可能会有各方面已有情况的介绍,如果有此方面的内容,但比较简单,Supplied 赋值 2,比如:"小孩子没有目光交流,到上海哪家医院诊断一下比较好? 有没有什么量表可以自己测量是不是自闭症的?"提问的同时可能会有某些方面比较具体的介绍和表述,如果比较详细,则 Supplied 赋值 3,比如:"小孩子 3 岁半了,从来不搭理人,和父母也没有目光交流,行为也比较刻板,喜欢盯着亮的转圈的东西看,也不知道是不是自闭症? 想询问下自闭症诊断一般要检查什么啊? 最好能有机构推荐。"

表 3-5　提问信息细分

Analyze the questions (提问信息细分)	Explanation(说明)	Example(示例)
Concept Demanded 定义信息需求	The asker wanted to know the concept of the disease or did not know the name of disease the patient had. 提问者需要了解疾病名称	Could this be diabetes type 1? 这是 1 型糖尿病吗?
Concept Supplied 定义信息提供	The asker said that the patient had such disease. 提问者在问题中说明疾病名称	My auntie has diabetes for many years. 我阿姨已经得糖尿病多年。
Symptom Demanded 症状信息需求	The asker wanted to know the symptom of the disease. 提问者需要了解疾病症状	Could you tell me the mainly symptom of throat cancer? 能否告知咽喉癌的主要症状?
Symptom Supplied 症状信息提供	The asker said the patient's symptom of the disease in the question. 提问者在问题中列举了疾病症状	For 5 years I've experienced pain after eating. 五年来我进食后都会感到疼痛。

Analyze the questions （提问信息细分）	Explanation（说明）	Example（示例）
Cause Demanded 病因信息需求	The asker wanted to know the cause of the disease. 提问者需要了解疾病诱因	Why there are so many red smallpox on my shin? 为什么我的皮肤上有很多红点？
Cause Supplied 病因信息提供	The asker said the cause of the disease in the question. 提问者在问题中提到了疾病诱因	I'm allergic to shrimp. 我对虾过敏。
Treatment Demanded 治疗信息需求	The asker asked for the treatment of the disease. 提问者需要了解治疗方法	A diabetic type 2 can take amoxilin antibiotic? 2 型糖尿病患者可服用阿莫西林吗？
Treatment Supplied 治疗信息提供	The asker said the treatment which had been accepted in the question. 提问者在问题交代了已采用的治疗方法	I took antibiotic and my armpits were always sweaty. 我服用了抗生素，我的腋下总是出汗。
Hospital Demanded 就诊信息需求	The asker wanted to have some suggestions about hospital or doctor. 提问者需要获得医院、医生选择等就医方面的建议	I am just wondering if this birthmark could have been a sign early on that we should have been having his checked out sooner? 我只是想知道这块胎记是否是疾病的征兆，我们是否要带他尽早就医？
Hospital Supplied 就诊信息提供	The asker said the information about the hospital or doctor the patient had visited. 提问者在问题中提供了就诊信息	The doctor told me that I have a cup which means very mild glaucoma. 医生告诉我，我患有轻微的青光眼。
Daily Life Demanded 日常生活信息需求	The asker wanted to know something about patient's daily life, such as diet, work, and friends and so on. 提问者需要了解患者的日常生活信息，例如饮食、工作、交友等	How do you hide Asperger's syndrome? 你怎么隐藏阿斯伯格综合征？
Daily Life Supplied 日常生活信息提供	The asker said something about patient's daily life in the question. 提问者提供了患者的一些日常生活信息	My mom wants me to eat so many meals, Breakfast, Big snack, Lunch, Dessert, Big snack, Dinner, Dessert. Always making me a huge container of food for anywhere I go. 我妈妈想让我多吃点，早餐、点心、午餐、甜点、点心、晚餐、点心。无论到哪里她都让我吃得像是个巨型的食物容器。

2. 回答部分指标设计

本研究在评价答案的指标设置上参考了 Worrall，Oh & Yi[1] 的四类社会情感支持指标（fear or concern、confidence、trust、empathy），以及 Kim & Oh[2] 的评价指标，初步选择了 14 个指标进行综合分析，见表 3 - 6。问题答案中的各种社会情感支持指标以及其他评价指标按照也参照提问内容采用 1、2、3 三级编码。对于答案内容的评价参考提问者对答案的

〔1〕 OH S, YI Y J, WORRALL A. Quality of health answers in social Q&A[R]. Proceedings of the American Society for Information Science and Technology，2012，49(1)：1 - 6.

〔2〕 KIM S, OH S. Users' relevance criteria for evaluating answers in a social Q&A site[J]. Journal of the American Society for information Science and Technology，2009，60(4)：716 - 727.

评价回复以及答案本身描述,如果提问者没有对最佳答案进行评价则由编码人员判断。

表 3-6　健康问题回答质量评价指标(预测试版)

Category(类目)	Criteria(评价指标)	Example(解释说明)
Content (来自回答以及提问者的评论内容)	Accuracy 准确性	Both of you guys helped a lot, but your answer was more accurate. 你们两个的回答都很有用,不过你的答案更有针对性
	Clarity 清晰性	A very clear explanation. 解释得很清楚,使我可以理解
	Completeness 完整性	Told me everything I needed to know. 你详细的解答了我所有的问题
Information Source (来自回答中提到的信息来源)	Reference 外部参考	You provided a reference to a worthwhile resource for me to check out. 查看回答是否提供外部链接
	Authority 专业回答	I picked yours because you seemed to know a lot about the Oklahoma school. 查看回答中是否提到专业身份,如我是一名医生等
Socio-emotional (来自问答双方的内容中表现的情感支持)	Fear/Concern 担忧或关心	Take care/God bless you. 多多保重
	Confidence 正面鼓励或缺乏信心	You can make it. 谢谢你鼓励/查看回答中是否提到加油等鼓励性词句
	Trust 信任	I believe it. 我相信你说的
	Empathy 移情或换位思考	Sounds a lot like my problem. 我也有过类似的经历
	Novelty 创新性/意料之外	It's interesting, I've never heard it before. 我从来不知道可以这样,那我试一试
Utility (功效,来自回答以及提问者的评论内容)	Validity 有效性	That works well. 有效果
	Operability 可操作性	I will try to do as you instructed. 听上去不错,我打算试一试
Extrinsic (其他特点)	Complementarity 信息互证	PPL at work have talked about this place too. 这个和医生对我说的一样/确实有医生是这么建议的
	Subjectivity 主观性	Maybe effective for you only. 可能仅仅对你有效
	Currency 回答速度	0 means the question was answered the day it was published, 1 means the question was answered one day after it was published. 编码时 0 代表问题在发布一天内得到回复,1 表示问题在发布一天后才得到回复
	Length 答案长度	How many words the answer contained. 回答中包含的单词数量

3.1.4　预测试

为了保证编码方案的严谨性,在编码初期先随机抽取了有关自闭症的 100 条问答数据进行预测试,以便对编码方案做出修正。因为对社会情感支持进行判断存在敏感性,个人的理解可能会影响到编码,所以本文研究采用一人自始至终编码的方式进行,同时,预编码的结果由课题组成员以及领域专家共同校验检查,并针对性地提出意见,以保证编码方案设计和实际编码工作的无缝衔接。预测试结果在提问方面显示较为理想,提问类型、提问者与患者关系、提问内容部分的各项指标在实际的问答记录中都有所涉及,且分布情况也在可接受范围内,无须做调整,见图3-2~图3-4。

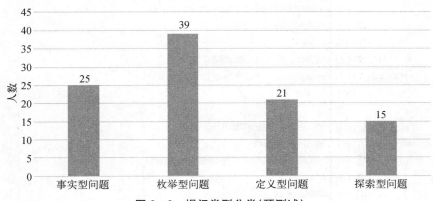

图3-2　提问类型分类(预测试)

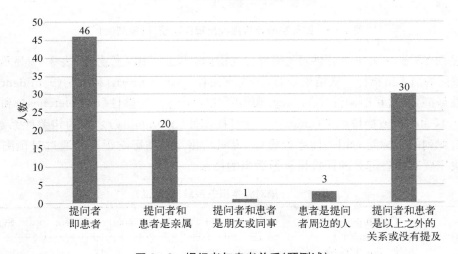

图3-3　提问者与患者关系(预测试)

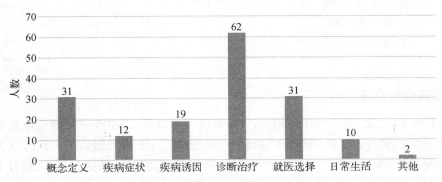

图3-4　提问内容分类(预测试)

　　在回答方面,通过逐条阅读被选为最佳答案的回答记录并进行指标编码后,预测试结果显示部分指标的出现频率很低,例如信息互证(complementarity)、创新性(novelty)和信任(trust)三个指标出现的次数都是为 0,见图 3-5。在实际的编码过程中感觉到对有效性(validity)和主观性(subjectivity)比较难判断。

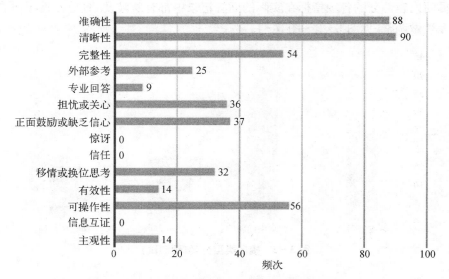

图 3-5　回答部分评价指标出现频次统计(预测试)

　　通过 SPSS Statistic19.0 软件对答案部分的指标结果做了相关性分析,表 3-7 显示了相关性系数较高的前 4 组指标。从结果来看,担忧或关心(fear/concern)和鼓励(confidence)之间的相关性最高,其次是准确性(accuracy)和清晰性(clarity)、完整性(completeness)和准确性(accuracy),而移情或换位思考(empathy)和可操作性(operability)之间的相关性系数最低,其他没有罗列的指标间的相关性系数更低,说明其相互间的影响很小。通过对预测试结果的分析决定要对回答部分的评价指标做适当的修改。

表 3-7　成对样本相关系数(预测试)

	Criteria	N	correlation coefficient	Sig.
对 1	担忧/关心和鼓励	100	0.547	0.000
对 2	准确性和清晰性	100	0.492	0.000
对 3	完整性和准确性	100	0.338	0.001
对 4	移情/换位思考和可操作性	100	0.090	0.374

3.1.5　编码指标修正

　　通过预测试,发现需要对指标和编码方法做适当的修正,以便能更好地完成数据处理工作,保证实验的顺利进行。提问部分的结果分布较为理想,不需要做修改。回答部分需要做一些调整,见表 3-8。整体上从原来的答案内容、信息来源、社会情感支持、功效性和其他五方面调整成为内容价值指标和社会情感支持两大板块。从具体的指标而言,把外部参考

（reference）、信息互证（complementarity）和权威性（authority）统一归并为权威性（authority），在预测试的编码中发现答案中引用的外部参考建议往往也是由专业人士或机构提供的信息，而信息互证的内容大多是表明其他专家或渠道给予的建议也类似，都具有一定的权威性，因此当答案中如果出现外部参考或者信息互证内容都认为该回答具有权威性（authority）这一指标；答案是否有效需要一段时间后才能知晓，而社会化问答的特点就是讲究时效性，因此在提问得到及时、满意的回答后往往提问者就会做出最佳答案的选择，隔段时间后较少会再回来评价答案是否有效，所以考虑把有效性（validity）指标去除，保留可操作性（operability）来体现最佳答案的功效性，在可操作性的判断上按照回答中提出的建议是否可行以及实施的难易程度来进行判断；主观性（subjectivity）在实际编码中很难把握，因此也去除。答案的创新性（novelty）特征本身比较特殊，虽然在预测试中出现的频次不多，但是如果答案具有创新性有可能会对提问者产生不同的影响，故保留做进一步的观察。

表3-8　健康问题回答质量评价指标（最终版）

类　目	评价指标	解　释　说　明
内容价值指标	准确性	The answer provides correct information. 答案能有针对性的回答提问，而非答非所问。
	清晰性	The answer is straightforward and understandable. 回答内容条理清晰、通俗易懂。
	完整性	The answer includes everything. There is nothing to add. 答案从多个层次回答了问题，面面俱到。
	权威性	The answer is given by a professional. 答案是由专业人士给出，具有权威性。
	可操作性	The answer is easily to be done. 答案具有可操作性。
社会情感支持	担忧/关心	The answerer expresses his or her care to the questioner. 回答者在答案中透露出对于患者关心的情感。
	信心/鼓励	The answerer is confident in the answer. 回答者在答案中给予提问者鼓励的情感。
	信任	The answer seems scientific and authoritative. 答案比较让人信服。
	移情	The answerer expresses the answerer has the same experience. 答案中包含了移情的因素。
	创新性/意料之外	The answer is very creative. 答案内容具有新意。

　　由于社会化问答社区本身应该具有一定的社会性特征，在此项研究中是关注的重点之一，而且预测试的样本数量有限，不同疾病的信息需求也不同，因此保留原有的社会情感支持类指标，在后续的研究中再做深入的对比分析。通过预测试也注意到在编码过程中社会情感指标的表现特征没有预计得那么明显和强烈。在后续的编码中会适当放宽尺度，感觉答案中有此含义即可标注，不再严格要求必须出现对应词语。对于其他指标在编码上除了参考提问者评价之外也根据编码者的主观认识进行标注，不苛求逐字对应。

3.2 提问部分的数据分析

3.2.1 提问类型分析

根据 3.1 的编码方案,参考相关文献最终将提问类型划分为四大类,即事实型问题、枚举型问题、定义型问题和探索型问题。以下是对 4 类疾病的数据分析。

(1)孤独症分布 在自闭症的问答数据方面,提问最多的是事实型问题(51.1%),不过其所占的比例要远低于整体数据中事实型问题所占的比例(71.6%),其次是探索型问题(26.4%)、枚举型问题(17.8%)和定义型问题(4.7%),见图 3-6。在自闭症数据分布中发现探索型问题的比例明显要高于整体数据,目前对于自闭症还没有切实有效的治疗方法,对于自闭症的医疗保障体系建设、教育就业、患者的社会融合等问题用户还有很多探索性的讨论。例如"*Would you be nervous to marry someone who has autism and bipolar disorder in the immediate family?(如果要和一个直系亲属中有自闭症患者的人结婚,你们是否会觉得紧张?)*""*Why many talents have autism?(为什么很多天才都患有自闭症?)*"

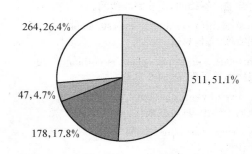

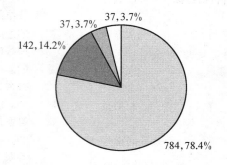

图 3-6 提问类型自闭症数据分布图　　图 3-7 提问类型癌症数据分布图

(2)癌症分布 在癌症的问答数据方面,提问类型所占比例的排序分别是事实型问题最多(78.4%),枚举型问题其次(14.2%),探索型问题和定义型问题的比例最少,各占总量的 3.70%,提问类型分布比例接近于整体数据,见图 3-7。据 WHO 预计,到 2020 年全球每年癌症新增病例将达到 1 500 万人[1],人们对于癌症并不陌生,随着科技的不断进步,针对预防和治疗癌症的研究已经取得了巨大突破。癌症相关的提问类型大多是通过描述某一个具体的情况然后再以此为基础提出问题的事实型提问,例如,"*How many times of chemotherapy do I need to deal with breast cancer, can I recover from it?(治疗乳腺癌需要做多少次化疗,我能康复吗?)*"

(3)糖尿病分布 在糖尿病的问答数据方面,提问类型所占比例的排序分别是事实型问题(74.7%),枚举型问题(18.3%),定义型问题(4.2%)和探索型问题(2.8%),提问类型分布比例和整体数据类似,见图 3-8。事实型问题比例占到七成以上,定义型问题和探索型

---

〔1〕World Health Organization. National cancer control programmers: policies and managerial guidelines[M]. Geneva: Health & Development Networks, 2002:17.

问题所占比例很小,两者相加都没有超过 8%,枚举型问题所占比例相对其他疾病和整体数据的略高,例如,"*Any suggestions or tips to getting controlled and staying on point with my insulin and blood sugars?(有什么办法可以控制胰岛素和血糖?)*"

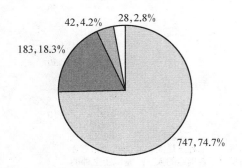 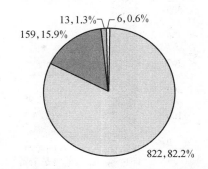

图 3-8　提问类型糖尿病数据分布图　　　　图 3-9　提问类型过敏症数据分布图

（4）过敏症分布　在过敏症的问答数据方面,提问类型所占比例最大的是事实型问题(82.2%),例如:"*I have a runny nose, unable to stop sneezing and my eyes are watery and itchy? Please help?（我一直在流鼻涕,打喷嚏,眼睛流眼泪有觉得痒,该怎么办?）*"其次是枚举型问题(15.9%),定义型问题和探索型问题分别各占 1.3% 和 0.6%,提问类型分布比例和整体数据也基本相同。其中事实型问题比例占绝对优势,定义型问题和探索型问题所占比例极小,见图 3-9。

（5）比较与小结　通过对 4 000 条数据分析发现,大多数的 Yahoo! Answers 的提问者还是倾向于就事论事提问,希望通过枚举的方式来获得答案说明用户对于答案的完整性和全面性有一定的要求,探索型问题占一定比例表明用户对于疾病也会产生扩展性的思考,提问中定义型问题的比例最低可以从一方面说明提问者对于疾病的概念有一定的基础知识。将 4 个病症的提问类型分布图比较发现,癌症、糖尿病和过敏症的提问类型比例分布排序和整体数据分布基本一致,但是在自闭症的相关提问中,事实型的问题所占比例相较整体数据少了很多,而探索型的问题相比较增加了很多,这与现实环境中对自闭症的发病机制和治疗方式缺少共识有很大的关系。相对而言,癌症、糖尿病和过敏症都是很常见的疾病,人们对这些疾病的基本情况很熟悉,相关研究也比较成熟,因此倾向于采用根据现有实际问题直接提问的方式来发布问题。

3.2.2　提问者与患者关系

社会化问答社区中的用户来源广泛,健康信息问答作为一种特殊类型的问答,关注提问者与患者的关系可以更好地给出建议。

（1）自闭症分布　在 1 000 条自闭症的问答数据中,65.3% 的提问者本人就是患者,13.8% 的提问者没有明确在问题中说明他们与患者的关系,为亲戚提问的比例是 12.9%,为朋友和同事提问的比例是 6.5%,为周围的人提问的比例最少,仅占 1.5%,见图 3-10。

（2）癌症分布　在 1 000 条癌症的问答数据中,53.4% 的提问者本人就是患者,29.8% 的提问者没有明确在问题中说明他们与患者的关系,为亲戚提问的比例是 11.2%,为朋友和

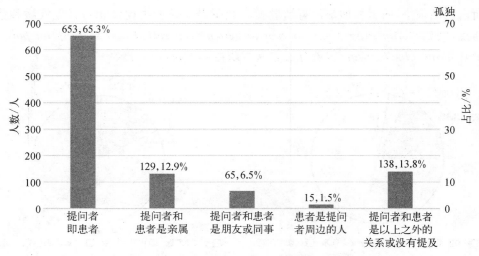

图 3-10　提问者与患者关系自闭症数据分布图

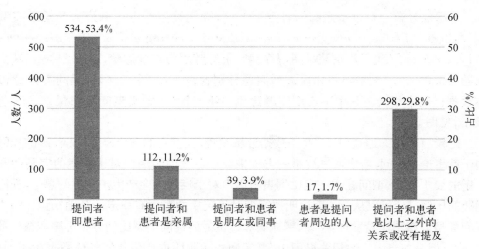

图 3-11　提问者与患者关系癌症数据分布图

同事提问的比例是 3.9%，为周围的人提问的比例最少，仅占 1.7%，见图 3-11。由于癌症的致命性，患者出于求生的本能会大范围搜集信息，绝大多数患者都需要获得与他们所患疾病相关的最大信息量[1]。

（3）糖尿病分布　在 1 000 条糖尿病的问答数据中，66.9% 的提问者本人即是患者，24.3% 的提问者没有明确在问题中说明他们与患者的关系，为亲戚提问的比例是 6.9%，为朋友和同事提问的比例是 1.8%，为周围的人提问的比例最少，仅占 0.1%，见图 3-12。糖尿病是一种慢性疾病，面对其发病广、并发症多、生活方式干预复杂等特点，广大患者无疑会借助各种途径来寻求他们所需要的健康信息[2]，网络正是其中一个选择。

〔1〕BRANDT B. Informational needs and selected variables in patients receiving brachytherapy〔J〕. Uncoil Nurse Forum，1991，18（7）：1221-1227.
〔2〕王永利，陈向韵，李淑兰，等.社区糖尿病患者社会资源利用状况及与自我管理行为的关系〔J〕.护理学杂志，2013，28（1）：20-22.

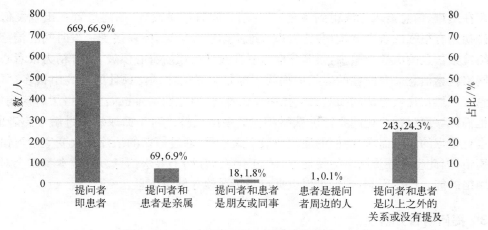

图 3-12　提问者与患者关系糖尿病数据分布图

（4）过敏症分布　在 1 000 条过敏症的问答数据中，提问者本人即是患者的比例高达 86.3%，其次是有 8% 的提问者没有明确在问题中说明他们与患者的关系，比例低于整体数据的 1/2，而为亲戚提问的比例是 3.5%，为朋友和同事提问的比例是 1.6%，为周围的人提问的比例最少，占 0.6%，见图 3-13。

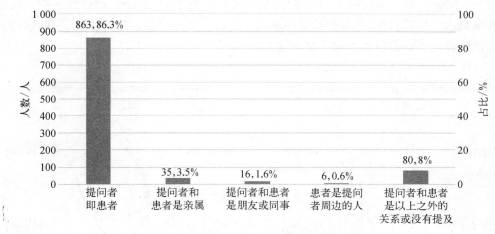

图 3-13　提问者与患者关系过敏症数据分布图

（5）比较与小结　统计发现，在 4 000 条提问中有超过 2/3（67.9%）的提问者是针对自己的健康问题进行提问的，记录中无法分辨出提问者与患者关系的也占相当比例，约有 18.9%，为亲人提问和为同事朋友提问的分列三、四位，分别占 8.7% 和 3.5%，为其他身边的人提问所占比例最小，只有 1%。

通过这部分的分析发现，自闭症、癌症、糖尿病和过敏症中提问者和患者关系的分布比例与整体数据分布情况接近，但过敏症提问者为本人的比例最高，达到了 86.3%，癌症提问者中是本人的比例最小。自闭症数据中提问者即是患者的比例达到了 65.3%，超过预期。通过查看提问原文得知，如果自闭症相关问题是为亲戚提问，患者都是提问者的子女且处于 1～3 岁的婴幼儿时期，这个年龄是自闭症怀疑和确诊的高峰时期。

研究表明，绝大多数癌症患者有强烈的信息需求，但是对于医院提供的信息在接受和理解上存在困难,信息需求无法得到满足[1]。结合问答记录发现,癌症患者在出现疑似症状和确诊初期有很强的求生欲望,会比较积极地主动搜寻信息,但在接受一段时间的治疗后通过网络检索信息的次数会减少,很多癌症患者在接受治疗后身心俱疲,没有精力或者心情再通过网络检索信息。自闭症的提问中提问者即是患者的比例比预计的要高出很多,可见自闭症患者虽然在现实生活的面对面交往中存在障碍,但他们本身也渴望获得了解疾病信息,而且他们能够通过社会化问答社区获得相应的健康支持。对于糖尿病和过敏症患者而言,他们也有很强的信息需求,他们的症状一般不太严重,通过短期的治疗或改变生活习惯就能稳定病情,因此患者注重网络的便捷性,倾向于自己在网上寻求信息。疾病本身不会对他们使用网络的能力产生影响,他们可以根据自身情况搜寻健康信息。

3.2.3 提问内容分析

由于用户在一次提问中有可能会涉及多方面的问题,本章节选取了 6 个提问内容维度中所涉及的 12 个表示信息需求和信息提供的小项进行分析,将在提问标题和正文中涉及的问题标注为 2 或 3 的作了合并统计。探讨提问者在提问过程中真正的关注点和自身已经掌握的疾病相关信息情况。同时鉴于提问内容编码的时候可以用 1、2、3 代表信息有无以及详略程度,所以内容编码既可以看作是分类,也可以看成信息需求和供给的程度差异。

(1)自闭症分布 通过图 3-14 可知,提问者在问题中,较多会主动提到一些自闭症相关的疾病概念和疾病诱因,主要的信息需求集中在自闭症的诊断治疗和疾病症状,这与自闭症目前诊断标准不一且没有痊愈方法不无关系。

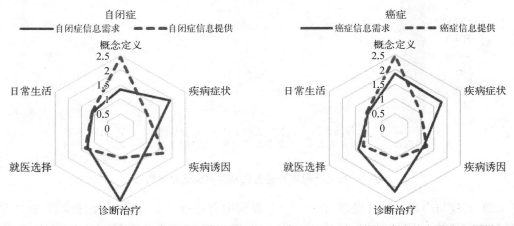

图 3-14 自闭症提问内容信息需求和提供图　　图 3-15 癌症提问内容信息需求和提供图

(2)癌症分布 由图 3-15 可见,提问者在癌症问题中,主动提及较多的是有关疾病的概念定义和就医选择信息,而主要的信息需求是诊断治疗和疾病症状。癌症的概念比较宽泛,涉及不同的癌症名称和症状,因此对于概念定义提及的次数比其他疾病多。由于癌症的死亡率很高,患者在出现疑似症状和诊断初期都有较强的求生意识,由此产生强烈的信息需求,参见附录 1 中的样本 2。

---

[1] MEREDITH C, SYMONDS P, LAMONT D, et al. Information needs of cancer patients in west scot land: Cross-sectional survey of patients' view[J]. BMJ, 1996, 313(3B): 724-726.

（3）糖尿病分布　由图3-16可见，提问者在糖尿病问题中，主动提及较多的是有关疾病的概念定义和就医选择信息，而主要的信息需求是诊断治疗和疾病症状。糖尿病是一个慢性疾病，除了药物治疗之外，饮食、作息、生活习惯等多方面都需要注意，因此对诊断治疗的信息需求很多，但是糖尿病对患者的日常就业、就学和择偶等方面影响不大，所以该类内容提问较少，涉及的相关内容的提问可参见附录1中的样本3。

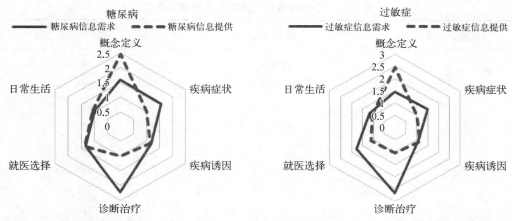

图3-16　糖尿病提问内容信息需求和提供图　　　图3-17　过敏症提问内容信息需求和提供图

（4）过敏症分布　由图3-17可见，过敏症提问需求较多的是诊断治疗和就医选择。过敏症发病后一般都让患者感觉非常不适，急需要合适的治疗方法和就医场所来缓解病症，因此对于治疗方法和就医选择的提问内容比较多。在信息提供方面，较多提问者会在问题中直接提到过敏，即疾病的概念定义，一些特定人群对特定物品会产生过敏，有过一次过敏就医经历后就会了解过敏源，所以对于疾病诱因的提问相对不多，参见附录1中的样本4。

（5）比较与小结　通过数据分析发现很多提问者倾向于在提问时候采用一题多问，在提问的过程中会提供较为详细的症状、就诊、病史和客观环境等信息。对于4个疾病的提问需求最主要是疾病的诊断治疗，但是根据疾病本身的不同特点，提问者在关注点上会有所不同。自闭症属于精神类疾病，相对其他疾病而言，用户对于患者日常的就业、就学和择偶等问题，以及其他类问题的提问数量明显要多，因为自闭症的主要症状之一就是在沟通交流上存在问题，因此这方面内容也受到很多关注；对于癌症的提问较多关注疾病症状；糖尿病是慢性疾病，需要在药物治疗、饮食、作息、生活习惯等多方面多管齐下；过敏症发作时候会引起人们的极度不适，患者需要及时的治疗来缓解病症，所以方便有效的就医场所选择和治疗方法是该类问题提问者主要关心的内容。

3.3　回答部分的数据分析

3.3.1　各指标频次排序

本节根据表3-8设定的最佳答案各个评价指标，将四类疾病的问答数据在编码中被标记为2或3（表示最佳答案中包含该指标）的指标出现频次合并作了统计排序。

(1) 自闭症分布 自闭症回答方面,从排名顺序来看,清晰性(clarity)、准确性(accuracy)、完整性(completeness)和可操作性(operability)是评价答案质量最重要的指标。自闭症的最佳答案中还包含很多社会情感因素指标,例如信任(trust)、担忧/关心(fear/concern)、鼓励(confidence)分布居于5、6、7位,在1 000条最佳答案中出现的次数都达到一半以上,见表3-9。具有创新性(novelty)的答案数量相对其他疾病答案来说要多一些。

表3-9 各指标频次排序自闭症数据分布表

序 号	指 标	频 次
1	清晰性	990
2	准确性	988
3	完整性	974
4	可操作性	973
5	信 任	710
6	担忧/关心	667
7	鼓 励	661
8	移 情	320
9	权威性	287
10	创新性	28

(2) 癌症分布 癌症回答方面,从排名顺序来看,清晰性、完整性、准确性和可操作性是评价答案质量最重要的指标。在癌症的最佳答案中还包含较多的社会情感因素指标,例如担忧/关心和鼓励之外,移情这一指标出现的频率也较多,说明癌症的发病率较为普遍,很多回答者本身或者周边的人有患病经历,见表3-10。

表3-10 各指标频次排序癌症数据分布表

序 号	指 标	频 次
1	清晰性	964
2	完整性	964
3	准确性	960
4	可操作性	955
5	担忧/关心	649
6	鼓 励	569
7	移 情	247
8	信 任	239
9	权威性	199
10	创新性	20

(3) 糖尿病分布 糖尿病回答方面,从排名顺序来看,准确性、清晰性、可操作性和完整性是评价答案质量最重要的指标。在糖尿病的最佳答案中权威性这一指标出现的频率相对

其他疾病要多,说明糖尿病问题的提问者比较青睐于来自专业人士或者标明信息来源的答案,见表3-11。

表 3-11　各指标频次排序糖尿病数据分布表

序　号	指　标	频　次
1	准确性	984
2	清晰性	984
3	可操作性	971
4	完整性	964
5	担忧/关心	469
6	鼓励	322
7	权威性	309
8	信任	238
9	移情	186
10	创新性	21

（4）过敏症分布　过敏症回答方面,从排名顺序来看,完整性、清晰性、准确性和可操作性是评价答案质量最重要的指标。在糖尿病的最佳答案中回答者较多的会对提问者表达出担忧/关心的情绪,大部分的答案会让提问者感到信任,值得一试,见表3-12。

表 3-12　各指标频次排序过敏症数据分布表

序　号	指　标	频　次
1	完整性	982
2	清晰性	975
3	准确性	970
4	可操作性	944
5	担忧/关心	598
6	信任	550
7	鼓励	371
8	移情	249
9	权威性	185
10	创新性	25

（5）比较与小结　通过对4个疾病的最佳答案分别分析后发现,清晰性、准确性、完整性和可操作性都是评价答案质量最重要的指标,但在排序上会有细微差别。自闭症、癌症和糖尿病问题的提问者最注重回答的清晰性,即要求答案条理清晰、可读性强,过敏症相关问题的提问者希望答案可以尽量详细完整,涵盖病因、概念、治疗方法、就医和日常等多方面的信息,期望通过一次提问可以获得较大的信息量。但是,答案的创新性普遍不足。自闭症和过敏症答案中的数量相对多一些,这和自闭症目前还没有完全有效的治疗方面,过敏症诱因多样、容易复发可能有一定的关系,可以让回答者有较大的尝试空间,但是回答者受到本身

知识和能力的限制,个人很难提出传统医疗技术以外的内容。4 个疾病提问者在选择最佳答案的时候,对权威性(authority)的偏好都不强,这也可能和美国不盲目相信权威的社会文化有一定的关系。

3.3.2　各指标相关性分析

最佳答案中的内容、效用因素以及社会情感支持因素已经被相关研究者证明是影响最佳答案选择过程中比较重要的影响因素,但是这些指标之间的关系并没有被充分证明,本节对 4 000 条数据包含最佳答案及评论的健康回答编码的 10 个指标进行相关性分析,鉴于指标的编码为分类数值,故采用 Kendall's tau-b 方法进行相关性统计,结果见表 3-13。

在下表的 45 组相关性检验中,有 3 组指标间的相关性得不到支持,即担忧/关心和权威性、鼓励和权威性以及移情和创新性/意料之外之间的相关性检验均 Sig.（2 - tailed）＞0.05,表明包括关心和鼓励的答案并不一定具有权威性,而答案中带有移情的内容也不一定就会让提问者觉得具有创意和惊奇,它们之间在统计学上并无关联。而创新性/意料之外与清晰性、权威性、可操作性和担忧/关心之间仅是 Sig.（2 - tailed）＜0.05 相关,达不到 Sig.（2 - tailed）＜0.01 的显著相关。

在显著相关的指标对中,相关系数介于 0.1～0.3 的有 23 对,0.3～0.5 的有 5 对,超过 0.5 的 3 对。一般而言,相关系数的绝对值越接近 1 说明变量之间的线性关系越强,绝对值越接近 0 说明变量间线性关系越弱。相关系数的绝对值大于等于 0.8 说明高度相关,相关系数的绝对值为 0.5～0.8 说明中度相关,相关系数的绝对值为 0.3～0.5 说明低度相关,相关系数的绝对值小于 0.3 时相关关系极弱可视为不相关[1],这里重点考察相关系数大于 0.5 的相关指标对。

相关性系数最高的是准确性和清晰性,达到 0.827。准确性和清晰性有着很强的相关性,它们同属评价中的内容因素,既可能体现在回答中,也可能体现在最佳答案的进一步评价中。

担忧/关心和鼓励的相关系数是 0.569。虽然说是这两种情感,但在某种意义上又是一个硬币的两面,对提问者或者患者表达担忧和关心的同时给予一定的鼓励是比较常见的社会情感支持。

清晰性和可操作性的相关系数是 0.524。清晰性主要体现在回答内容本身是否条例清楚,清晰的表述可以方便用户参考执行,并可能达成相应的预计效果,因此具备较高的可操作性。

3.3.3　各指标多维尺度分析

多维尺度分析是分析研究对象的相似性或差异性的一种多元统计分析方法,为了更加直观地说明回答部分各指标直接的关系,本节对 10 个指标做了多维尺度分析,从而来观察哪些指标的相似度高,哪些指标的差异性较大。

（1）自闭症分布　自闭症相关回答中,清晰性、准确性、完整性和可操作性 4 个指标之间的关系很紧密。回答者在回答里鼓励和担忧或关心(fear/concern)的情绪往往会同时出现,而自闭症的针对性诊疗方案的缺乏,很难形成答案的创新性,有相似经历的回答者可能会提供具有一定启发性的答案,它与其他指标的密切性不强,见图 3-18。在附录 1 的样本

---

[1] 郭红霞.相关系数及其应用[J].武警工程学院学报,2010,26(2)：3-5.

表3-13　最佳答案评价指标之间的相关性分析

		准确性	清晰性	完整性	权威性	可操作性	担忧/关心	鼓励	创新性	信任	移情
准确性	Correlation Coefficient										
	Sig. (2-tailed)										
	N										
清晰性	Correlation Coefficient	0.827**									
	Sig. (2-tailed)	0.000									
	N	4 000									
完整性	Correlation Coefficient	0.490**	0.463**								
	Sig. (2-tailed)	0.000	0.000								
	N	4 000	4 000								
权威性	Correlation Coefficient	0.126**	0.093**	0.198**							
	Sig. (2-tailed)	0.000	0.000	0.000							
	N	4 000	4 000	4 000							
可操作性	Correlation Coefficient	0.499**	0.524**	0.317**	0.129**						
	Sig. (2-tailed)	0.000	0.000	0.000	0.000						
	N	4 000	4 000	4 000	4 000						
担忧/关心	Correlation Coefficient	0.189**	0.194**	0.128**	-0.016	0.195**					
	Sig. (2-tailed)	0.000	0.000	0.000	0.273	0.000					
	N	4 000	4 000	4 000	4 000	4 000					
鼓励	Correlation Coefficient	0.226**	0.209**	0.197**	0.008	0.174**	0.569**				
	Sig. (2-tailed)	0.000	0.000	0.000	0.615	0.000	0.000				
	N	4 000	4 000	4 000	4 000	4 000	4 000				
创新性	Correlation Coefficient	0.044**	0.031*	0.062**	-0.032*	0.034*	0.030*	0.048**			
	Sig. (2-tailed)	0.005	0.048	0.000	0.039	0.028	0.047	0.001			
	N	4 000	4 000	4 000	4 000	4 000	4 000	4 000			
信任	Correlation Coefficient	0.253**	0.260**	0.307**	0.070**	0.190**	0.116**	0.186**	0.081**		
	Sig. (2-tailed)	0.000	0.000	0.000	0.000	0.000	0.000	0.000	0.000		
	N	4 000	4 000	4 000	4 000	4 000	4 000	4 000	4 000		
移情	Correlation Coefficient	0.149**	0.146**	0.148**	-0.082**	0.122**	0.169**	0.210**	0.002	0.138**	
	Sig. (2-tailed)	0.000	0.000	0.000	0.000	0.000	0.000	0.000	0.919	0.000	
	N	4 000	4 000	4 000	4 000	4 000	4 000	4 000	4 000	4 000	

**. Correlation is significant at the 0.01 level (2-tailed).

*. Correlation is significant at the 0.05 level (2-tailed).

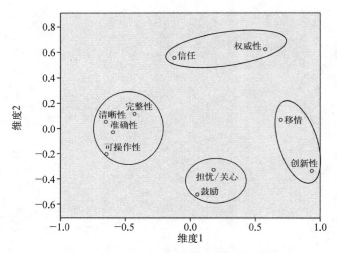

图 3-18　各指标相关性自闭症数据分布图

5 中,回答者首先表示了理解提问者的感受,然后通过列举患者正面的例子来安慰和鼓励提问者,从而来消除他们的顾虑。

(2) 癌症分布　癌症相关回答中除了清晰性、准确性、完整性和可操作性 4 个指标之间的关系很紧密之外,最佳的答案体现了两类关联的社会情感支持。一方面,对癌症患者(或者说与癌症疾病有关的提问者)的担忧、关心和鼓励是交融在一起的,见图 3-19。在附录 1 的样本 6 中,提问者对患上血癌表示出了深深的绝望情绪,回答者的答案中充满了鼓励、关心的情感因素,并且通过自己为提问者每天祷告来鼓励提问者不要因患病而失去生活的希望。由于癌症是所谓绝症,所以普通的回答可能并不能满足提问者的信息需求,所以当答案具有权威性和创新性时提问者更容易信任,三者关系紧密,和提问者潜意识中期望奇迹的发生有所呼应。移情和其他指标的关系不密切。

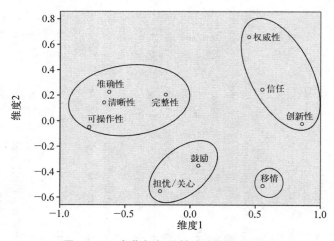

图 3-19　各指标相关性癌症数据分布图

(3) 糖尿病分布　糖尿病的最佳答案分析表明,清晰性、准确性、完整性和可操作性 4 个指标之间的关系很紧密。当答案中有担忧或关心和表示情感共鸣则更有可能获得提问者的信任,这和糖尿病需要坚持终生治疗,发病比较普遍有一定关系,见图 3-20。在附录 1 中

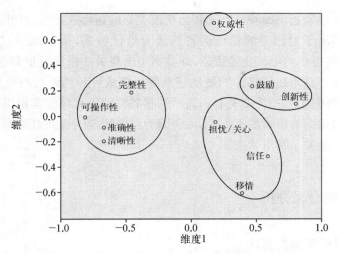

图 3 - 20　各指标相关性糖尿病数据分布图

的样本 7 中,回答者给予了条理清晰、内容完整的回答,虽然表达的情感因素不强烈,但是从提问者反馈中可以看出这个答案还是给予他一定关心,消除了他的顾虑,而且觉得答案本身具有创新性,和他原有的观念不同,提问者的反馈是"*Good way of seeing it , thank you!*"。权威性和其他指标的关系不密切。

　　(4)过敏症分布　过敏症作为一种较为常见的疾病,在日常生活中或多或少经常发生,很多回答者会有类似的过敏经历,容易产生移情作用,自然而然地在答案中流露出担忧或关心情绪,所以这两个指标之间的关联较为明显,见图 3 - 21。比如附录 1 的样本 8 中,提问者描述了自己的过敏症状,询问可能的致病原因,而回答者通过自身经历建议提问者去做过敏测试来科学判断过敏源,并且表达了关心安慰。清晰性、准确性、完整性和可操作性四个指标之间的关系很紧密。鼓励、权威性和创新性关系较为紧密,信任和其他指标的关系不密切,说明这些指标对于是否能够获得过敏症提问者的信任起到的作用并不明显。

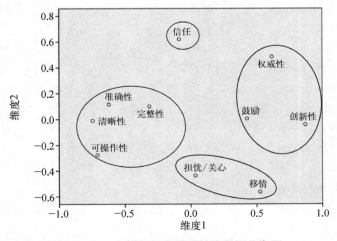

图 3 - 21　各指标相关性过敏症数据分布图

　　(5)各指标相关性分析的小结　通过多维尺度分析发现不同疾病的最佳答案的特点有共性也有差异,各项指标之间的关联性也有所不同。清晰性、准确性、完整性和可操作性 4

49

个指标之间的关系很紧密。回答里鼓励和担忧或关心的指标往往也会同时出现。

提问者往往是出于对回答的信任而将其选为最佳答案,所以此处我们重点观察信任 (Trust)指标和哪些指标的距离比较接近,即答案中出现哪些指标时更容易让提问者信任并且采纳为最佳答案。自闭症和癌症的最佳答案具有权威性和创新性时提问者更容易信任;糖尿病问题中,当答案中有担忧或关心和表示情感共鸣则更有可能获得提问者的信任;过敏症的提问者受各项指标的影响都不大,不太会因为某些特定因素而对答案产生信任的情感,该指标和其他指标的关系都不紧密。

3.4 提问回答的交叉分析

3.4.1 提问类型对答案的影响

社会化问答社区中的答案既与用户的习惯有关,也与要咨询的问题有关。通过对提问类型和答案的各指标做 ANOVA 单因素检验发现,不同指标在不同提问类型的答案中存在一定的差异。

(1)自闭症分布 如表 3 - 14 所示,在自闭症的提问类型和回答指标的 ANOVA 单因素检验中发现,担忧或关心和鼓励这两个指标在不同提问类型中的分布存在显著差异 (Sig. <0.05)。

表 3 - 14 提问类型 ANOVA 检验自闭症数据分布

		Sum of Squares	df	Mean Square	F	Sig.
准确性	Between Groups	0.325	3	0.108	0.601	0.615
	Within Groups	179.426	996	0.180		
	Total	179.751	999			
清晰性	Between Groups	0.099	3	0.033	0.211	0.889
	Within Groups	156.332	996	0.157		
	Total	156.431	999			
完整性	Between Groups	1.577	3	0.526	1.892	0.129
	Within Groups	276.707	996	0.278		
	Total	278.284	999			
权威性	Between Groups	1.394	3	0.465	0.615	0.606
	Within Groups	753.006	996	0.756		
	Total	754.400	999			
可操作性	Between Groups	0.570	3	0.190	1.103	0.347
	Within Groups	171.661	996	0.172		
	Total	172.231	999			
担忧或关心	Between Groups	8.293	3	2.764	4.265	**0.005**
	Within Groups	645.563	996	0.648		
	Total	653.856	999			

续表

		Sum of Squares	df	Mean Square	F	Sig.
鼓　励	Between Groups	7.197	3	2.399	3.251	**0.021**
	Within Groups	735.042	996	0.738		
	Total	742.239	999			
创新性	Between Groups	0.449	3	0.150	1.176	0.318
	Within Groups	126.622	996	0.127		
	Total	127.071	999			
信　任	Between Groups	4.894	3	1.631	2.198	0.087
	Within Groups	739.257	996	0.742		
	Total	744.151	999			
移　情	Between Groups	0.583	3	0.194	0.254	0.859
	Within Groups	763.017	996	0.766		
	Total	763.600	999			

通过进一步分别统计担忧或关心和鼓励在不同提问类型中所占的比例得到表 3-15。这两个指标在四种提问方式中所占的比例都超过了 50%，其中在枚举型问题中出现的比例最高，达到 70% 以上，在定义型问题中出现的比例最低，小于 60%。在自闭症相关的枚举型问题中，提问者往往会描述患者的一些症状和遭遇，这在一定程度上会调动起回答者的情绪，而定义型问题一般都不会夹杂情感因素。在事实型和探索型提问中两个指标所占的比例差异不大。

表 3-15　提问类型与答案指标自闭症数据分布

问题类型/评价指标	占比/%	
	担忧或关心	鼓　励
事实型问题	64.4	64.0
枚举型问题	70.8	70.2
定义型问题	59.6	57.4
探索型问题	69.7	68.9

（2）癌症分布　如表 3-16 所示，在癌症的提问类型和回答指标的 ANOVA 单因素检验中没有发现指标在不同的提问类型中分布有显著差异（Sig. 都大于 0.05），故不再做进一步讨论。

表 3-16　提问类型 ANOVA 检验癌症数据分布

		Sum of Squares	df	Mean Square	F	Sig.
准确性	Between Groups	1.148	3	0.383	1.273	0.282
	Within Groups	299.611	996	0.301		
	Total	300.759	999			

续表

		Sum of Squares	df	Mean Square	F	Sig.
清晰性	Between Groups	0.549	3	0.183	0.648	0.584
	Within Groups	281.451	996	0.283		
	Total	282.000	999			
完整性	Between Groups	0.396	3	0.132	0.560	0.642
	Within Groups	234.579	996	0.236		
	Total	234.975	999			
权威性	Between Groups	1.450	3	0.483	0.770	0.511
	Within Groups	625.101	996	0.628		
	Total	626.551	999			
可操作性	Between Groups	0.570	3	0.190	0.776	0.507
	Within Groups	243.949	996	0.245		
	Total	244.519	999			
担忧或关心	Between Groups	0.397	3	0.132	0.170	0.917
	Within Groups	774.362	996	0.777		
	Total	774.759	999			
鼓　励	Between Groups	2.112	3	0.704	0.947	0.417
	Within Groups	740.224	996	0.743		
	Total	742.336	999			
创新性	Between Groups	0.422	3	0.141	2.115	0.097
	Within Groups	66.282	996	0.067		
	Total	66.704	999			
信　任	Between Groups	1.528	3	0.509	0.715	0.543
	Within Groups	709.572	996	0.712		
	Total	711.100	999			
移　情	Between Groups	1.860	3	0.620	0.886	0.448
	Within Groups	697.356	996	0.700		
	Total	699.216	999			

（3）糖尿病分布　如表 3-17 所示，在糖尿病的提问类型和回答指标的 ANOVA 单因素检验中发现权威性、担忧或关心和鼓励这三个指标在不同提问类型中的分布存在显著差异（Sig. ＜0.05）。

表 3-17　提问类型 ANOVA 检验糖尿病数据分布

		Sum of Squares	df	Mean Square	F	Sig.
准确性	Between Groups	0.460	3	1.153	0.745	0.525
	Within Groups	204.811	996	0.206		
	Total	205.271	999			

		Sum of Squares	df	Mean Square	F	Sig.
清晰性	Between Groups	0.421	3	0.140	0.706	0.548
	Within Groups	198.058	996	0.199		
	Total	198.479	999			
完整性	Between Groups	1.943	3	0.648	2.025	0.109
	Within Groups	318.613	996	0.320		
	Total	320.556	999			
权威性	Between Groups	12.586	3	4.195	5.018	**0.002**
	Within Groups	832.645	996	0.836		
	Total	845.231	999			
可操作性	Between Groups	0.736	3	0.245	1.528	0.206
	Within Groups	159.808	996	0.160		
	Total	160.544	999			
担忧或关心	Between Groups	22.077	3	7.359	11.807	**0.000**
	Within Groups	620.799	996	0.623		
	Total	642.876	999			
鼓　励	Between Groups	5.718	3	1.906	3.735	**0.011**
	Within Groups	508.257	996	0.510		
	Total	513.975	999			
创新性	Between Groups	0.102	3	0.034	0.522	0.667
	Within Groups	64.602	996	0.065		
	Total	64.704	999			
信　任	Between Groups	1.373	3	0.458	0.641	0.589
	Within Groups	711.727	996	0.715		
	Total	713.100	999			
移　情	Between Groups	1.531	3	0.510	0.881	0.450
	Within Groups	576.869	996	0.579		
	Total	578.400	999			

　　通过进一步分别统计权威性、担忧或关心和鼓励在不同提问类型中所占的比例得到表3-18。对于疾病的概念往往需要从权威渠道才能获得比较清晰、准确的定义,因此权威性指标在定义型问题中所占比例最高,达到57.1%是可以理解的,对于定义型问题的回答一般只需给出概念解释即可,不需要包含过多的情感因素,所以担忧或关心和鼓励这两个指标在定义型问题中所占比例都只占到7.1%。在糖尿病的事实型问题的回答中,担忧或关心和鼓励所占比例较高,分别达到51.5%和34.9%,在提问中描述糖尿病患者的实际情况会获得回答者一定的社会情感支持。探索型问题中,担忧或关心指标出现的比例高达到50%,权威性和鼓励所占比例差别不大,分别为25%和28.6%。

表 3 - 18　提问类型与答案指标糖尿病数据分布

问题类型/评价指标	占比/%		
	权威性	担忧或关心	鼓　励
事实型问题	29.7	51.5	34.9
枚举型问题	30.6	36.6	27.3
定义型问题	57.1	7.1	7.1
探索型问题	25.0	50.0	28.6

（4）过敏症分布　如表 3 - 19 所示，在过敏症的提问类型和回答指标的 ANOVA 单因素检验中发现担忧或关心（fear/concern）这个指标在不同提问类型中的分布存在显著差异（Sig. <0.05）。

表 3 - 19　提问类型 ANOVA 检验过敏症数据分布

		Sum of Squares	df	Mean Square	F	Sig.
准确性	Between Groups	2.102	3	0.701	2.435	0.063
	Within Groups	286.582	996	0.288		
	Total	288.684	999			
清晰性	Between Groups	1.631	3	0.544	2.494	0.059
	Within Groups	217.144	996	0.218		
	Total	218.775	999			
完整性	Between Groups	0.365	3	0.122	0.453	0.715
	Within Groups	267.410	996	0.268		
	Total	267.775	999			
权威性	Between Groups	0.805	3	0.268	0.456	0.713
	Within Groups	586.426	996	0.589		
	Total	587.231	999			
可操作性	Between Groups	0.824	3	0.275	0.969	0.407
	Within Groups	282.215	996	0.283		
	Total	283.039	999			
担忧或关心	Between Groups	13.887	3	4.629	6.743	**0.000**
	Within Groups	683.704	996	0.686		
	Total	697.591	999			
鼓　励	Between Groups	3.208	3	1.069	1.802	0.145
	Within Groups	590.856	996	0.593		
	Total	594.064	999			
创新性	Between Groups	0.248	3	0.083	1.157	0.325
	Within Groups	71.071	996	0.071		
	Total	71.319	999			

续表

		Sum of Squares	df	Mean Square	F	Sig.
信 任	Between Groups	3.690	3	1.230	1.382	0.247
	Within Groups	886.210	996	0.890		
	Total	889.900	999			
移 情	Between Groups	1.542	3	0.514	0.756	0.519
	Within Groups	677.162	996	0.680		
	Total	678.704	999			

通过进一步统计担忧或关心在不同提问类型中所占的比例得到表 3-20。在事实型问题和枚举型问题中担忧或关心所占比例都超过了 50%,其中事实型问题中达到 62%。过敏症发病时候患者大多感到不适,并且在提问中会表达出焦虑和担忧的情绪,希望可以尽快获得答案缓解症状,因此回答者在答案中会给予关心和安慰,从而来缓和提问者的情绪。担忧或关心在定义型问题和探索性问题中所占比例都不大。

表 3-20 提问类型与答案指标过敏症数据分布

问题类型/评价指标	担忧或关心占比%
事实型问题	62.0
枚举型问题	53.5
定义型问题	15.4
探索型问题	16.7

(5)提问类型对答案指标影响的小结 在对整体数据中的提问类型和答案的各指标做 ANOVA 单因素检验发现,准确性、完整性、权威性、担忧或关心、鼓励、信任和移情这几项指标在不同的提问类型的回答中存在一定的差异(Sig. <0.05),见表 3-21。

表 3-21 提问类型 ANOVA 检验整体数据分布

		Sum of Squares	df	Mean Square	F	Sig.
准确性	Between Groups	2.715	3	0.905	3.651	**0.012**
	Within Groups	990.335	3 996	0.248		
	Total	993.050	3 999			
清晰性	Between Groups	1.028	3	0.343	1.584	0.191
	Within Groups	864.392	3 996	0.216		
	Total	865.420	3 999			
完整性	Between Groups	21.352	3	7.117	23.981	**0.000**
	Within Groups	1 185.999	3 996	0.297		
	Total	1 207.351	3 999			

续表

		Sum of Squares	df	Mean Square	F	Sig.
权威性	Between Groups	14.813	3	4.938	6.945	**0.000**
	Within Groups	2 841.117	3 996	0.711		
	Total	2 855.930	3 999			
可操作性	Between Groups	0.740	3	0.247	1.138	0.332
	Within Groups	866.367	3 996	0.217		
	Total	867.108	3 999			
担忧或关心	Between Groups	20.502	3	6.834	9.632	**0.000**
	Within Groups	2 835.222	3 996	0.710		
	Total	2 855.724	3 999			
鼓励	Between Groups	41.399	3	13.800	19.678	**0.000**
	Within Groups	2 802.201	3 996	0.701		
	Total	2 843.600	3 999			
创新性	Between Groups	0.471	3	0.157	1.900	0.127
	Within Groups	330.504	3 996	0.083		
	Total	330.975	3 999			
信任	Between Groups	38.809	3	12.936	15.036	**0.000**
	Within Groups	3 437.999	3996	0.860		
	Total	3 476.808	3 999			
移情	Between Groups	6.028	3	2.009	2.933	**0.032**
	Within Groups	2 738.128	3 996	0.685		
	Total	2 744.156	3 999			

通过 ANOVA 检验对整体数据的分析发现,提问类型对五项社会情感类指标中有四项都有显著差异。进一步统计提问类型中出现五种社会情感支持的次数(同前文处理,不考虑社会情感支持的强弱),具体分布参见表 3 - 22,其中移情指标在不同的提问类型中所占的比例都不大且分布比较平均,在定义型问题中所占比例最少。不同的提问类型在担忧或关心、鼓励、信任三个情感指标上存在着明显差异。在不同的提问类型中基本出现频次最高的情感指标都是担忧或关心和鼓励,在探索性问题中信任出现的频次比担忧或关心略多,但是从整体来看,在不同类型提问的最佳回答中表示出担忧或关心和鼓励支持占高达 2/3 的比例,而且往往也可以获得提问者更多可能的信任。

表 3 - 22 不同提问类型下的社会情感指标分布

提问类型/评价指标	占比%				
	担忧或关心	鼓励	创新性	信任	移情
事实型问题	33.9	26.4	2.3	23.3	14.1
枚举型问题	32.3	26.6	2.3	25.1	13.8
定义型问题	30.1	28.2	1.0	26.2	14.6
探索型问题	29.1	27.7	2.0	27.9	13.2

答案的创新性/意料之外(novelty)指标在不同类型提问中的占比都很小,都没有超过2.5%,在定义型问题中的比例最小只有0.97%,对于定义型问题往往都是通过查找已有的权威解释来回答的,基本不会是回答者的原创,因此创新性自然很低。比如有提问者问道:"*What exactly is ovarian cancer and where is it located(where in the person)?*"(ID 20131120165523AAXyWbR),这是一个定义型问题,询问了卵巢癌的定义及其发病部位,而回答者直接回答"*It is cancer in the ovary, which is part of the female reproductive system.*",回答很简洁,不包含任何情感因素,回答也没有创新性。而探索型问题一般讨论的范围很大但是目标不是很清晰,因此很难抓住重点给出有创新性的回答,相较而言,事实型问题、枚举型问题的提问都很明确,回答者根据不同的事例给出的答案可以是丰富多样的,更容易让提问者产生耳目一新的感觉,只要回答是提问者本人没有听说过的,就会觉得比较有创新。下面是创新性回答的一个实例:"*Why does breast cancer get so much more attention than other cancers?*"(Question ID 201305088165327AAP9cdG),回答者除了提供了一系列的外部链接给予回答外,还专门强调"*every cancer is important, and everyone is taken seriously. Hope it will help. Take care!*"。进一步查看提问者的反馈"*Thanks! I didn't know that:)*"提问者以前可能并没有意识到回答者所说的内容,因此会觉得回答者的答案给了其启发提示,具有一定创新性。

对4个疾病进一步分别做了ANOVA单因素检验和统计分析发现,主要是权威性、担忧或关心和鼓励这三个指标在不同疾病的不同提问类型中存在差异。对于自闭症和过敏症的问答研究显示,担忧或关心和鼓励在事实型和枚举型提问中占的比例较大,即如果提问者采用这两种方式提问,那么得到的最佳答案中会包含担忧或关心和鼓励这两个社会情感因素。通过糖尿病的问答数据表明,如果采用定义型问题方式来提问,权威性在答案中所占的比例较高,权威性是定义型问题的答案所具有的显著特征。但是在癌症的问答分析中,提问类型对答案指标的影响不存在显著差异。通过上述的分析说明不同的提问类型对于部分答案指标的影响存在显著差异,但是同时也要考虑到不同疾病特点也可能会对结果产生影响。

3.4.2　提问者与患者关系对答案的影响

前文讨论了不同提问类型对答案指标可能产生的影响,接下来本节将讨论不同提问者与患者关系是否会对答案指标产生影响,同样采用ANOVA单因素检验对提问者与患者关系和答案的各指标做了分析。

(1)自闭症分布　在自闭症的提问者与患者关系和回答指标的ANOVA单因素检验中发现担忧或关心(fear/concern)、鼓励(confidence)和移情(empathy)这三个指标在不同提问类型中的分布存在显著差异(Sig. <0.05),见表3-23。

表3-23　提问者与患者关系 ANOVA 检验自闭症数据分布

		Sum of Squares	df	Mean Square	F	Sig.
准确性	Between Groups	0.665	4	0.166	0.923	0.449
	Within Groups	179.086	995	0.180		
	Total	179.751	999			

续表

		Sum of Squares	df	Mean Square	F	Sig.
清晰性	Between Groups	0.486	4	0.122	0.775	0.541
	Within Groups	155.945	995	0.157		
	Total	156.431	999			
完整性	Between Groups	0.622	4	0.156	0.557	0.694
	Within Groups	277.662	995	0.279		
	Total	278.284	999			
权威性	Between Groups	4.950	4	1.238	1.643	0.161
	Within Groups	749.450	995	0.753		
	Total	754.400	999			
可操作性	Between Groups	0.100	4	0.025	0.144	0.966
	Within Groups	172.131	995	0.173		
	Total	172.231	999			
担忧或关心	Between Groups	15.106	4	3.777	5.883	**0.000**
	Within Groups	638.750	995	0.642		
	Total	653.856	999			
鼓 励	Between Groups	21.488	4	5.372	7.416	**0.000**
	Within Groups	720.751	995	0.724		
	Total	742.239	999			
创新性	Between Groups	0.682	4	0.171	1.343	0.252
	Within Groups	126.389	995	0.127		
	Total	127.071	999			
信 任	Between Groups	2.139	4	0.535	0.717	0.580
	Within Groups	742.012	995	0.746		
	Total	744.151	999			
移 情	Between Groups	10.612	4	2.653	3.506	**0.007**
	Within Groups	752.988	995	0.757		
	Total	763.600	999			

　　通过进一步分别统计担忧或关心、鼓励和移情在不同提问者和患者关系中所占的比例得到表 3-24。只要提问者在提问中表明和患者有一定的关系，无论是本人、亲戚、朋友、同事或者周围的人，回答中包含关心和鼓励的比例会超过一半以上，其中如果提问者是患者本人或者提问者和患者是朋友、同事关系的问题答案中关心和鼓励出现的比例到达 70% 以上。当提问者是患者本人或者提问者和患者是朋友、同事关系的问题答案中包含移情这一指标的比例分别达到 34.9% 和 36.9%，比其他关系要高出十个百分点。自闭症患者及其家庭往往会承担较大的经济和心理压力，该疾病会严重影响患者的日常生活和自理能力，很多患者难以获得公平的社会资源，因此当提问中表明提问者和患者存在一定关系时，回答者在回答时更倾向于表达情感支持，通过鼓励、关心、表示理解等方式让提问者在精神上得到一定的安慰。

表 3 - 24　提问者与患者关系与答案指标自闭症数据分布

关系/评价指标	占比/%		
	担忧或关心	鼓　励	移　情
提问者即患者	70.1	70.1	34.9
提问者和患者是亲属	69.0	65.9	24.8
提问者和患者是朋友或同事	73.8	72.3	36.9
患者是提问者周边的人	60.0	53.3	26.7
提问者和患者是以上之外的关系或没有提及	45.7	45.7	23.2

（2）癌症分布　如表 3 - 25 所示，在癌症的提问者与患者关系和回答指标的 ANOVA 单因素检验中没有发现指标在不同的关系中分布有显著差异（Sig. 都大于 0.05），故不再做进一步讨论。

表 3 - 25　提问者与患者关系 ANOVA 检验癌症数据分布

		Sum of Squares	df	Mean Square	F	Sig.
准确性	Between Groups	0.286	4	0.071	0.237	0.918
	Within Groups	300.473	995	0.302		
	Total	300.759	999			
清晰性	Between Groups	0.132	4	0.033	0.116	0.977
	Within Groups	281.868	995	0.283		
	Total	282.000	999			
完整性	Between Groups	0.296	4	0.074	0.313	0.869
	Within Groups	234.679	995	0.236		
	Total	234.975	999			
权威性	Between Groups	2.062	4	0.515	0.821	0.512
	Within Groups	624.489	995	0.628		
	Total	626.551	999			
可操作性	Between Groups	0.251	4	0.063	0.256	0.906
	Within Groups	244.268	995	0.245		
	Total	244.519	999			
担忧或关心	Between Groups	4.045	4	1.011	1.305	0.266
	Within Groups	770.714	995	0.775		
	Total	774.759	999			
鼓　励	Between Groups	1.757	4	0.439	0.590	0.670
	Within Groups	740.579	995	0.744		
	Total	742.336	999			
创新性	Between Groups	0.185	4	0.046	0.693	0.597
	Within Groups	66.519	995	0.067		
	Total	66.704	999			

		Sum of Squares	df	Mean Square	F	Sig.
信任	Between Groups	0.894	4	0.223	0.313	0.869
	Within Groups	710.206	995	0.714		
	Total	711.100	999			
移情	Between Groups	5.978	4	1.495	2.145	0.073
	Within Groups	693.238	995	0.697		
	Total	699.216	999			

（3）糖尿病分布　在糖尿病的提问者与患者关系和回答指标的 ANOVA 单因素检验中发现权威性、担忧或关心、鼓励和移情这四个指标在不同提问类型中的分布存在显著差异（Sig.<0.05），见表 3-26。

表 3-26　提问者与患者关系 ANOVA 检验糖尿病数据分布

		Sum of Squares	df	Mean Square	F	Sig.
准确性	Between Groups	1.016	4	0.254	1.238	0.293
	Within Groups	204.255	995	0.205		
	Total	205.271	999			
清晰性	Between Groups	1.128	4	0.282	1.422	0.225
	Within Groups	197.351	995	0.198		
	Total	198.479	999			
完整性	Between Groups	0.999	4	0.250	0.777	0.540
	Within Groups	319.557	995	0.321		
	Total	320.556	999			
权威性	Between Groups	9.873	4	2.468	2.940	**0.020**
	Within Groups	835.358	995	0.840		
	Total	845.231	999			
可操作性	Between Groups	0.481	4	0.120	0.747	0.560
	Within Groups	160.063	995	0.161		
	Total	160.544	999			
担忧或关心	Between Groups	62.773	4	15.693	26.917	**0.000**
	Within Groups	580.103	995	0.583		
	Total	642.876	999			
鼓励	Between Groups	23.849	4	5.962	12.104	**0.000**
	Within Groups	490.126	995	0.493		
	Total	513.975	999			
创新性	Between Groups	0.029	4	0.007	0.111	0.979
	Within Groups	64.675	995	0.065		
	Total	64.704	999			

续表

		Sum of Squares	df	Mean Square	F	Sig.
信　任	Between Groups	5.221	4	1.305	1.835	0.120
	Within Groups	707.879	995	0.711		
	Total	713.100	999			
移　情	Between Groups	10.125	4	2.531	4.432	**0.001**
	Within Groups	568.275	995	0.571		
	Total	578.400	999			

通过进一步分别统计权威性、担忧或关心、鼓励和移情在不同提问者和患者关系中所占的比例得到表3-27。由于患者是提问者周围人的关系的问答记录一共只有1条,样本数量过小不具备可比性,所以在此处不做单独比较分析。当提问者表明本人即是患者或者和患者是亲戚关系时候,担忧或关心、鼓励和移情在答案中出现的比例明显要高于其他关系。如果提问中没有明确表明关系,担忧或关心、鼓励和移情这三个代表社会情感支持的指标出现的比例都低于20%。如果提问者和患者是朋友或同事关系时,答案中具有权威性指标的比例比其他关系更高,达到44.4%,在提问者即患者的关系里所占比例最低,只有27.5%。

表3-27　提问者与患者关系与答案指标糖尿病数据分布

关系/评价指标	占比/%			
	权威性	担忧或关心	鼓　励	移　情
提问者即患者	27.5	55.6	37.7	21.7
提问者和患者是亲属	39.1	68.1	44.9	11.6
提问者和患者是朋友或同事	44.4	27.8	27.8	11.1
患者是提问者周边的人	0.0	0.0	0.0	100.0
提问者和患者是以上之外的关系或没有提及	37.0	18.5	14.0	12.3

(4)过敏症分布　在过敏症的提问者与患者关系和回答指标的ANOVA单因素检验中发现担忧或关心和鼓励这两个指标在不同提问类型中的分布存在显著差异(Sig.<0.05),见表3-28。

表3-28　提问者与患者关系 ANOVA 检验过敏症数据分布

		Sum of Squares	df	Mean Square	F	Sig.
准确性	Between Groups	1.284	4	0.321	1.112	0.350
	Within Groups	287.400	995	0.289		
	Total	288.684	999			
清晰性	Between Groups	0.607	4	0.152	0.692	0.597
	Within Groups	218.168	995	0.219		
	Total	218.775	999			

		Sum of Squares	df	Mean Square	F	Sig.
完整性	Between Groups	1.695	4	0.424	1.585	0.176
	Within Groups	266.080	995	0.267		
	Total	267.775	999			
权威性	Between Groups	1.696	4	0.424	0.721	0.578
	Within Groups	585.535	995	0.588		
	Total	587.231	999			
可操作性	Between Groups	1.413	4	0.353	1.248	0.289
	Within Groups	281.626	995	0.283		
	Total	283.039	999			
担忧或关心	Between Groups	18.389	4	4.597	6.735	**0.000**
	Within Groups	679.202	995	0.683		
	Total	697.591	999			
鼓 励	Between Groups	7.730	4	1.933	3.279	**0.011**
	Within Groups	586.334	995	0.589		
	Total	594.064	999			
创新性	Between Groups	0.185	4	0.046	0.649	0.628
	Within Groups	71.134	995	0.071		
	Total	71.319	999			
信 任	Between Groups	3.256	4	0.814	0.913	0.455
	Within Groups	886.644	995	0.891		
	Total	889.900	999			
移 情	Between Groups	1.555	4	0.389	0.571	0.683
	Within Groups	677.149	995	0.681		
	Total	678.704	999			

通过进一步分别统计担忧或关心和鼓励在不同提问者和患者关系中所占的比例得到表 3-29。如果提问者表明和患者是本人或者亲戚关系,回答者更愿意在答案中表达较强的担忧或关心和鼓励的情感,如果提问者和患者是朋友或者同事关系,甚至患者只是提问者身边

表 3-29　提问者与患者关系与答案指标过敏症数据分布

关系/评价指标	占比/%	
	担忧或关心	鼓 励
提问者即患者	62.6	38.4
提问者和患者是亲属	62.9	42.9
提问者和患者是朋友或同事	50.0	37.5
患者是提问者周边的人	50.0	50.0
提问者和患者是以上之外的关系或没有提及	31.3	20.0

的某个人,回答者也比较愿意在回答中表示关心,如果不明确说明关系则这两个指标出现的频率明显会降低。

(5) 提问者与患者关系对答案指标影响的小结　通过 ANOVA 检验对整体数据的分析发现,权威性、担忧或关心、鼓励、信任和移情这几项指标在不同的提问者与患者关系的回答中存在显著差异(Sig. <0.05),见表 3-30。

表 3-30　提问者与患者关系 ANOVA 检验整体数据分布

		Sum of Squares	df	Mean Square	F	Sig.
准确性	Between Groups	0.947	4	0.237	0.953	0.432
	Within Groups	992.103	3 995	0.248		
	Total	993.050	3 999			
清晰性	Between Groups	1.020	4	0.255	1.178	0.318
	Within Groups	864.400	3 995	0.216		
	Total	865.420	3 999			
完整性	Between Groups	2.067	4	0.517	1.713	0.144
	Within Groups	1 205.284	3 995	0.302		
	Total	1 207.351	3 999			
权威性	Between Groups	7.879	4	1.970	2.763	**0.026**
	Within Groups	2 848.051	3 995	0.713		
	Total	2 855.930	3 999			
可操作性	Between Groups	0.039	4	0.010	0.045	0.996
	Within Groups	867.069	3 995	0.217		
	Total	867.108	3 999			
担忧或关心	Between Groups	64.741	4	16.185	23.167	**0.000**
	Within Groups	2 790.983	3 995	0.699		
	Total	2 855.724	3 999			
鼓　励	Between Groups	40.875	4	10.219	14.566	**0.000**
	Within Groups	2 802.725	3 995	0.702		
	Total	2 843.600	3 999			
创新性	Between Groups	0.276	4	0.069	0.833	0.504
	Within Groups	330.699	3 995	0.083		
	Total	330.975	3 999			
信　任	Between Groups	20.892	4	5.223	6.038	**0.000**
	Within Groups	3 455.916	3 995	0.865		
	Total	3 476.808	3 999			
移　情	Between Groups	11.456	4	2.864	4.187	**0.002**
	Within Groups	2 732.700	3 995	0.684		
	Total	2 744.156	3 999			

进一步统计不同提问者和患者关系中出现五种类型的社会情感支持的次数（即指标编码标记为 2 或 3，不考虑社会情感支持的强弱），具体分布参见表 3-31。当提问者表示自己是患者时的回答中的情感因素明显要高于其他的关系，一般而言回答者更倾向于对用第一人称的患者表示出担忧、鼓励、移情的情绪，其中担忧或关心的比例最大，占到了所有本人提问的 33.8%。提问者作为患者本身也能够根据实际情况来判断答案，进而表示出对答案的信任程度。比如问答样本库中有这样一则提问："*I have Autism: What kind of jobs could I get with this condition that I have?*"（Question ID 201212312111545AAGJtCW），回答者除了详细给出了答案之外还表示"*My brother does too! :)*"，并且表达了"*Reach for the stars I suppose! Good luck!*"，给予提问者情绪上的共鸣，增加了回答的可靠性。当提问中没有明确表明和患者关系（others）时候也会在回答中受到较高的情感因素影响，这与回答者潜意识中常常认为提问者一般就是患者本身有关，因此也表示出一定的社会情感支持因素，其中也是担忧/关心的比例最高。

除了本人是患者和没有指明患者之外，另外三种关系随着与提问者关系的疏远，其答案中包含的情感支持因素也呈现下降趋势。与上段中的实例有所对应的一个例子是这样一则提问："*Can a guy pass on his brother's autism?*"（Question ID 20130224115337AAS5bJ8），"*My friend is 18 and not autistic，but his 16 year old brother is. Is there a chance the 18 year old guy could pass on his brother's autism in his children?*"提问者和患者是朋友关系，询问了自闭症的患病原因，回答者直接简单地回答了问题"*No，autism appears in kids around age 2 or so. Autism is a general condition but there are many different types of Autism.*"，没有显示出明显的情感因素。当提问者表明与患者是亲戚关系时，鼓励的情感指标出现的次数最高，而在朋友/同事、周围的人是患者的情况下，也仍然是担忧/关心的比例最高。在针对不同关系的回答中，移情指标和创新性指标占比都不高，移情指标相对影响大一些。

表 3-31　不同提问者与患者关系下的社会情感指标分布

关系/评价指标	占比/%				
	担忧或关心	鼓　励	创新性	信　任	移　情
提问者即患者	33.8	26.5	1.5	24.3	13.9
提问者和患者是亲属	4.8	40.6	2.0	34.1	18.4
提问者和患者是朋友或同事	30.5	26.7	1.8	26.0	15.1
患者是提问者周边的人	31.9	26.4	4.2	20.8	16.7
提问者和患者是以上之外的关系或没有提及	32.2	26.8	1.7	24.2	15.1

对 4 个疾病进一步分别做了 ANOVA 单因素检验和统计分析发现，除了癌症的提问与患者关系对回答的指标中没有显著影响之外，回答指标在不同的关系中分布有显著差异。如果提问者的问题中表明和患者的关系，尤其是提问者是患者本人或者与患者亲戚关系，回答中出现担忧或关心、鼓励和移情这类代表社会情感支持的指标的比例会超过一半以上。以自闭症的回答为例，其中如果提问者是患者本人或者提问者和患者是朋友、同事关系的问

题答案中关心和鼓励出现的比例到达70％以上。当提问者是患者本人或者提问者和患者是朋友、同事关系的问题答案中包含移情这一指标的比例达到34％以上，比其他关系要高出十个百分点。在糖尿病数据方面，权威性在提问者即患者的关系里所占比例最低，只有27.5％，在其他关系中所占的比例都较高，例如，如果提问者和患者是朋友或同事关系时，答案中具有权威性指标的比例高达44.4％。

3.4.3　提问内容对答案的影响

本小节将不同的提问内容和10个答案指标做了相关性分析来探究不同的提问内容是否会对最佳答案中包含的各种因素产生影响。由于编码时采用A、B、C分类数值标记，因此选择用于反映分类变量相关性的 Kendall's tau-b 等级相关系数来进行相关性分析，表3-32显示了4000条问答数据的提问内容与答案指标的整体相关性分析结果，从数据上来看，问题内容和答案各指标的相关系数的绝对值都小于0.3，说明相关关系极弱，可视为不相关。随后分别对四个病症的问答数据再次做了相关性分析，问题内容和答案各指标的相关系数的绝对值也都小于0.3，说明彼此之间不存在相关性，本章节此处不再赘述。

从统计学的角度看，通过问题内容和答案各指标的相关性分析说明，提问者的提问内容不会对最佳答案产生很大的影响。在日常生活中，很多人认为把健康问题叙述得越详细对回答的质量越会产生影响，但是本次实验证明该假设不成立。这样的经历其实在医生问诊中也有所体现，病患只需要说明关键的几个特征因素，医生就可以对症下方。当然虚拟网络和现实世界还是有所不同，回答者不能通过实际观察和反复交流来全面了解提问者的情况。但是从大部分的最佳答案数据来看，它们往往都具备了较高的清晰性、准确性、完整性和可操作性的信息特征，能够满足提问者的信息需求。可能正因为在虚拟网络中回答者无法充分了解提问者的情况，两者之间存在信息不对称性，所以回答者在回答时候会尽量充分地考虑多方面的信息需求，给予的答案反而比较全面。

从内容分析的角度看，提问所包含内容对回答质量影响的整体分布会产生一定的影响，但是总体影响能力不大：对最终答案的质量有着最大影响广度的是"提供病因及诱发信息"这一维度，尽可能多的提供此类信息可以获得质量更高的回答。其次是提问者为了自我检查和验证自己的患病情况，明确表达对此类疾病症状信息的需求也会较广泛的影响回答质量的相关指标。再后是明确想了解疾病定义内容，或者想了解日常生活中的注意点，不过两者的分布是有所差异的，前者对回答完整性以及社会情感支持有影响，而后者除了上述影响外还对信息来源类指标以及信息互证有影响。

从另外一个角度来看，对回答质量指标没有影响或者基本没有影响的是提供疾病症状信息、提供诊断和治疗信息。对于前者，当回答者判断提问的内容是属于什么疾病后一般习惯于直接提供有关该疾病总体的治疗方法或者建议，很少会针对具体症状有仔细的解读和分析，所以不太会影响到回答质量评价的一些具体指标。而对于后者，因为提问中很少涉及以往诊断和治疗信息的信息，即使有所涉及也都比较简单。同时，不同患者的治疗方案一般也会有一定的针对性，而回答者由于没有实际接触过患者，因此也难以对此作出评价或者判断，这些信息只能在回答时候起到微弱的参考作用，对于回答实际影响并不大。

表 3 – 32　提问内容与答案指标整体数据相关性分析

		准确性	清晰性	完整性	权威性	可操作性	担忧或关心	激励	创新性	信任	移情
疾病定义	Correlation Coefficient	-0.017	-0.021	-0.062**	-0.009	-0.013	0.038**	0.002	-0.034*	-0.075**	-0.007
	Sig. (2 – tailed)	0.254	0.176	0.000	0.570	0.389	0.008	0.883	0.024	0.000	0.652
	N	4 000	4 000	4 000	4 000	4 000	4 000	4 000	4 000	4 000	4 000
疾病症状	Correlation Coefficient	0.032*	0.019	0.049**	0.007	0.011	0.058**	0.114**	0.001	0.032*	0.013
	Sig. (2 – tailed)	0.033	0.195	0.001	0.629	0.456	0.000	0.000	0.971	0.030	0.390
	N	4 000	4 000	4 000	4 000	4 000	4 000	4 000	4 000	4 000	4 000
疾病诱因	Correlation Coefficient	0.001	-0.004	0.006	0.014	0.014	-0.064**	-0.059**	-0.007	-0.042**	0.001
	Sig. (2 – tailed)	0.953	0.789	0.703	0.357	0.353	0.000	0.000	0.648	0.006	0.946
	N	4 000	4 000	4 000	4 000	4 000	4 000	4 000	4 000	4 000	4 000
诊断治疗	Correlation Coefficient	0.027	0.048**	0.027	-0.049**	0.038*	0.144**	0.085**	0.010	0.083**	0.056**
	Sig. (2 – tailed)	0.071	0.001	0.071	0.001	0.013	0.000	0.000	0.522	0.000	0.000
	N	4 000	4 000	4 000	4 000	4 000	4 000	4 000	4 000	4 000	4 000
就医选择	Correlation Coefficient	-0.035*	-0.008	-0.033*	-0.033*	-0.002	0.012	-0.044**	0.000	0.019	0.017
	Sig. (2 – tailed)	0.021	0.583	0.030	0.034	0.886	0.415	0.003	0.994	0.196	0.256
	N	4 000	4 000	4 000	4 000	4 000	4 000	4 000	4 000	4 000	4 000
日常生活	Correlation Coefficient	0.029	0.057**	0.066**	0.031*	-0.021	0.030	0.051**	0.036*	0.064**	0.018
	Sig. (2 – tailed)	0.060	0.000	0.000	0.046	0.172	0.044	0.001	0.023	0.000	0.253
	N	4 000	4 000	4 000	4 000	4 000	4 000	4 000	4 000	4 000	4 000

**. Correlation is significant at the 0.01 level (2 – tailed).

*. Correlation is significant at the 0.05 level (2 – tailed).

3.5　本章总结

不同的用户针对不同疾病的健康信息需求不同,他们对于答案的选择偏好也不同,尤其是社会情感支持因素在最佳答案中会起到很大的作用,但其分布比例在不同疾病中有所不同,同时,提问与回答之间也存在一定的相关性。

Krikelas[1]认为,问题的特征相对于各种人口特征和工作特点往往可能是分析潜在行为的关键因素。换句话说,分析用户健康信息提问可以让我们更好地了解社会化问答社区中健康信息的需求特点。本章节从问题中的提问类型、提问者与患者关系和提问内容三方面入手,探究在社会化问答社区中人们对于健康信息的需求特点。

1. 需求表达的方式

总体而言,如果提问者对于疾病有一定的基础知识则倾向于采用事实型和枚举型的提问方式,如果对疾病了解不多则易于选择定义型和探索型的提问方式。通过 Yahoo! Answers 的数据发现,人们对于不同类型疾病的信息需求程度不同,对于常见疾病一般只需要了解某些特定的内容,对于比较陌生的疾病则想要得到更加全面、详尽的信息。

大多数的提问者还是倾向于就事论事的提问方式,希望通过枚举的方式来获得答案说明用户对于答案的完整性和全面性有一定的要求,探索型问题占一定比例表明用户对于疾病也会产生扩展性的思考,提问中定义型问题的比例最低可以从一方面说明提问者对于疾病的概念有一定的基础知识。

2. 信息需求的对象

社会化问答社区中的用户来源广泛,健康信息问答作为一种特殊类型的问答,关注提问者与患者的关系可以更好地给出建议。Yahoo! Answers 上绝大多数的提问者是为自己提问,而且是青年和成年人居多,如果提问者和患者是亲戚关系,主要包括子女、父母、祖父母、叔侄、兄弟姐妹等多种关系。由此可见,为自己提问和为自己的至亲提问是最为常见的提问者和患者关系,也是人们关心健康信息的主要对象。

3. 信息需求的内容

从提问内容的整体数据情况来看,疾病的治疗方法是用户最为关心的内容,治疗方法包括医院治疗方法和日常生活中的注意事项,这符合人们治病保健的本质目的。用户其次比较关心的内容是疾病症状和疾病概念,就医选择和疾病诱因提到的次数较少,有关病患教育、就业、择偶等生活问题相对更少一些,其他类问题最少,大多是涉及动物患该类疾病的内容。

通过数据分析发现,很多提问者倾向于在提问时候采用一题多问,在提问的过程中会提供较为详细的症状、就诊、病史和客观环境等信息。根据疾病本身的不同特点,提问者在关注点上会有所不同。人们根据实际情况和疾病特点会产生不同的健康信息需求内容。大多数人都是在出现疑似症状或者确诊之后提问,最关心的是采用什么方法可以缓解病情和康复,但是对于疾病的预防工作不够重视。随着社会的进步和生活方式的改变,人们也开始越来越多地考虑患者的社会权益和长期发展。

---

[1] KIRKELAS J. Information-seeking behavior: patterns and concepts[J]. Drexel Library Quarterly, 1983, 19(2): 5-20.

4. 最佳答案的特点

通过对四个疾病的最佳答案分析发现,在内容价值指标中,清晰性(clarity)、准确性(accuracy)、完整性(completeness)和可操作性(operability)是提问者评价答案质量最重要的指标,但在不同疾病中涉及的排序会有细微差别。

在社会情感支持指标方面,社会化问答社区中的最佳回答包含较多的社会情感因素,具备这些特征的答案更容易被提问者采纳,这也体现了在社会化问答社区中的成员都较愿意表达社会情感支持。

提问者往往是出于对回答的信任而将其选为最佳答案,因此,本章节的研究重点关注信任指标和哪些指标关系比较紧密,即答案中包含哪些指标时候更容易让提问者在答案评价中表示信任并且采纳为最佳答案。自闭症和癌症的最佳答案具有权威性和创新性时提问者更容易信任;糖尿病是慢性疾病需要坚持终生治疗,当答案中有担忧或关心和表示情感共鸣则更有可能获得提问者的信任;过敏症的提问者受各项指标的影响都不大,不太会因为某些特定因素而对答案产生信任的情感。

总之,一个让人满意的答案需要具备的基本要素是保证内容详细有针对性,结构完整有条理性,同时给出的建议要有一定的可操作性,方便实际运用。在此基础上,可以适当对提问者表达关心和鼓励等正面情绪,如果对于问题有过类似的经历可以有所提及,表达充分理解提问者的感受,也可以通过说明答案信息来源证明答案的可靠性。如果能提供较有创新性的解决方法对答案的质量会起到锦上添花的作用。

5. 提问对答案的影响

不同的提问类型对答案的各指标存在显著差异。通过对整体数据和四个疾病分别进行ANOVA单因素检验发现,主要是权威性、担忧或关心和鼓励这三个指标在不同疾病的不同提问类型中存在差异。此外,事实型问题的答案中包含的社会情感因素比例总体占优,枚举型问题对于答案的完整性要求较高,定义型问题中答案的创新性最低,比较看重答案的权威性,一般只要提供清晰、准确的概念解释即可,探索型问题的答案需要回答者通过不同方法来提高信任度以获得提问者的认同。通过上述的分析说明不同的提问类型对于部分答案指标的影响存在显著差异。

不同的提问者与患者关系对回答产生的影响也存在一定的差异。一般而言,本人提问或者是为和自己关系密切的人提问,会对病症以及相关问题有比较准确全面的描述,也更加容易得到相关的社会情感支持,回答质量会比较高。除了本人是患者和没有表明关系之外(回答者一定程度上会默认没有明确说明关系即提问者就是患者),另外三种关系随着与提问者关系的疏远,其答案中包含的社会情感支持因素也呈现下降趋势。如果患者和提问者的关系相对较为疏远时,回答者倾向于只关注答案本身的信息特点,例如权威性,仅以提供答案为目的,对于提问者的情感因素投入相对较少。

通过问题内容和答案各指标的相关性分析说明,提问者的提问内容不会对最佳答案产生很大的影响。从大部分的最佳答案数据来看,它们往往都具备了较高的清晰性、准确性、完整性和可操作性的信息特征,能够满足提问者的基本信息需求。可能也正是因为在社会化问答社区中回答者无法充分了解提问者的情况,两者之间存在信息不对称性,所以回答者在回答时候会尽量充分地考虑多方面的信息需求,给予的答案反而比较全面。

参考文献

［1］沈浩.多维尺度分析［EB/OL］.［2015－03－01］.http://shenhaolaoshi.blog.sohu.com/145895860.html.

［2］时立文.SPSS19.0统计分析从入门到精通［M］.北京：清华大学出版社,2012.

［3］CHIU M H P，WU C C. Integrated ACE model for consumer health information needs：A content analysis of questions in Yahoo! Answers. Proceedings of the American Society for Information Science and Technology, 2012，49(1)：1－10.

［4］BERLAND G K，ELLIOTT M N，MORALES L S，et al. Health Information on the Internet Accessibility，Quality and Readability in English and Spanish. American Medical Association，2001，285(20)：2612－2621.

［5］OH S，YI Y J，WORRALL A. Quality of health answers in social Q&A. Proceedings of the American Society for Information Science and Technology，2012，49(1)：1－6.

［6］KIM S，OH S. Users' relevance criteria for evaluating answers in a social Q&A site［J］. Journal of American Society for information Science and Technology，2009，60(4)：716－727.

［7］World Health Organization. National cancer control programmer s：policies and managerial guidelines ［M］. Geneva：Health & Development Networks，2002：17.

［8］BRANDT B. Informational needs and selected variables in patients receiving brachytherapy［J］. Uncoil Nurse Forum，1991，18(7)：1221－1227.

［9］王永利,陈向韵,李淑兰,等.社区糖尿病患者社会资源利用状况及与自我管理行为的关系［J］.护理学杂志,2013,28(1)：20－22.

［10］MEREDITH C，SYMONDS P，LAMONT D，et al. Information needs of cancer patients in west scot land：Cross-sectional survey of patients' view［J］. BMJ，1996，313(3B)：724－726.

［11］郭红霞.相关系数及其应用［J］.武警工程学院学报,2010,26(2)：3－5.

［12］KIRKELAS J. Information-seeking behavior：patterns and concepts［J］. Drexel Library Quarterly，1983，19(2)：5－20.

第四章

社会化问答社区中的健康信息需求模型

消费者健康信息需求是指当患者或患者的亲戚出现自我感觉身体不适时，主动寻求相关健康知识以获取所需健康信息，以确定症状，排除忧虑的愿望和渴望。随着互联网技术以及社会化问答社区的日益成熟，消费者接触网络健康信息的渠道和数量迅速增加，学术界、医疗机构以及政府相关机构对消费者健康信息的需求愈发重视。本章利用文本挖掘信息分析方法，通过归纳构建了消费者健康信息需求模型，并对模型进行了优化，最后讨论了模型的具体应用场景。

4.1 研究设计与处理方案

4.1.1 整体思路

本章的研究采用归纳和文本挖掘的相关理论和技术，首先，明确了需要构建消费者健康信息需求模型的研究问题，其次，设定了从数据采集到构建模型再到优化模型的研究方案，再次，通过对与第三章相同数据来源的 Yahoo! Answers 问答社区的健康信息文本进行采集，包括糖尿病、癌症、过敏症、自闭症这 4 种疾病，之后对文本进行预处理并采用 TF－IDF 方法提取特征词。接下去通过总结其他学者对消费者健康信息需求的研究，比对 Mesh 词表和 PubMed 中健康信息分类体系，构建出 10 类健康信息需求类目。最后利用迭代法的思想将所有特征词都归类到需求类目中，进一步对第三章分析得出的健康信息需求做进一步的深化研究，形成消费者健康信息需求模型，整个过程严格遵循文本挖掘的思路和方法。针对该模型存在的一些不足之处，进一步进行逐一优化，试图构建一个较为完善的消费者健康信息需求模型，使其具有可扩展性，供后续研究使用。利用这一模型，结合三种应用场景，提出了改善公共图书馆健康信息服务、优化消费者健康信息搜寻行为、优化健康类网站的可用性三类策略建议。具体研究框架如图 4－1 所示。

4.1.2 数据采集

本章节研究数据的采集来源和方法与第三章一样，但在数据数量选择上与第三章随机抽取不同，而是对采集到的所有数据统一进行分析研究，数据情况参见表 4－1。

从提问数量上来看，癌症和过敏症的提问数最多，自闭症最少，这可能与疾病的患病率和患者数有关，自闭症患者数量相对较少。从每个提问所获得的平均问答数来看，过敏症数值相对较低，这可能与过敏症比较复杂的诱发因素和比较多样的表现形式有关，因此虽然

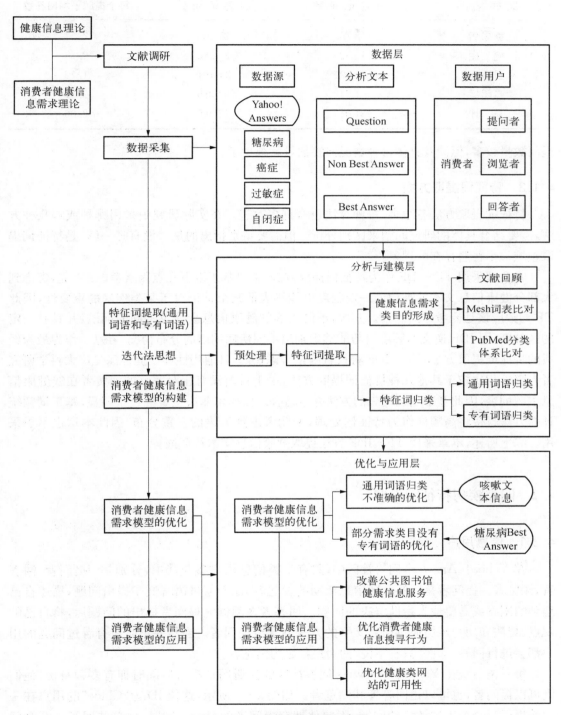

图 4-1　本章节研究框架示意图

表 4 - 1　Yahoo! Answers 数据采集结果一览表

疾 病 名 称	问 题 记 录 数	回 答 记 录 数	每个提问平均回答数
糖尿病	8 762	22 509	2.57
癌　症	10 520	29 280	2.78
过敏症	10 021	17 191	1.72
自闭症	1 742	4 385	2.52
总　计	31 045	73 365	2.36

提问数量较多,但涉及具体每种情况回答数量就减少了。

4.1.3　特征词提取方案

特征词提取方法有很多,每种算法也有许多改进。在实际研究中采用哪种或哪几种方法,需要结合具体的研究问题来区别分析。但需要特别指出的是,"没有唯一解"是特征词提取领域一个普遍存在的现象。

本章拟采用 TF - IDF 作为特征词提取方法,主要基于以下几点因素考虑:首先,考虑到大部分健康信息文本的高频词一定程度上能够表征某个词语对于某类疾病的重要性,因此 TF 词频应该是要考虑的因素。其次,不同疾病的健康信息会涉及不同的词语,并具有一定的区分度,而 IDF 逆文本频度恰巧能够识别出不同疾病词语的分布情况。最后,作为最为经典的特征词提取方法,TF - IDF 将权重因素考虑在内,其通用性和便捷性深受广大科学研究者青睐。相比较于其他几种特征词提取方法,由于目前没有相对完整的消费者在线健康信息主题词表,因此基于主题词表的方法并不适合。而德尔菲法主观性过于明显,基于词频统计的方法直接将高频词作为特征词处理,未能考虑到词语的权重分布,因此本章也不予采用。综上所述,本章采用 TF - IDF 方法提取健康信息文本特征词。

4.2　四类疾病特征词提取

4.2.1　信息用户

在 Yahoo! Answers 问答社区中,共有三类信息用户参与其中,分别是:提问者,回答者,浏览者。提问者是问答社区信息活动的发起者,他们通过语言文字提出问题,描述自己遇到的困惑或需要他人帮助解决的问题。回答者在阅读完提问者提出的问题后,将自己的观点、想法和切身经历通过语言文字的方式分享给提问者。当然并不是所有看过问题的用户都会进行回答,那些"只看不说"的用户称之为浏览者。

每一位活跃在 Yahoo! Answers 问答社区的注册用户都可以同时拥有多种身份,他们既可以提问者,也可以是回答者和浏览者。如图 4 - 2 所示,这位 ID 为"Chloe"的用户在一周前提了一个关于过敏症的问题,因此他拥有提问者的身份。同时,他总共回答了 2 个问题,其中有 1 个问题被采纳为最佳答案,因此他也是回答者。此外,他肯定也浏览过其他问题,只不过没有作出回答,由此可以断定他也是一位浏览者。

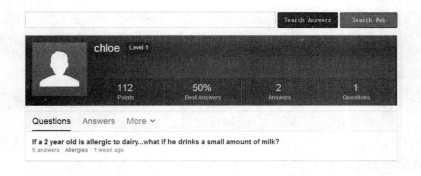

图 4 - 2　Yahoo！Answers 用户信息示意图

4.2.2　信息文本

根据不同信息用户在 Yahoo！Answers 问答社区中的参与方式，可能产生的健康信息文本主要有两类：提问信息文本和回答信息文本，如图 4 - 3 所示。其中提问信息文本不但包含标题，也包含对标题的补充信息。而回答信息文本中又衍生出最佳答案文本。最佳答案是由提问者在所有回答中选出的最满意的回答，通常来说最佳答案最能够满足提问者的信息需求。

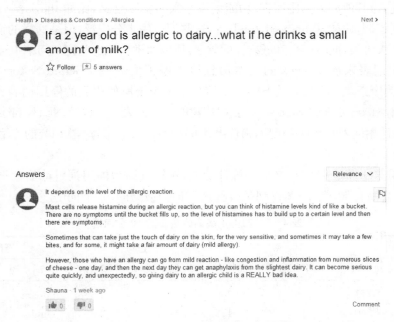

图 4 - 3　Yahoo！Answers 提问信息和回答信息示意图

由于本章的研究侧重于消费者健康信息需求，相对于回答文本信息，提问文本信息更加直观清晰地表现出提问者的健康信息需求，这种准确性即使是最佳答案也无法达到。例如"My blood sugar level is 200，is that dangerous?"这条提问记录，提问者清楚地表达了自己血糖水平达到了 200，担心是否有危险，希望有其他人帮助他消除担忧，并给出指导意见。不仅如此，每条提问记录都会有好几条回答信息，各种回答文本信息的质量参差不齐，倘若对所有回答文本信息进行挖掘分析，不但耗时耗力，最后的分析质量也有受到影响。因此，本章决定采用 Yahoo! Answers 问答社区中健康信息提问文本作为分析对象,如果有必要,后续还会利用最佳答案作为备选文本,对构建的消费者健康信息需求模型进行优化和完善。

4.2.3 文本信息的预处理

采集好的四类疾病文本信息并不能直接加以分析,需要进行相应的预处理。文本预处理主要包括分词及标准化处理、词性标注、停用词过滤、词频统计等。在本章研究中,由于不需要对每个词语的词性进行分析,因此不涉及词性标注环节,相应的理论介绍也不多赘述。

1. 分词及标准化处理

英文文本中由于词与词之间有空格符号切分开来,因此分词过程相对来说简单一些。通常情况下只需要按照空格符号切分开来即可,但分词后还需要进行大小写转化、时态还原等标准化处理操作。本文利用 ROST 分词软件进行分词及标准化处理,此款软件可以进行英文分词、词频统计、时态还原等,是一款绿色软件。新的版本里增加了 ROST DM 模块,有了第三方工具可以方便地把数据导出为 ROST CM 能处理的文本文件。

2. 停用词过滤

停用词(stop word)是指在处理文本之前自动过滤掉的某些并没有太大意义和实际应用价值的词语。通常意义上,停用词大致分为两类。一类是人们自然语言中包含的功能词,这些功能词极其普遍,与其他词语相比而言,功能词没有太多实际含义,比如 the,is,at,which 等。另一类词包括词汇词,比如 want,need,think 等,这些词应用十分广泛,但是这样的词对于实际信息分析并无太大价值,同时还会降低统计的效率,所以通常会把这些词从问题中移去。

英文停用词表来源于 Onix 的文本信息检索停用词表[1]、Gerard Salton 教授和 Chris Buckley 教授为康奈尔大学建立的 SMART 信息检索系统所使用到的停用词表[2]、专门从事网络爬虫和自然语言处理的 Ranks NL 公司构建的停用词表[3],以及 NLTK 自带的停用词表。在经过对四张停用词表的比对去重后,筛选出共 657 个停用词,作为本次研究的停用词表。

3. 词频统计

本章利用 ROST 自带的英文词频统计功能,对经分词和停用词过滤后的词语进行了词频统计,由于篇幅有限,表 4-2 仅列举每种疾病词频最高的 10 个词语。

表 4-2　四类疾病词频最高的 10 个词语

糖尿病		癌症		过敏症		自闭症	
词语	词频	词语	词频	词语	词频	词语	词频
diabetes	5 711	cancer	12 789	allergy	11 368	autism	1 980
blood	4 560	breast	3 153	nose	4 853	child	601
sugar	4 427	pain	2 675	itchy	3 163	disorder	482
test	2 131	lump	2 485	rid	2 522	depression	445
level	1 642	worry	2 149	eye	2 444	anxiety	363
drink	1 619	blood	1 904	reaction	2 233	social	342

〔1〕Lextek. Stop Word List 1[EB/OL]. [2015-01-20]. http://www.lextek.com/manuals/onix/stopwords1.html.
〔2〕Lextek. Stop Word List 2[EB/OL]. [2015-01-20]. http://www.lextek.com/manuals/onix/stopwords2.html.
〔3〕RANKS N L. Stop word Lists[EB/OL]. [2015-01-20]. http://www.ranks.nl/stopwords.

续表

糖尿病		癌 症		过敏症		自闭症	
词 语	词 频	词 语	词 频	词 语	词 频	词 语	词 频
insulin	1 596	smoke	1 854	drink	1 367	mental	332
glucose	1 002	scared	1 607	sneeze	1 172	hate	283
diet	956	test	1 391	blood	1 135	syndrome	255
fast	861	node	1 331	milk	1 061	worry	250

从上述词频统计表格中不难发现,没有任何一个词语同时出现在四类疾病出现频次最高的 10 个词语中。除了词语 blood,test,drink,worry 等词语会在两类或三类疾病中同时出现,其余词语都仅出现在属于自己的疾病词语中。这样的词频统计结果表明,各类疾病的健康信息文本具有一定的区分度和代表性,而采用的文本预处理方法和工具也取得了不错的效果。

4.2.4 特征词提取与比较

根据 TF‑IDF 权重计算方法,本章分别提取出了四类疾病的特征词。为了更加直观地展示计算结果,将所有 TF‑IDF 值乘以 10 000,部分特征词如表 4‑3 所示(加粗词语代表是该类疾病的特征词)。

表 4‑3 利用 TF‑IDF 提取特征词结果(部分)

特征词	词 频				TF‑IDF				
	糖尿病	癌症	过敏症	自闭症	IDF	糖尿病	癌症	过敏症	自闭症
糖尿病(diabetes)	5 711	51	26	7	0.88	**414.8**	2.46	1.3	1.52
糖(sugar)	4 427	32	101	11	0.88	**321.54**	1.54	5.03	2.38
类型(type)	875	542	298	202	0.88	**165.23**	26.10	14.84	22.09
胰岛素(insulin)	1 596	7	0	0	1.18	**152.45**	0.45	0.00	0.00
体重(weight)	686	455	150	94	0.88	**119.82**	21.91	7.47	20.36
标准(level)	1 642	160	77	45	0.88	**116.69**	7.71	3.84	9.75
癌症(cancer)	90	12 789	29	18	0.88	6.40	**615.94**	1.44	3.90
胸部(breast)	25	3 153	47	8	0.88	1.78	**151.85**	2.34	1.73
肿块(lump)	10	2 485	87	2	0.88	0.71	**119.68**	4.33	0.43
烟(smoke)	169	1 854	474	63	0.88	12.01	**89.29**	23.61	13.64
瘤(node)	4	1 331	38	0	1.00	0.32	**73.26**	2.16	0.00
淋巴(lymphoma)	1	552	0	0	1.18	0.10	**35.73**	0.00	0.00
过敏(allergy)	21	53	11 368	8	0.88	1.49	2.55	**566.28**	1.73
鼻子(nose)	30	192	4 853	26	0.88	2.13	9.25	**241.74**	5.63
发痒的(itchy)	42	369	3 163	2	0.88	2.98	17.77	157.56	0.43
荨麻疹(hive)	0	14	976	0	1.18	0.00	0.91	**65.34**	0.00
猫(cat)	26	96	1 053	24	0.88	1.85	4.62	**52.45**	5.20
狗(dog)	50	0	762	78	1.00	4.06	0.00	**43.38**	19.30

特征词	词 频				TF－IDF				
	糖尿病	癌症	过敏症	自闭症	IDF	糖尿病	癌症	过敏症	自闭症
花生（peanut）	46	4	600	1	0.88	3.27	0.19	**29.89**	0.22
鸡蛋（egg）	288	21	229	1	0.88	6.25	1.01	**16.39**	0.22
自闭症（autism）	1	4	0	1 980	1.00	0.08	0.22	0.00	**490.01**
孩子（child）	222	396	277	601	0.88	15.78	19.07	13.80	**130.15**
失调（disorder）	68	71	40	482	0.88	4.83	3.42	1.99	**104.38**
焦虑（anxiety）	163	422	178	363	0.88	11.58	20.32	8.87	**78.61**
社交的（social）	20	26	15	342	0.88	1.42	1.25	0.75	**74.06**
精神的（mental）	28	28	14	332	0.88	1.99	1.35	0.70	**71.90**
讨厌（hate）	114	118	161	283	0.88	8.10	5.68	8.02	**61.29**

从上述特征词表中可以看出，在某类疾病文本信息中出现频次高，而在其他疾病中出现频次低的词语，大多是该类疾病的特征词，例如 lump，node，peanut 等。在这种情况下，高频词成了特征词。但并非所有高频词都是特征词，这就是利用 TF－IDF 计算方法带来的优化。采用 TF－IDF 方法提取特征词相对于直接利用高频词代替特征词，主要有以下三点优势。

（1）当某个词语在 4 种疾病文本中出现频次都很高时，TF－IDF 也能够识别出特征词。例如 type 在 4 种疾病文本中出现次数均超过 200，但通过 TF－IDF 计算后，发现 type 属于糖尿病的特征词。又如词语 weight 和 child，单从词频上无法直接判断是否属于特征词，但计算后发现分别是糖尿病和自闭症的特征词。

（2）即使某个词语在某类疾病中出现频次低于该词语在其他疾病中出现的频次，该词语也可能是该类疾病的特征词。例如 anxiety 在自闭症文本中出现频次为 363，少于其在癌症中出现的 422 次。但该词语 TF－IDF 值为 79，远远高于癌症的 20，因此可以判定 anxiety 属于自闭症的特征词。又如 egg 在过敏症中的出现频次（229 次）少于其出现在糖尿病中的频次（288 次），但 egg 仍是过敏症的特征词。

（3）某个词语的 IDF 值较高，该词语成为某类疾病特征词的可能性较大。例如 insulin，lymphoma 以及 hive 的 IDF 值均超过 1，它们也分别是糖尿病、癌症以及过敏症的特征词。

4.3 消费者健康信息需求模型构建

4.3.1 健康信息需求模型的相关研究

本章对国内外学者关于健康信息需求模型的研究做了文献回顾，将各位学者的研究成果整理后，形成表 4－4。可以看到学者对健康信息需求的研究是持续性的，他们的研究成果有交叉也有不同，但很难达成一致意见，最主要的原因是健康信息的使用者过于繁杂，包括了消费者（患者）、内外科医生、兽医、流行病学家、护士、毒理学家、环境科学家等，导致了很难挖掘出一套需求模型来满足所有健康信息使用者。本章研究的对象聚焦在消费者，重点研究消费者的健康信息需求，而 O'Carroll、Rambo、Berk、Maibach 等人研究的消费者健康信息需求并非直接从健康信息出发,而是包括了消费者从搜寻信息到获取信息整个流程,与本章所研究的健康信息有所差别,因此不作为下表的参考文献。

表4-4 国内外学者健康信息需求研究回顾与总结

学者/机构	年份	研 究 成 果
Derdiarian[1]	1986	疾病信息、治疗信息、预后信息、检测信息、社会心理信息
Berk 和 Nanda[2]	1997	心理需求:心理/财务支持、健康行为/社会支持、健康管理;生理需求:神经/消化功能、感知功能
O'Carroll 等[3]	1998	健康信息管理需求,包括对健康的计划、费用预算、监督等;更好的工具和资源来接触医生和医疗专家;更准确的健康日程信息和时间规划工具;对互联网的强烈兴趣,例如,如何更有效地搜索健康信息、如何评估检索到的健康信息的质量、了解如何搜寻到自己想要的信息等
Kutner、Foehner 和 Steiner[4]	1999	检测信息、治疗信息、预后信息、症状信息
Rambo 和 Dunham[5]	2000	能够与医生专家联系的工具和资源、相关的医疗规章制度更新信息、完整的医疗信息、某类疾病的最佳实践、更好的时间规划软件、看病的规范流程
Girgis 等[6]	2000	社会心理信息、疾病信息、患者护理信息、身体信息、日常生活信息、人际交往信息
Wallberg 等[7]	2000	疾病治疗信息、疾病阶段信息、风险信息、不良反应信息、家人和朋友信息、社交信息、自我护理信息等
Stewart 等[8]	2000	诊断信息、治疗信息、预后信息
Gulavita 等[9]	2000	疾病信息、阶段信息、治疗信息、预防信息、不良反应信息、健康管理信息等
Hughes 等[10]	2000	预后自我护理信息、饮食信息、预防信息、症状信息、社会心理信息、后续治疗信息等
Steginga 等[11]	2001	健康系统(包括治疗的不良反应、检测、治疗、康复等)、社会心理信息、身体信息、日常生活信息
Lindop 和 Cannon[12]	2001	疾病信息、诊断信息、治疗信息、疾病支持信息、家人和朋友信息、预后信息
Boudioni 等[13]	2001	疾病信息、情感支持信息、治疗信息、预后信息、饮食健康信息、症状信息等
Templeton[14]	2002	疾病信息、身体信息、治疗信息、社会心理信息、检测信息
Wong 等[15]	2002	疾病管理信息、家庭护理信息、病因、预防信息、治疗信息
Bogerg 等	2003	症状信息、病因、检测信息、预防信息、治疗信息、不良反应信息、预后信息、健康管理信息等
Turner 等[16]	2005	健康教育信息、预防信息、治疗信息、健康监视信息
Rebecca、Alison 和 Christopher[17]	2005	健康信息搜寻的便利性和准确性、治疗信息、疾病知识信息、症状信息等
Maibach[18]	2006	预防为主的信息,与医疗机构/医生之间关系的信息,对健康信息的自我效能,健康信息的重要性,健康信息搜寻行为
LaPelle 等[19]	2006	疾病信息、预防信息、症状信息、健康信息资源质量信息
Pier 等[20]	2008	症状(识别与管理)与预后信息、心理情况信息、体育活动信息、药物信息

学者/机构	年份	研　究　成　果
Kent、Arora 和 Rowland 等[21]	2012	不良反应及症状、检测及治疗、健康推荐、人际情感、医保、性功能及生育
Peytremann-Bridevaux[22]	2012	预防信息、检测信息以及治疗信息
Nakia 和 Rick[23]	2012	高质量的健康信息网站、网络医生或专家的联系信息、新的信息技术等
Robin、Laura 和 Anthony[24]	2013	疾病、检测、治疗、身体、社会心理
Sanghee、Yan 和 Min[25]	2013	患者基本情况、疾病信息（预防、症状、病因、检测、治疗、预后等）、社会情感信息、日常生活信息、风险信息
Omotoso 等[26]	2013	药物信息、预防信息、饮食和锻炼信息、诊断信息

(1) DERDIARIAN A K. Informational needs of recently diagnosed cancer patients[J]. Nurs Res, 1986, 35(5): 276 - 281.

(2) BERK R A, NANDA J P. Prediction of the healthcare needs of persons with HIV/AIDS from preliminary health assessment information[J]. AIDS Care, 1997, 9(2): 143 - 160.

(3) O'CARROLL P W, CAHN M A, AUSTON I, et al. Information needs in public health and health policy: results of recent studies[J]. J Urban Health, 1998, 75(4): 785 - 793.

(4) JEAN S, KUTNER M D, MSPH, et al. Evaluation of the impact of a previsit questionnaire for addressing cancer patients' information needs[J]. J Cancer Educ, 1999, 14: 248 - 253.

(5) RAMBO N, DUNHAM P. Information needs and uses of the public health workforce-Washington, 1997 - 1998 [J]. MMWR Morb Mortal Wkly Rep, 2000, 49(6): 118 - 120.

(6) GIRGIS A, BOYES A, SANSON R W, et al. Perceived needs of women diagnosed with breast cancer: rural versus urban location[J]. Aust N Z J Pub Health, 2000, 24(2): 166 - 173.

(7) WALLBERG B, MICHELSON H, NYSTEDT M, et al. Information needs and preferences for participation in treatment decisions among Swedish breast cancer patients[J]. Acta Oncol, 2000, 39(4): 467 - 476.

(8) STEWART D E, WONG F, CHEUNG A M, et al. Information needs and decisional preferences among women with ovarian cancer[J]. Gynecol Oncol, 2000, 77(2): 357 - 361.

(9) GULAVITA S, SINNOTT C, SETLIFF A E, et al. Short report: what do men with prostate cancer want to know? [J]. Can Fam Physician, 2000, 46(458): 1769 - 1771.

(10) HUGHES L C, HODGSON N A, MULLER P, et al. Information needs of elderly postsurgical cancer patients during the transition from hospital to home[J]. J Nurs Scholarsh, 2000, 32(1): 25 - 30.

(11) STEGINGA S K, OCCHIPINTI S, DUNN J, et al. The supportive care needs of men with prostate cancer[J]. Psychooncology, 2001, 10(1): 66 - 75.

(12) LINDOP E, CANNON S. Evaluating the self-assessed support needs of women with breast cancer[J]. J Adv Nurs, 2001, 34(6): 760 - 771.

(13) BOUDIONI M, MCPHERSON K, MOYNIHAN C, et al. Do men with prostate or colorectal cancer seek different information and support from women with cancer? [J]. Br J Cancer, 2001, 85(5): 641 - 648.

(14) TEMPLETON H, COATES V. Informational needs of men with prostate cancer on hormonal manipulation therapy[J]. Patient Educ Couns, 2002, 49(3): 243 - 256.

(15) WONG R K S, FRANSSEN E, SZUMACHER E, et al. What do patients living with advanced cancer and their carers want to know? — a needs assessment[J]. Support Care Cancer, 2002, 10(5): 408 - 415.

(16) TURNER A M. From the ground up: determining the information needs and uses of public health nurses in an Oregon County Health Department[M]. Seattle, WA: University of Washington, 2005.

(17) REBECCA N, ALISON H, CHRISTOPHER D. Need for information and for involvement in decision making among patients with rheumatoid arthritis: A questionnaire survey[J]. Arthritis Care & Research, 2005, 53(2): 249 - 255.

(18) MAIBACH E W, WEBER D, MASSETT H, et al. Understanding consumers' health information preferences: development and validation of a brief screening instrument[J]. Journal of Health Communication, 2006, 11(8): 717 - 736.

(19) LAPELLE N R, LUCKMANN R, SIMPSON, et al. Identifying strategies to improve access to credible and relevant information for public health professionals: a qualitative study[J]. BMC Public Health, 2006, 6(1): 89.

(20) PIER C, SHANDLEY K A, FISHER J, et al. Identifying the health and mental health information needs of people with coronary heart disease, with and without depression[J]. Medical Journal of Australia, 2008, 12(188): 142 - 144.

(21) KENT E, ARORA N, ROWLAND J, et al. Health information needs and health-related quality of life in a diverse population of long-term cancer survivors[J]. Patient Education and Counseling, 2012, 89(2): 345 - 352.

(22) PEYTREMANN-BRIDEVAUX I, LAUVERGEON S, METTLER D, et al. Diabetes care: Opinions, needs

and proposed solutions of Swiss patients and healthcare professionals：A qualitative study［J］. Diabetes Research and Clinical Practice，2012，2(97)：242－250.

（23）NAKIA W, RICK W. Using consumer health information to meet the needs of the underserved［J］. Journal of Consumer Health On the Internet，2012，16(1)：18－26.

（24）ROBIN K M, LAURA A K, ANTHONY M, et al. Cancer patient' information needs the first nine month after diagnosis［J］. Patient Education and Counseling，2013，90(1)：96－102.

（25）SANGHEE O, YAN Z, Min S P. Health information needs on diseases：A coding schema development for analyzing health questions in social Q&A［J］. Proceedings of the American Society for Information Science and Technology，2013，49(1)：1－4.

（26）OMOTOSO A, BELLO T, AKADIRI A. Health Information Needs and Sources Utilization by Undergraduates of University of Abuja, Nigeria［J］. International Research：Journal of Library and Information Science，2013，3(2)：268－286.

4.3.2　消费者健康信息需求模型类目

　　构建消费者健康信息需求模型主要分为两个步骤：一是确定模型的需求类目，二是将特征词归类到确定好的需求类目中，最终形成完整的模型。在确定需求类目时，本章参考了PubMed对常见疾病的分类体系以及国内外学者的相关研究成果。在进行特征词归类时，本章借鉴了Mesh医学主题词表。

　　PubMed[1]是美国国家生物技术中心（NCBI，National Center for Biotechnology Information)提供的方便普通公民接触医学健康信息的平台，该平台提供各种摘要内容、技术短评以及超过2 400万关于医学和健康的科学文献。此外，该平台为消费者和医学人员提供详尽可靠的疾病预防和治疗信息，已成为国外消费者获得健康信息最主要的来源渠道之一。PubMed对于各类疾病都有详尽的分类，例如对糖尿病健康信息，PubMed将其分类5大类：病因、发病率和风险因素，症状，检测，治疗以及预防。对癌症健康信息，具体分为7大类：病因、发病率和风险因素，症状，检测，治疗，治疗期望，并发症以及预防。对过敏症健康信息，将其分为7类：病因、症状、检测、治疗、预后、并发症以及预防。由于PubMed为普通网民提供健康信息服务，能够反映出消费者的健康信息需求，因此PubMed对于常见疾病健康信息的分类对本文具有极大的参考价值，同时结合PubMed分类体系以及国内外学者的研究成果，可以使需求类目更加具有科学性，并贴近消费者的实际健康信息需求。

　　根据国内外学者对健康信息需求的研究，结合PubMed对各类疾病的分类模型，本文将消费者健康信息需求模型划分为10类：（1）病因(cause)，（2）症状(symptom)，（3）检测(test)，（4）治疗(treatment)，（5）预后(prognosis)，（6）康复(rehabilitation)，（7）并发症(complication)，（8）预防(prevention)，（9）费用(financial)，（10）社会心理(psychosocial)，每个需求类目的划分依据如表4－5所示。

表4－5　消费者健康信息需求模型十项需求类目及划分依据

需　求　类　目	划　分　依　据
1. 病因	某种疾病的发病机制，疾病种类、阶段，以及其他一些基础知识
2. 症状	某种疾病的症状，身体反应等描述
3. 检测	检查是否得病，如何确诊，检查过程中使用的仪器、方法、流程等
4. 治疗	治疗带来的不良反应，治疗方案和计划，治疗过程，治疗效果，治疗的潜在风险等

---

［1］PubMed Health［EB/OL］. ［2014－11－20］. http：//www. ncbi. nlm. nih. gov/pubmedhealth.

需 求 类 目	划 分 依 据
5. 预后	治愈概率,寿命及生存率,复发概率,是否会扩散,治疗后的身体健康状况,不治疗或延误治疗带来的后果等
6. 康复	疾病康复期间的个人护理和家庭护理,营养信息,后续跟进治疗
7. 并发症	某种疾病带来的并发症,如何预防和治疗并发症
8. 预防	如何预防、避免某种疾病,体育锻炼,健康合理饮食等
9. 费用	治疗费用,医保范围及政策信息,遗嘱
10. 社会心理	疾病对朋友、家人的影响,对患者社交、工作的影响等

4.3.3 消费者健康信息需求模型初步结果

在 Yahoo! Answers 问答社区健康信息问答记录中,不同疾病提问信息所涉及的词语既有交叉又有区别。根据某一词语能否单独表征某一种疾病为划分依据,本章将所有特征词分为通用特征词(通用词语)和专有疾病特征词(专有词语)。通用词语是指那些在四类疾病提问文本信息中出现频率都非常高的特征词(经停用词过滤后),这些词语通常会在描述某一类疾病时使用,但通过这些词语无法判断识别出属于哪一类疾病。例如 symptom 这个词语,在糖尿病(1 095)、癌症(1 530)、过敏症(1 107)和自闭症(264)的文本信息中出现的次数相对来说都比较高,因此可以作为通用词来处理。与之相对应的是专有词语,这类词语不但使用频率相对较高,而且能够具体表征某一类疾病。例如 insulin 在糖尿病中出现 1 596 次,在癌症中出现 7 次,在过敏症和自闭症中都没有出现,可见该词语能且仅能表征糖尿病,属于糖尿病的专有词语。

在构建出消费者健康信息需求模型的 10 项需求类目后,需要将提取出的每个通用词语和专有词语归类到需求类目中,此时本章借鉴了《医学主题词表》对于各个医学主题词语的分类。

《医学主题词表》(*Medical Subject Headings*,*Mesh*),是美国国立医学图书馆(The United States National Library of Medicine,NLM)编制的权威性主题词表。它是一部规范化的可扩充的动态性叙词表。美国国立医学图书馆以它作为生物医学标引的依据,编制《医学索引》(*Index Medicus*)及建立计算机文献联机检索系统 MEDLINE 数据库,*Mesh* 也是 PubMed 数据库的标引规范。最新数据显示,*Mesh* 汇集了 27 149 个医学主题词,219 000 多个补充概念,以及 218 000 多个款目词用来帮助找到最合适的主题词,其在线版本每周日更新一次数据。《医学主题词表》的结构是由一个主表和若干辅表组成,主表是主题词字顺表,辅表包括附表以及树状结构表(分类索引)等。

Mesh 医学主题词表为健康信息相关词语提供了相对专业的分类结果,目前已被各研究机构和研究学者广泛采用,具有一定的专业价值。结合 *Mesh* 的字顺表以及范畴表,利用迭代法的思想分别将提取出的每个通用词语和专有词语归类到需求类目中。在迭代过程中,为保证结果的准确性和科学性,每次迭代后都会请专家对迭代结果进行人工核查。经过三次反复迭代后,最终结果如表 4-6 所示。整个消费者健康信息需求模型共包含 687 个特征词,其中通用词语 489 个,专有词语 198 个。需要说明的是,特征词总数之所以多于之前的 625 个,是因为在迭代过程中部分特征词同时属于多个需求类目,例如 doctor 既属于 Test 类目又属于 Treatment 类目。

表 4 - 6　消费者健康信息需求模型构建结果

需求类目	通用词语	专有词语			
		糖尿病	癌症	过敏症	自闭症
1. 病因	because, question, answer, due, reason, explain, suppose, information, lead, weather, alcohol, cigarette, virus, flu …	diabetes, sugar, insulin, sweet, overweight, fat, type, kidney, juice, soda, needle, candy, intake	cancer, smoke, stage, leukemia, tumor, hpv, melanoma, tobacco, Hodgkin	allergy, milk, peanut, nut, dairy, egg, wheat, mite, mosquito, dog, cat, bee, dust, season …	autism, mental, child, syndrome
2. 症状	symptom, feeling, sick, hurt, weak, suffer, fatigue, ill, sore, ache, nausea, discomfort, pimple, nodule, vomit, diarrhea, eczema, disorder, head, leg, stomach, heart, thyroid, skin, headache, muscle, lung, throat, cough, fever, gland, knee, appetite, cold, light, slightly …	drink, weight, thirsty, hungry, tired, urine, lb, pee, lose, vision, dizzy, pancreas …	pain, liver, breast, lump, node, lymph, bone, testicle, cyst, mole, boob …	hot, itchy, rash, runny, nasal, stuffy, asthma, sneeze, congestion, nostril, nose, lip, eye, clog …	anxiety, social, disorder, stress, hate, stupid, contact, depression, speak, spectrum …
3. 检测	test, check, diagnose, exam, result, doctor, nurse, negative, positive, severe, terrify, tissue, stick, grade, report, gene, ray, figure, picture, detect, bipolar …	blood, level, glucose, breakfast, lunch, dinner, protein, ketone	cell, scan, size, biopsy, ultrasound, radiation, MRI, benign, mammogram, smear	reaction, penicillin	—
4. 治疗	treatment, doctor, medicine, hospital, patient, pill, daily, drug, tablet, vitamin, heal, painful, therapy, antibiotics, fight, marrow, remedy, ingredient, solution, heal …	metformin, gestational, injection	chemo, stage, oncologist, surgery, surgeon, remove, colon, radiation, chemotherapy, worry, scared	rid, benadryl, zyrtec, claritin, antihistamine, penicillin	—
5. 预后	effect, spread, time, long, life, haven, affect, risk, cure, hope, believe, survive, kill, death, constant, donate, prescribed, react, relief, suicide, movement, quit …	meal, diet, exercise, control	die, painless	—	—

续表

需求类目	通用词语	专有词语			
		糖尿病	癌症	过敏症	自闭症
6. 康复	healthy, food, eat, sleep, advice, fruit, consultant, tea, vitamin, air, running, natural, laugh, walk, bread, life …	carb	—	—	—
7. 并发症	faint, fatigue, headache, ache, appetite, nausea, problem, hurt, head, skin, groin, organ, tonsil, vomit, diarrhea, acne …	hypoglycemia, cholesterol	—	—	adhd, ocd, schizophrenia
8. 预防	prevent, food, water, tea, sleep, fruit, chocolate, alcohol, avoid, vitamin, coffee, cigarette, sun, reading, clean, air, fish, apple, banana, chicken, warm, salt, honey …	sugar, diet, meal, exercise, sweet, snack, juice, soda, candy	esc, tobacco	—	—
9. 费用	insurance, money, spend, problem, loss, count, consume, trouble, awkward	—	—	—	—
10. 社会心理	feeling, family, job, discharge, college, suicide, pressure, mind, nervous, wall …	—	—	—	—

注：相关英文翻译为 leukemia(白血病)，melanoma(黑素瘤)，nausea(恶心)，vomit(呕吐)，diarrhea(腹泻)，eczema(湿疹)，pancreas(胰腺)，cyst(囊肿)，itchy(发痒的)，rash(皮疹)，asthma(哮喘)，glucose(葡萄糖)，ketone(酮)，biopsy(切片检查)，benign(良性的)，mammogram(乳房 X 线片)，metformin(二甲双胍)，benadryl(苯那君)，zyrtec(仙特明)，claritin(克敏能)，antihistamine(抗组胺剂)，tonsil(扁桃体)，acne(痤疮)，hypoglycemia(低血糖)，cholesterol(胆固醇)，adhd(注意力不集中症)，ocd(强迫性神经官能症)，schizophrenia(精神分裂症)，esc(欧洲心脏病学会)。

在需求类目 Cause 中,消费者主要关注疾病产生的原因(reason,cigarette,virus 等)和疾病的基本信息(information)。在 Symptom 中,消费者关注身体的不适(sick,hurt,week 等)以及各器官的反应(thyroid,stomach,lung 等)。对于 Test 需求,检测结果(positive,negative,figure 等)成了消费者最为关注的内容。而在 Treatment 需求类目下,治疗过程中使用的药物信息(medicine,drug,tablet 等)出现次数最多。预后需求 prognosis 中,消费者担心疾病是否能够治愈(survive,haven,kill 等),是否会有复发(spread,risk,react 等)等情况。Rehabilitation 需求类目主要包含一些康复过程中需要吃的食物(fruit,vitamin,natural 等)。并发症 Complication 会涉及例如头痛(headache)、感冒(cough)、呕吐(vomit)等情况。预防需求类目 prevention 中,戒烟戒酒(cigarette,alcohol)以及多吃水果蔬菜(fruit,fish,apple 等)成了最有效的方法。同时,消费者还关心疾病治疗所产生的费用情况,因此 financial 需求类目涉及医保(insurance)和费用(money)等信息。最后在 psychosocial 需求类目中,消费者担心是否会因为患某种疾病而影响到自己的工作(job,discharge)、学习(college)和家庭(family)。

1. 通用词语的需求类目分析

如图 4-4 所示,在消费者健康信息需求模型的 489 个通用词语中,关于 symptom 的词语最多(24%),而 financial 相关的词语最少(2%)。在问答社区中,消费者提问时通常会详细描述自己的症状,而在确诊前不会非常关心治疗疾病所产生的费用信息。

cause(15%)、treatment(13%)以 及 test(12%)这三种需求类目包含的词语数量最为接近,表明在线消费者对疾病产生的原因、如何诊断、如何治疗都非常重视。此外,这三类需求通常联系紧

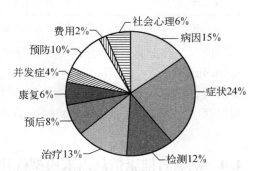

图 4-4 通用词语在需求类目的分布示意图

密,因此在消费者描述的问题中同时出现的频率也很高。

从某类疾病发病到痊愈的流程上来看,消费者一般经历着从预防、诊断、治疗、康复(包括预后和康复)再到预防的闭环式过程。在线消费者对中间流程,特别是诊断和治疗最为关注,而对前后阶段的预防、康复相对关注度较低。这一定程度上与问答社区提问的内容和方式有关,另一方面也反映出消费者对疾病关注的不全面。

2. 专用词语的需求类目分析

本章所选取的四类疾病专有词语共计 198 个,如表 4-7 所示,其中过敏症拥有的专有词语最多,达到 65 个,而自闭症最少,只有 23 个。一方面与不同疾病本次研究所抓取的提问文本数量有密切关系(过敏症有 10 021 条提问记录,自闭症只有 1 742 条提问记录),另一方面也与疾病自身特性相关。例如自闭症是一种心理疾病,消费者在描述该疾病症状时所涉及的一些词语(nervous、afraid、upset 等)很难与其他心理、情感方面的词语区别开来,往往会被当作描述其他疾病时的心理状态。而且现阶段相关文本情感分析技术并不成熟,如果不加以人工干预,结果通常不是非常理想。

此外,每种疾病的专有词语在每个需求类目的分布也不均匀。专有词语大多分布在 cause 和 symptom 中,financial 和 psychosocial 中则完全没有。这不但与通用词语的分布情况相对应,而且说明了消费者关于财务费用和心理方面的健康信息需求,往往是共性的。而其他方面的需求,例如病因、症状、诊断、治疗等,通常会"因病而异"。

表 4-7　四类疾病专有词语在需求类目中的分布数量

专有词语和总数	糖尿病	癌　症	过敏症	自闭症
专有词语总数	57	53	65	23
病因(Cause)	13	10	35	4
症状(Symptom)	16	20	22	16
检测(Test)	8	10	2	0
治疗(Treatment)	4	9	6	0
预后(Prognosis)	4	2	0	0
康复(Rehabilitation)	1	0	0	0
并发症(Complication)	2	0	0	3
预防(Prevention)	9	2	0	0
费用(Financial)	0	0	0	0
社会心理(Psychosocial)	0	0	0	0

注：由于存在一个词语属于多个需求类目的现象，因此各类目词语数量加总后不一定等于专有词语总数。

值得注意的是，过敏症的专有词语几乎集中在 cause 和 symptom。在 cause 中，各种食物(milk，peanut，egg 等)、动物(dog，cat，mosquito)、环境因素(season，dust)成为患病的主要诱因。癌症 symptom 主要涉及各类器官(liver，breast，lymph 等)。而糖尿病的 symptom 则包含了生理现象，例如体重减轻(weight)、口渴饥饿(thirsty，hungry)等。

4.4　消费者健康信息需求模型优化

4.4.1　消费者健康信息需求模型的不足

上文构建出消费者健康信息需求模型，该模型共有十项需求类目，每项具体的需求类目都包括通用词语和专有词语。完成建模后仔细观察该模型，与相关专家学者多次讨论后，发现该模型存在一定的不足，主要集中在以下两个方面：

首先，本次研究对象选择了糖尿病、癌症、过敏症以及自闭症四种疾病，试图利用四种疾病代替全部疾病但仍存在不可避免的局限性。这就导致在建模完成后进行人工解读时发现部分专有词语并不能表征该类疾病，这些词语应该被归为通用词语但却被误归为专有词语。例如词语 smoke 属于癌症的专有词语，但解读时发现吸烟并不一定只跟癌症有关，也会引起其他一些上呼吸道疾病。词语 runny，mite，nose，asthma 等属于过敏症的专有词语，但显然这样的分类结果没有说服力，这些词语更像是描述感冒咳嗽时的症状。再如词语 blood，之所以被归为糖尿病的专有词语，很大程度是因为检测糖尿病时通常会采血，但不能由此断定该词语只能表征糖尿病。产生这种未能正确归为通用词语的归类争议问题最重要的原因在于研究对象和研究样本仍然太少，导致一旦某个词语在其他三类疾病文本信息中没有出现或出现次数很少，就被自动归为专有词语。

其次，在上述消费者健康信息需求模型中发现，部分需求类目没有包含任何或者只包含很少的专有词用。例如，需求类目 financial 和 psychosocial 中没有任何专有词语，而 prognosis，rehabilitation，complication 以及 prevention 需求类目中则包含了较少的专有词语。通过分析发现,每种疾病关于财务费用(financial)和社会心理(psychosocial)的文本信息需求相差甚微,大多是关于医保、治疗费用、心理影响等内容,因此这两类需求类目没有专有词语合情合理。但其余四类需求类目中专有词语过少的问题,主要是因为当初研究时仅仅选取了提问文本信息,未将回答信息(主要是最佳答案)一同研究,导致词语数量太少。

4.4.2 消费者健康信息需求模型的优化

对于 4.4.1 节提到的消费者健康信息需求模型两方面不足,本节做了相应的改进和优化,试图进一步完善消费者健康信息需求模型,同时让该模型具有可拓展性,方便后续研究者继续深入研究和使用。

总体优化思路是增加健康信息文本,通过扩大分析样本解决通用词语和专有词语归类不准确的问题,使得模型更加精确和完善。具体来说,主要分为两部分:针对未将词语准确归为通用词语的问题,可以选择第五种、第六种、甚至更多的疾病加入到构建的模型中,希望能够将归类有误的专有词语识别出来。同时增加疾病所产生新的通用词语和专有词语,也可以更好的扩充消费者健康信息需求模型,使模型更加强大。

针对部分需求类目缺少专有词语的问题,优化方案是选择四种疾病中的最佳答案(best answer)作为补充文本信息,希望能够丰富专有词表。最佳答案中的文本信息通常词语数量较多,且最符合提问者的健康信息需求,因此选择最佳答案补充专有词语,比另外采集更多的某类疾病提问文本效果更好。

1. 针对通用词语的模型优化实例

针对消费者健康信息需求模型中通用词语存在的问题,本次研究另外抓取了 Yahoo! Answers 关于咳嗽("cough")的 604 条问答记录,利用提问文本信息进行文本预处理、特征词提取、词语迭代等处理,将处理结果作为优化消费者健康信息需求模型的重要来源。

根据优化结果,疾病咳嗽共有 13 个专有词语,见表 4-8 所示,除去词语"asthma"原先是过敏症的专有词语外,其余咳嗽专有词语均是由通用词语转变而来的。这 13 个专有词语大部分集中在"cause"和"symptom"两个需求类目,其中还出现了诸如埃博拉病毒("ebola")这样的流行词语。此外,在"psychosocial"需求类目中,出现"concert"一词是因为患者担心咳嗽会影响其在音乐会上的表演,希望能够有方法解决这个难题。

表 4-8 咳嗽提问文本信息的专有词语

词 语	需 求 类 目	词 频	IDF	TF-IDF
cough(咳嗽)	病因,症状	1 444	0.78	**1 480.05**
cold(感冒)	症状,并发症	188	0.78	**192.69**
Ebola(埃博拉)	病因	88	1.18	**136.32**
asthma(哮喘)	病因	108	0.78	**110.70**
kennel(狗窝)	病因	40	1.18	**61.96**
phlegm(痰)	症状	20	0.88	**23.05**
wheezy(气喘)	症状	16	1	**21.07**
scratchy(刺痒)	症状	12	0.88	**13.83**
concert(音乐会)	社会心理	12	0.78	**12.30**

续表

词　语	需求类目	词频	IDF	TF - IDF
Nyquil(奈奎尔,一种感冒药)	治疗	8	1	**10.54**
pnemonia(肺炎)	病因,预后	8	0.88	**9.22**
suppress(抑制)	治疗	8	0.88	**8.20**
contagious(传染性的)	预防	8	0.88	**8.20**

利用咳嗽(cough)的提问文本信息处理结果,最重要的是能够优化通用词表,将不属于某类疾病的专有词语还原到通用词语,进一步提高消费者健康信息需求模型的准确性和科学性。如下表所示,总共对 13 个专有词语进行了优化,使其变为通用词语,另外将 1 个过敏症专有词语优化为咳嗽专有词语,见表 4 - 9。

表 4 - 9　利用咳嗽提问文本的优化结果

词　语	优化前属于	优化后属于
blood(血)	糖尿病	通用词语
drink(喝酒)	糖尿病	通用词语
lose(丧失)	糖尿病	通用词语
tired(疲惫的)	糖尿病	通用词语
dizzy(眩晕的)	糖尿病	通用词语
smoke(吸烟)	癌症	通用词语
hot(加剧)	过敏症	通用词语
rid(摆脱)	过敏症	通用词语
dog(狗)	过敏症	通用词语
nose(鼻子)	过敏症	通用词语
runny(流鼻涕的)	过敏症	通用词语
congestion(充血)	过敏症	通用词语
mite(小虫)	过敏症	通用词语
asthma(哮喘)	过敏症	咳嗽专有词语

2. 针对疾病专有词语的模型优化

针对部分需求类目缺少专有词语的问题,本章选取 Yahoo! Answers 问答社区中关于糖尿病文本信息的最佳答案("best answer")作为补充数据,优化消费者健康信息需求模型。

在 Yahoo! Answers 问答社区中,最佳答案是提问者从所有回答中挑选出来的最符合自己的问题需求的答案。最佳答案通常包含的信息最全面,信息质量最高,最能够满足提问者的信息需求[1],代表所有答案的最高水准[2]。因此选择糖尿病的最佳答案作为优化数据源具有较高的可信度。

本次优化随机抽取了糖尿病最佳答案文本信息 998 条,经过文本数据处理后,结果如表

〔1〕 KIM S, OH J S, OH S. Best-answer selection criteria in a social Q&A site from the user-oriented relevance perspective[J]. Proceedings of the American Society for Information Science and Technology, 2007, 44(1): 1 - 15.
〔2〕 贾佳,宋恩梅,苏环. 社会化问答社区的答案质量评估[J]. 信息资源管理学报,2013,3(2): 19 - 28.

4-10 所示,糖尿病共新增 13 个专有词语,这些专有词语大多比较专业,例如"ketoacidosis"(酮酸中毒)、"glycosylation"(糖基化)、"aldose"(醛糖)等,由此可以发现最佳答案包含的文本信息内容比提问信息更加专业、信息质量更加高,这与 Oh[1]、孔维泽[2]等学者的研究结论相一致。重新审视这些专有词语后发现,除了"potato"和"rice"稍有歧义外,其他词语基本上都能够表征糖尿病。随后将"potato"和"rice"两个词语与专家讨论,认为土豆和米饭这两种食物淀粉含量较高,如果要和某种疾病联系在一起的话,那么该种疾病是糖尿病的概率最大。因此,13 个新增专有词语全部能够表征糖尿病。

表 4-10　糖尿病最佳答案中的新增专有词语

专 有 词 语	词　频				IDF	TF-IDF			
	糖尿病	癌症	过敏症	自闭症		糖尿病	癌症	过敏症	自闭症
Hemoglobin(血红蛋白)	114	8	1	0	1.00	**43.05**	0.44	0.06	0.00
potato(土豆)	44	6	62	3	0.88	**14.54**	0.29	3.09	0.65
Metabolism(新陈代谢)	43	5	3	3	0.88	**14.21**	0.24	0.15	0.65
Ketoacidosis(酮酸中毒)	40	0	0	0	1.48	**22.31**	0.00	0.00	0.00
hormone(荷尔蒙)	36	84	9	4	0.88	**11.90**	4.04	0.45	0.87
mmol(血糖)	35	0	0	0	1.48	**19.52**	0.00	0.00	0.00
rice(米饭)	34	7	80	1	0.88	**11.24**	0.34	3.98	0.22
glycosylation(糖基化)	31	0	1	0	1.18	**13.77**	0.00	0.07	0.00
starch(淀粉)	30	2	7	0	1.00	**11.33**	0.11	0.40	0.00
aldose(醛糖)	28	0	0	0	1.48	**15.62**	0.00	0.00	0.00
dietary(合理饮食)	24	6	13	0	1.00	**9.06**	0.33	0.74	0.00
glaucoma(青光眼)	23	8	1	1	0.88	**7.60**	0.38	0.05	0.22
cranberry(蔓越橘)	22	1	7	0	1.00	**8.31**	0.05	0.40	0.00

根据消费者健康信息需求模型的 10 项需求类目,将 13 个糖尿病专有词语归类到各个类目中,归类结果如表 4-11 所示。

表 4-11　糖尿病最佳答案的专有词语归类结果

需　求　类　目	专　有　词　语
1. cause(病因)	hemoglobin(血红蛋白),mmol(血糖),potato(土豆),rice(米饭),starch(淀粉)
2. symptom(症状)	
3. test(检测)	hemoglobin(血红蛋白),mmol(血糖)
4. treatment(治疗)	hormone(荷尔蒙)
5. prognosis(预后)	dietary(合理饮食),cranberry(蔓越橘)
6. rehabilitation(康复)	metabolism(新陈代谢)
7. complication(并发症)	ketoacidosis(酮酸中毒),glycosylation(糖基化),aldose(醛糖),glaucoma(青光眼)

〔1〕OH S, WORRALL A. Health answer quality evaluation by librarians, nurses, and users in social Q&A[J]. Library & Information Science Research, 2013, 35(4): 288-289.
〔2〕孔维泽,刘奕群,张敏,等. 问答社区中回答质量的评价方法研究[J]. 中文信息学报,2011,25(1): 3-8.

续表

需　求　类　目	专　有　词　语
8. prevention(预防)	
9. financial(费用)	
10. psychosocial(社会心理)	

4.4.3　消费者健康信息需求模型优化效果

从对通用词语归类不准确的优化结果来看，一定程度上完善了上述提到的未将词语准确归为通用词语的问题。例如词语 blood 和 tired，也会出现在其他疾病的文本信息中，无法单独表征糖尿病。又如词语 smoke，不单单是与癌症有关，其他咳嗽、肺炎等疾病都会涉及。再如 nose、runny 等词语，通过咳嗽文本信息发现，这些词语用来描述咳嗽的症状可能更加贴切。而一提到词语 dog，其实并不能直接判定与过敏症有关，在 Yahoo! Answers 平台上有很多问题与犬舍咳(kennel cough)有关。因此，通过咳嗽提问文本信息的优化，使得一些有歧义的专有词语转变成了通用词语，优化率为 6.6%。鉴于并非所有专有词语都需要优化，本次研究认为优化效果较为显著。

从对部分需求类目缺少专有词语的优化结果来看，首先，financial 和 psychosocial 需求类目中依然没有专有词语，这进一步肯定了该两类包含的词语大多是通用词语，很少有属于该两类的专有词语。其次，symptom 和 prevention 需求类目在本次优化过程中没有新增专有词语，由于 symptom 在之前的模型中已有 16 个专有词语，这次没有出现新的专有词语合情合理。需要特别说明的是，查阅糖尿病相关资料后发现，糖尿病主要分为两类：1 型糖尿病和 2 型糖尿病。1 型糖尿病目前尚未发现有效的预防方式。而 2 型糖尿病可以通过健康的生活方式、合理的饮食等方面来预防，这些词语在优化前的需求模型中已经体现。因此，就糖尿病而言，本次优化未能归纳出新的属于预防(prevention)专有词语也能够理解。但本文相信，如果对其他疾病采用该方法进行不断优化，一定能够归纳出更多预防需求类目的专有词语。最后，对于上述提到的 prognosis、rehabilitation 和 complication 需求类目专有词语较少的问题，本次优化分别新增了 2 个、1 个、4 个专有词语。因此，通过利用糖尿病最佳答案文本信息进行优化，一定程度上能够解决部分需求类目没有包含任何或者只包含很少的专有词用这方面不足。在今后的优化过程中，既可以扩充通用词语的数量、提高通用词语归类的准确性，又能精确地归纳出某类疾病的专有词语，不断完善消费者健康信息需求模型。

通过对消费者健康信息需求模型的优化，一定程度上能够解决需求模型的不足之处。针对通用词语归类不准确的问题，优化了 13 个专有词语，优化率达到了 6.6%。针对部分需求类目缺少专有词语的问题，优化后新增了 13 个专有词语，其中 7 个词语分布在 prognosis、rehabilitation 和 complication 需求类目中，比例达到 53.8%。综上所述，此次优化效果较为理想，本次研究认为倘若利用更多的疾病文本信息对该模型进行不断优化，构建的消费者健康信息模型将会更加准确。

4.4.4　优化后的消费者健康信息需求模型

根据上述优化结果，最终优化过的消费者健康信息需求模型如表 4-12 所示。

表 4-12 优化过的消费者健康信息需求模型

需求类目	通用词语	专有词语			
		糖尿病	癌症	过敏症	自闭症
1. 病因	because, question, answer, due, reason, explain, suppose, information, lead, weather, alcohol, cigarette, virus, flu, smoke, dog, mite …	diabetes, sugar, insulin, sweet, overweight, fat, type, kidney, juice, soda, needle, candy, intake, hemoglobin, mmol, potato, rice, starch	cancer, stage, leukemia, tumor, hpv, melanoma, tobacco, Hodgkin	allergy, milk, peanut, nut, dairy, egg, wheat, mosquito, cat, bee, dust, season …	autism, mental, child, syndrome
2. 症状	symptom, feeling, sick, hurt, weak, suffer, fatigue, ill, sore, ache, nausea, discomfort, pimple, nodule, vomit, diarrhea, eczema, disorder, head, leg, stomach, heart, thyroid, skin, headache, muscle, lung, throat, cough, fever, gland, knee, appetite, cold, light, slightly, drink, lose, tired, dizzy, hot, nose, runny, congestion …	weight, thirsty, hungry, urine, lb, pee, vision, pancreas …	pain, liver, breast, lump, node, lymph, bone, testicle, cyst, mole, boob …	itchy, rash, nasal, stuffy, sneeze, nostril, lip, eye, clog …	anxiety, social, disorder, stress, hate, stupid, contact, depression, speak, spectrum …
3. 检测	test, check, diagnose, exam, result, doctor, nurse, negative, positive, severe, terrify, tissue, stick, grade, report, gene, ray, figure, picture, detect, bipolar, blood …	level, glucose, breakfast, lunch, dinner, protein, ketone, hemoglobin, mmol	cell, scan, size, biopsy, ultrasound, radiation, MRI, benign, mammogram, smear	reaction, penicillin	—
4. 治疗	treatment, doctor, medicine, hospital, patient, pill, daily, drug, tablet, vitamin, heal, painful, therapy, antibiotics, fight, marrow, remedy, ingredient, solution, heal, rid …	metformin, gestational, injection, hormone	chemo, stage, oncologist, surgery, surgeon, remove, colon, radiation, chemotherapy, worry, scared	benadryl, zyrtec, claritin, antihistamine, penicillin	—

续表

需求类目	通用词语	专有词语			
		糖尿病	癌症	过敏症	自闭症
5. 预后	effect, spread, time, long, life, haven, affect, risk, cure, hope, believe, survive, kill, death, constant, donate, prescribed, react, relief, suicide, movement, quit …	meal, diet, exercise, control, dietary, cranberry	die, painless	—	—
6. 康复	healthy, food, eat, sleep, advice, fruit, consultant, tea, vitamin, air, running, natural, laugh, walk, bread, life …	carb, metabolism	—	—	—
7. 并发症	faint, fatigue, headache, ache, appetite, nausea, problem, hurt, head, skin, groin, organ, tonsil, vomit, diarrhea, acne …	hypoglycemia, cholesterol, ketoacidosis, glycosylation, aldose, glaucoma	—	—	adhd, ocd, schizophrenia
8. 预防	prevent, food, water, tea, sleep, fruit, chocolate, alcohol, avoid, vitamin, coffee, cigarette, sun, reading, clean, air, fish, apple, banana, chicken, warm, salt, honey …	sugar, diet, meal, exercise, sweet, snack, juice, soda, candy	esc, tobacco	—	—
9. 费用	insurance, money, spend, problem, loss, count, consume, trouble, awkward	—	—	—	—
10. 社会心理	feeling, family, job, discharge, college, suicide, pressure, mind, nervous, wall …	—	—	—	—

注：相关英文翻译为 leukemia(白血病)，melanoma(黑素瘤)，nausea(恶心)，vomit(呕吐)，diarrhea(腹泻)，eczema(湿疹)，pancreas(胰腺)，cyst(囊肿)，itchy(发痒的)，rash(皮疹)，asthma(哮喘)，glucose(葡萄糖)，ketone(酮)，biopsy(切片检查)，benign(良性的)，mammogram(乳房 X 线片)，metformin(二甲双胍)，zyrtec(仙特明)，claritin(克敏能)，antihistamine(抗组胺剂)，tonsil(扁桃体)，acne(痤疮)，hypoglycemia(低血糖)，cholesterol(胆固醇)，adhd(注意力不集中症)，ocd(强迫性神经官能症)，schizophrenia(精神分裂症)，esc(欧洲心脏学会)。

4.5　消费者健康信息需求模型应用

4.5.1　改善公共图书馆健康信息服务

健康信息服务是指利用现代信息技术来为消费者提供健康方面的信息服务,帮助消费者提高自身健康水平。目前健康信息服务越来越受到国内外政府、研究机构以及医疗机构的重视。例如,美国医疗卫生中心赞助哥伦比亚大学建立的糖尿病远程医疗系统,英国政府赞助牛津医学研究所成立的 DISCERN 等。而作为大众获取资讯信息的重要平台,公共图书馆理应在健康信息服务领域发挥重要作用。

公共图书馆健康信息服务一直是国内外学者、图书馆、包括政府在内的各方机构关注的焦点。无论在国外还是国内,图书馆几乎分布在每个社区,这种地域上的优势为图书馆提供健康信息服务提供了保障[1]。而近年来网络图书馆让消费者更方便地接触并使用电子健康信息资源,图书馆在公共健康信息服务领域的责任愈发重要,各方面学者也在呼吁,希望图书馆能够更好地满足消费者的健康信息需求。

国外公共图书馆和政府企业已经开展多方面深入合作,目前取得不错的进展。例如美国爱荷华州图书馆建立了爱荷华州健康信息网站[2](HealthInfoIowa),为当地居民提供及时、准确、全面的健康信息。此外还有美国博尔德市公共图书馆建立的格里洛健康信息中心(The Grillo Health Information Center)、科罗拉多州立图书馆提供的虚拟图书馆服务(Colorado Virtual Library)等。相比于国内,我国的图书馆在健康信息服务方面则处于刚起步阶段,一些地方图书馆仅设有简单的医疗机构链接、健康信息网站导航、在线健康咨询等内容(例如,广东省立中山图书馆、广州市图书馆、天津市图书馆等)。而国内学术界对图书馆提供健康信息服务的研究也较少。

在实际应用领域,公共图书馆在提供健康信息服务时遇到的障碍制约着其进一步发挥作用,其中最主要的障碍是消费者不能够清楚地表达自身的健康信息需求,而图书馆系统和馆员也无法了解消费者的需求[3]。而本章研究构建的消费者健康信息需求模型,能够帮助消费者表达清楚自身的健康信息需求,而图书馆系统和馆员也可以根据通用词语和专有词语识别出消费者具体的需求类目,据此提供更好的健康信息服务。例如,在仔细研究了上海市中心图书馆网上联合知识导航站(http://vrd.library.sh.cn/)关于表单咨询的内容后发现,需要提交的表单内容涉及的"问题主题"和"问题内容"过于笼统,即使在"高级检索"的页面下也没有找到更加详细的提问分类索引,如图 4-5 所示,这样既不利于消费者清楚地表达健康信息需求,也不方便专家阅读和理解消费者真实的需求情况。

基于本章提出的消费者健康信息需求模型,建议在"问题内容"中细分几个子栏目,将 10 项需求类目加进去,消费者可以详细地填写自己需要获取的"病因"信息、"症状"信息、"检

[1] LINNAN L A, WILDEMUTH B M, GOLLOP C, et al. Public Librarians as a Resource for Promoting Health: Results from the Health for Everyone in Libraries Project (HELP) Librarian Survey[J]. Health Promotion Practice, 2004, 5(2): 182-190.

[2] HealthInfoIowa[EB/OL]. [2015.02-12]. http://www.healthinfoiowa.org/.

[3] MARSHALL J. Health information services in Ontario Public Libraries[J]. Canadian Library Journal, 1991, 48(1): 37-44.

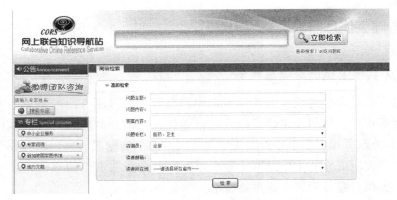

图 4-5　网上联合知识导航站表单咨询页面示意图

测"信息、"治疗"信息、"预防"信息等,从而更加全面、清楚、准确地表达自己的健康信息需求。而对于解答问题的医学专家,他们可以根据消费者分类过的健康信息需求予以快速准确的解答。对于图书馆相关医药信息知识库,可以更加精确地进行健康信息推送,让健康信息推送服务更加智能化,并以此提高网上联合知识导航站的使用效率和消费者体验。

4.5.2　优化健康类网站的可用性

可用性这个概念起源于信息系统,最初是由 Brian Shackelz 在 1991 年提出,他在著作中将可用性定义为:可以让用户简单并有效地使用的能力。当然这些用户是一些特定人群,经过了特定的训练,并为了实现特定的任务[1]。两年后,Jakob Nielsen 对可用性这一概念进行了丰富和完善[2]。1998 年,H. Rex Hartson 对可用性的各种特征研究后提出,之前学者对可用性的研究都聚焦在用户能够简单有效地使用,但便于使用的系统并不一定满足用户的实际需求。因此,他从功能的角度提出将有用性加入到可用性的概念体系中[3]。可用性的概念同样适用于消费者健康信息领域。健康类网站要具备可用性,一方面要保证网站上的健康信息能够被消费者简单有效地使用,另一方面要确保所提供的健康信息满足消费者真实的需求。

国内目前也有一些学者对医疗健康网站可用性展开系统性研究,然而,他们研究时大多通过问卷调查或专家咨询方法总结归纳出一套评价指标体系[4][5],这类研究的局限性非常明显,一是研究数据的随机性和小样本导致无法真正掌握消费者的健康信息需求。二是研究方法的主观性导致指标体系过于片面,研究结论很难被其他研究者所重复。针对这些局限性,本章的研究成果能够为健康类网站的可用性带来一些新思路。从研究数据上来看,本章选择的疾病提问文本信息数量众多(糖尿病 8 672 条提问记录,癌症 10 540 条提问记

〔1〕SHAKEL B, RICHARDSON E. In Human Factors for Informatics Usability[M]. Cambridge University Press,1991:24-30.

〔2〕NIELSEN J. Usability Engineering[M]. Academic Press,1994:23-48.

〔3〕HARTSON H R. Human-computer Interaction:interdisciplinary roots and trends[J]. The Journal of System and Software,1998,43(2):103-118.

〔4〕黄成. 基于非医学专业信息用户需求的我国医学健康网站可用性评价研究——以 10 个我国医学健康网站为分析对象[D]. 西南大学,2008.

〔5〕刘艳丽. 网络用户健康信息质量评价模型研究——糖尿病网站实证研究[D]. 长沙:中南大学,2008.

录,过敏症 10 021 条提问记录,自闭症 1 742 条提问记录),能够保证数据的充足,实现对消费者健康信息需求的全面掌握。从研究方法上来看,在构建消费者健康信息需求模型时采用的特征词提取方法以机器自动实现为主,特征词归类时结合了迭代法思想的定量研究以及专家解读的定性研究,尽可能保证研究结果的科学性。因此,文章构建的消费者健康信息需求模型可以为健康类网站的可用性评价提供更多的思路,优化健康类网站的可用性。

一类最常见的应用是利用健康信息需求模型帮助医疗健康网站更好地满足消费者健康需求,并挖掘他们的潜在信息需求。例如在满足信息需求方面,消费者在医疗健康网站上提问后,网站根据提问信息自动将需求分为"预防"需求、"治疗"需求或是"预后"需求等,并将相应的回答信息推送给消费者,以此来满足他们的健康信息需求。挖掘潜在信息需求方面,根据 4.4.3 节提到的疾病发病到痊愈的流程,消费者一般经历着从预防、诊断、治疗、康复(包括预后和康复)再到预防的闭环式过程。医疗健康网站在判断消费者目前所需的健康信息需求后,可以预测未来一段时间内消费者的关注内容,从而挖掘出潜在健康信息需求,以此将合适的健康信息推送给消费者,提升消费者体验,优化医疗健康网站的可用性。

4.5.3　优化消费者健康信息搜寻行为

健康信息搜寻行为指用户在获取、澄清及确认与健康相关知识或信息的过程中表现出来的口头或非口头行为[1]。对消费者健康信息搜寻行为的研究是消费者健康信息学重要的研究课题,国外学者分别从社会人口学特征[2][3][4]、消费者自身健康信息素养能力[5][6]、信息需求满足程度以及对网络健康信息的信任程度[7]、宽带设施及网络健康信息质量[8]等方面形成了较为成熟的研究体系。但国内到目前为止对常见疾病(例如,癌症、糖尿病等)的网络健康信息搜寻行为的研究还是一片空白[9],大多数研究仍是对国外健康信息搜寻行为的介绍、比较和总结等综述文献。

健康信息需求是开展健康信息搜寻行为研究的基础[10][11],搜寻行为中信息源的选定

〔1〕MANAFO E H, WONG S. Exploring older adults' health information seeking behaviors[J]. Journal of Nutrition Education and Behavior, 2012, 44(1): 85 - 89.

〔2〕XIE B. Older adults' health information wants in the Internet age: implications for patient-provider relationships[J]. Journals of Health Communication, 2009, 14(6): 510 - 524.

〔3〕BAHAR Y. Gender differences in the use of Internet for health information search[J]. Ege Akademik Bakis, 2011, 11(2): 229 - 238.

〔4〕BUNDORF M K, WAGNER T H, SINGER S J. Who searches the Internet for health information? [J]. Health Services Research, 2006, 41(3): 819 - 836.

〔5〕COTTON S, GUPTA S. Characteristics of online and offline health information seekers and factors that determinate between them[J]. Social Science & Medicine, 2004, 59(5): 1795 - 1806.

〔6〕MEHRET S B, VALERIE M M, LONELYSS C, et al. Internet usage by low-literacy adults seeking health information: and observational analysis[J]. Journal of Medical Internet Research, 2004, 6(3): e25.

〔7〕NAN XIAO, SHARMAN R, RAO H R, et al. Factors influencing online health information search: an empirical analysis of a national cancer-related survey[J]. Decision Support Systems, 2014, 57(1): 417 - 427.

〔8〕HALE T M, COTTON S R, DRENTEA P, et al. Rural-urban differences in general and health-related Internet use [J]. American Behavioral Scientist, 2010, 53(1): 23.

〔9〕魏萌萌,魏进. 国外网络健康信息搜寻行为研究及其对我国的启示[J]. 医学信息学杂志,2014,35(3): 12 - 16.

〔10〕SZWAJCER E M, HIDDINK G J, KOELEN M A, et al. Nutrition-related information-seeking behaviors before and throughout the course of pregnancy: consequences for nutrition communication[J]. European Journal of Clinical Nutrition, 2005, 59(1): 57 - 65.

〔11〕WARNER D, PROCACCINO J D. Toward wellness: women seeking health information [J]. Journal of the American Society for Information Science and Technology, 2004, 55(8): 709 - 730.

是与信息需求相匹配的结果[1]。因此,对常见疾病(例如癌症、糖尿病等)开展健康信息搜寻行为研究的前提,是能够清楚地掌握消费者对这些疾病的基本健康信息需求。本文构建的消费者健康信息需求模型针对 4 种常见疾病划分出 10 项需求类目,每项需求类目中都包含了通用词语和专有词语,能够直观地描述消费者的健康信息需求,可以作为常见疾病健康信息搜寻行为研究的基础。

4.6　本章总结

本章针对已有消费者健康信息需求研究的不足,利用归纳法的思想,结合文本挖掘信息分析方法,将所有特征词归纳到十项需求类目中,构建出较为完整的、可扩展的消费者健康信息需求模型。基于该模型,本章还进行了通用词语和专有词语的优化,并讨论了模型的具体应用场景。本章研究的主要研究结论如下。

(1) 构建了消费者健康信息需求模型。从研究内容上看,本章采用归纳法思想构建出消费者健康信息需求模型,该模型不仅仅适用于某类具体疾病,还能够满足所有疾病的健康信息需求。从研究方法上看,本章利用文本挖掘信息分析方法,对健康信息提问文本进行了特征词提取,区别于其他学者的定性研究方法,为后续关于消费者健康信息需求的研究提供了新的研究思路。

(2) 对消费者健康信息需求模型提出优化思路。本章构建的消费者健康信息需求模型存在一定的不足,为了让模型更加完善并具有可拓展性,对该模型的不足之处进行了优化。针对未将词语准确归为通用词语的问题,本章另外选取咳嗽(cough)提问文本信息作为优化数据源。针对部分需求类目缺少专有词语的问题,本章选取 Yahoo! Answers 问答社区中关于糖尿病文本信息的最佳答案(best answer)作为补充数据,优化消费者健康信息需求模型。两种优化结果均较为理想,如果之后增加更多的新疾病文本信息,能够更好地优化该模型。

(3) 讨论了消费者健康信息需求模型的应用场景。为了能够实现消费者健康信息需求模型的价值最大化,将理论研究转化到实际应用中,本章讨论了三种模型应用场景,分别是改善公共图书馆健康信息服务、优化健康类网站的信息可用性、优化消费者健康信息搜寻行为。通过图书馆、政府机构、网络平台等各方努力,消费者的健康信息需求得到满足,自身的健康信息素养和健康水平也会相应提高,从而降低医疗费用开支,促进整个国家的医疗健康发展。

参考文献

[1] Lextek. Stop Word List 1[EB/OL]. [2015 - 01 - 20]. http://www. lextek. com/manuals/onix/stopwords1. html.

[2] Lextek. Stop Word List 2[EB/OL]. [2015 - 01 - 20]. http://www. lextek. com/manuals/onix/

---

〔1〕JOHNSON J D. On contexts of information seeking[J]. Information Processing and Management, 2003, 39(5): 735 - 760.

stopwords2. html.

[3] RANKS N L. Stop word Lists[EB/OL]. [2015 - 01 - 20]. http://www. ranks. nl/stopwords.

[4] DERDIARIAN A K. Informational needs of recently diagnosed cancer patients[J]. Nurs Res, 1986, 35(5): 276 - 281.

[5] BERK R A, NANDA J P. Prediction of the healthcare needs of persons with HIV/AIDS from preliminary health assessment information[J]. AIDS Care, 1997, 9(2): 143 - 160.

[6] O'CARROLL P W, CAHN M A, AUSTON I, et al. Information needs in public health and health policy: results of recent studies[J]. J Urban Health, 1998, 75(4): 785 - 793.

[7] JEAN S, KUTNER M D, MSPH, et al. Evaluation of the impact of a previsit questionnaire for addressing cancer patients' information needs[J]. J Cancer Educ, 1999, 55(14): 248 - 253.

[8] RAMBO N, DUNHAM P. Information needs and uses of the public health workforce-Washington, 1997 - 1998[J]. MMWR Morb Mortal Wkly Rep, 2000, 49(6): 118 - 120.

[9] GIRGIS A, BOYES A, SANSON R W, et al. Perceived needs of women diagnosed with breast cancer: rural versus urban location[J]. Aust N Z J Pub Health, 2000, 24(2): 166 - 173.

[10] WALLBERG B, MICHELSON H, NYSTEDT M, et al. Information needs and preferences for participation in treatment decisions among Swedish breast cancer patients[J]. Acta Oncol, 2000, 39(4): 467 - 476.

[11] STEWART D E, WONG F, CHEUNG A M, et al. Information needs and decisional preferences among women with ovarian cancer[J]. Gynecol Oncol, 2000, 77(3): 357 - 361.

[12] GULAVITA S, SINNOTT C, SETLIFF A E, et al. Short report: what do men with prostate cancer want to know? [J]. Can Fam Physician, 2000, 46(458): 1769 - 1771.

[13] HUGHES L C, HODGSON N A, MULLER P, et al. Information needs of elderly postsurgical cancer patients during the transition from hospital to home[J]. J Nurs Scholarsh, 2000, 32(1): 25 - 30.

[14] STEGINGA S K, OCCHIPINTI S, DUNN J, et al. The supportive care needs of men with prostate cancer[J]. Psychooncology, 2001, 10(1): 66 - 75.

[15] LINDOP E, CANNON S. Evaluating the self-assessed support needs of women with breast cancer[J]. J Adv Nurs, 2001, 34(6): 760 - 771.

[16] BOUDIONI M, MCPHERSON K, MOYNIHAN C, et al. Do men with prostate or colorectal cancer seek different information and support from women with cancer? [J]. Br J Cancer, 2001, 85(5): 641 - 648.

[17] TEMPLETON H, COATES V. Informational needs of men with prostate cancer on hormonal manipulation therapy[J]. Patient Educ Couns, 2002, 49(3): 243 - 256.

[18] WONG R K S, FRANSSEN E, SZUMACHER E, et al. What do patients living with advanced cancer and their carers want to know? — a needs assessment[J]. Support Care Cancer, 2002, 10(5): 408 - 415.

[19] TURNER A M. From the ground up: determining the information needs and uses of public health nurses in an Oregon County Health Department[M]. Seattle, WA: University of Washington, 2005.

[20] REBECCA N, ALISON H, CHRISTOPHER D. Need for information and for involvement in decision making among patients with rheumatoid arthritis: A questionnaire survey[J]. Arthritis Care & Research, 2005, 53(2): 249 - 255.

[21] MAIBACH E W, WEBER D, MASSETT H, et al. Understanding consumers' health information preferences: development and validation of a brief screening instrument[J]. Journal of Health

Communication，2006，11(8)：717-736.

[22] LAPELLE N R，LUCKMANN R，SIMPSON，et al．Identifying strategies to improve access to credible and relevant information for public health professionals：a qualitative study[J]．BMC Public Health，2006，6(1)：89.

[23] PIER C，SHANDLEY K A，FISHER J，et al．Identifying the health and mental health information needs of people with coronary heart disease，with and without depression[J]．Medical Journal of Australia，2008，12(188)：142-144.

[24] KENT E，ARORA N，ROWLAND J，et al．Health information needs and health-related quality of life in a diverse population of long-term cancer survivors[J]．Patient Education and Counseling，2012，89(2)：345-352.

[25] PEYTREMANN-BRIDEVAUX I，LAUVERGEON S，METTLER D，et al．Diabetes care：Opinions，needs and proposed solutions of Swiss patients and healthcare professionals：A qualitative study[J]．Diabetes Research and Clinical Practice，2012，2(97)：242-250.

[26] NAKIA W，RICK W．Using consumer health information to meet the needs of the underserved[J]．Journal of Consumer Health On the Internet，2012，16(1)：18-26.

[27] ROBIN K M，LAURA A K，ANTHONY M，et al．Cancer patient' information needs the first nine month after diagnosis[J]．Patient Education and Counseling，2013，90(1)：96-102.

[28] SANGHEE O，YAN Z，Min S P．Health information needs on diseases：A coding schema development for analyzing health questions in social Q&A[J]．Proceedings of the American Society for Information Science and Technology，2013，49(1)：1-4.

[29] OMOTOSO A，BELLO T，AKADIRI A．Health Information Needs and Sources Utilization by Undergraduates of University of Abuja，Nigeria[J]．International Research：Journal of Library and Information Science，2013，3(2)：268-286.

[30] PubMed Health[EB/OL]．[2014-11-20]．http://www.ncbi.nlm.nih.gov/pubmedhealth.

[31] KIM S，OH J S，OH S．Best-answer selection criteria in a social Q&A site from the user-oriented relevance perspective [J]．Proceedings of the American Society for Information Science and Technology，2007，44(1)：1-15.

[32] 贾佳，宋恩梅，苏环．社会化问答平台的答案质量评估[J]．信息资源管理学报，2013，(2)：19-28.

[33] OH S，WORRALL A．Health answer quality evaluation by librarians，nurses，and users in social Q&A[J]．Library & Information Science Research，2013，35(4)：288-289.

[34] 孔维泽，刘奕群，张敏，等．问答社区中回答质量的评价方法研究[J]．中文信息学报，2011，25(1)：3-8.

[35] LINNAN L A，WILDEMUTH B M，GOLLOP C，et al．Public Librarians as a Resource for Promoting Health：Results from the Health for Everyone in Libraries Project (HELP) Librarian Survey[J]．Health Promotion Practice，2004，5(2)：182-190.

[36] HealthInfoIowa[EB/OL]．[2015.02-12]．http://www.healthinfoiowa.org/.

[37] MARSHALL J．Health information services in Ontario Public Libraries[J]．Canadian Library Journal，1991，(1)：37-44.

[38] SHAKEL B，RICHARDSON E．In Human Factors for Informatics Usability [M]．Cambridge University Press，1991：24-30.

[39] NIELSEN J．Usability Engineering[M]．Academic Press，1994：23-48.

[40] HARTSON H R．Human-computer Interaction：interdisciplinary roots and trends[J]．The Journal of

System and Software，1998，43(2)：103－118.

［41］黄成.基于非医学专业信息用户需求的我国医学健康网站可用性评价研究——以10个我国医学健康网站为分析对象［D］.重庆：西南大学,2008.

［42］刘艳丽.网络用户健康信息质量评价模型研究——糖尿病网站实证研究［D］.长沙：中南大学,2008.

［43］MANAFO E H，WONG S. Exploring older adults' health information seeking behaviors［J］. Journal of Nutrition Education and Behavior，2012，44(1)：85－89.

［44］XIE B. Older adults' health information wants in the Internet age：implications for patient-provider relationships［J］. Journals of Health Communication，2009，14(6)：510－524.

［45］BAHAR Y. Gender differences in the use of Internet for health information search［J］. Ege Akademik Bakis，2011，11(2)：229－238.

［46］BUNDORF M K，WAGNER T H，SINGER S J. Who searches the Internet for health information? ［J］. Health Services Research，2006，41(3)：819－836.

［47］COTTON S，GUPTA S. Characteristics of online and offline health information seekers and factors that determinate between them［J］. Social Science & Medicine，2004，59(9)：1795－1806.

［48］MEHRET S B，VALERIE M M，LONELYSS C，et al. Internet usage by low-literacy adults seeking health information：and observational analysis［J］. Journal of Medical Internet Research，2004，6(3)：e25.

［49］NAN XIAO，SHARMAN R，RAO H R，et al. Factors influencing online health information search：an empirical analysis of a national cancer-related survey［J］. Decision Support Systems，2014，57(1)：417－427.

［50］HALE T M，COTTON S R，DRENTEA P，et al. Rural-urban differences in general and health-related Internet use［J］. American Behavioral Scientist，2010，53(1)：23.

［51］魏萌萌,魏进.国外网络健康信息搜寻行为研究及其对我国的启示［J］.医学信息学杂志,2014,35(3)：12－16.

［52］SZWAJCER E M，HIDDINK G J，KOELEN M A，et al. Nutrition-related information-seeking behaviors before and throughout the course of pregnancy：consequences for nutrition communication ［J］. European Journal of Clinical Nutrition，2005，59(1)：57－65.

［53］WARNER D，PROCACCINO J D. Toward wellness：women seeking health information［J］. Journal of the American Society for Information Science and Technology，2004，55(8)：709－730.

［54］JOHNSON J D. On contexts of information seeking［J］. Information Processing and Management，2003，39(5)：735－760.

第五章

专业性社会化网络论坛
用户交流模式研究

新时代背景下,专业性的社会化网络论坛已逐渐成为学术科研工作者重要的非正式交流场所,用户通过交流和互动,从而实现知识的共享和积累,最终达到个人和群体知识的提升。然而,对于社会化网络论坛中用户交流模式的研究绝大多数仅基于理论研究,实证研究也大多针对较小的样本量进行微观层面的研究,为了更好地反映用户在社会化网络论坛中交流的特点,本章选择专业性健康类社会化网络论坛,从交流主体、交流客体和交流方式三者相结合的角度,基于理论研究成果与实证数据,探讨社会化网络论坛中用户交流的模式特点。

5.1　数据采集与处理

5.1.1　数据源选取

丁香园论坛(以下简称丁香园)创建于 2000 年 7 月,是目前中国最大的面向医生、医疗机构、医药从业者以及生命科学领域人士的专业性社会化网络论坛[1],提供最新医学知识、医疗技术等,并为医学专业和生物科技领域的从业人员提供良好的专业交流平台。截至2015 年 3 月,丁香园拥有超过 430 万注册用户[2],社区用户可进行实名制认证获得医学生、认证医师、执业医师、专家等不同的认证等级。丁香园设有专门的账号对社区内容进行管理,是社会化网络论坛的典型代表。

如图 5-1 所示,丁香园共有 17 个讨论区,内容涉及临床医学、基础医学和生命科学、药学等,其中最核心的讨论区为临床医学讨论区,共分为 5 个区共计 34 个板块(见附录 2),每个区下面包含若干板块,如临床医学讨论一区下包含神经科学专业讨论版、呼吸与胸部疾病讨论版、心理学与精神病科学专业讨论版、心血管专业讨论版、麻醉疼痛专业讨论版以及急救与危重病讨论版 6 个板块,见图 5-2。

5.1.2　数据采集录入

本章研究利用火车头采集器[3]采集丁香园临床医学一区至五区讨论区共 34 个板块在

---

〔1〕丁香园关于我们[EB/OL]. [2015-03-31]. http://www.dxy.cn/pages/about.html.
〔2〕丁香园论坛[EB/OL]. [2015-03-31]. http://www.dxy.cn/bbs/index.html.
〔3〕火车头数据采集平台[EB/OL]. [2015-03-01]. http://www.locoy.com/.

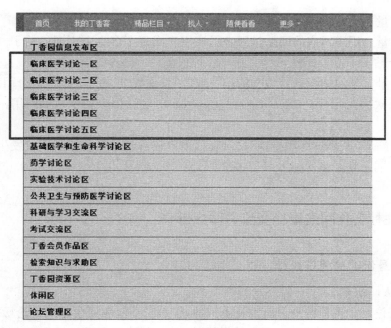

图 5-1 丁香园讨论区图

临床医学讨论一区			
神经科学专业讨论版 Neurology, Neurosurgery...	602970/85 shanjianshui	呼吸与胸部疾病讨论版 Respiratory Disease, Chest Disease, Lung Infection, SARS...	542845/67 一舟明月
心理学与精神病学专业讨论版 Psychology, Psychosomatic Medicine, Psychiatry, Behavior medicine	113014/5 鱼头排骨	心血管专业讨论版 Cardiopathy, Cardiovascular Disease, Cardiovascular Surgery...	547830/87 catherine_50621
麻醉疼痛专业讨论版 Anesthesiology, Pain...	571522/75 月之父	急救与危重病讨论版 Emergency Medicine, ICU, Severe Disease...	369710/53 cysong8912

图 5-2 丁香园临床医学讨论一区图

2014 年 10 月 1 日至 2014 年 12 月 31 日时间段内的所有内容,主要涉及以下几个方面:第一,在该时间段内在 34 个板块发生过发帖或者回帖行为的所有用户的基本信息,包括用户等级、所在地区、是否为认证医师、认证科目等;第二,用户发帖/回帖关系及交流内容,包括帖子标题、发帖人、回帖人、发帖内容、回帖内容;第三,用户交流的相关行为信息,包括帖子的投票数、收藏数、回复数、浏览数、发帖/回帖时间等;第四,用户交流的场所,即帖子所在的板块和所属的版面。将采集的内容存放在 Excel 表格和 SQL Server 数据库中,采集截止日期为 2014 年 3 月。

5.1.3 数据预处理和说明

删除重复记录及内容不相关的帖子(如广告帖),最终得到 21 031 个帖子。每个帖子除了对应一个发帖人以外,还可能有多个用户进行回帖,并且这些回帖用户即发帖也回帖,也可能只回帖而不发帖。本文对这 21 031 个帖子中所有发生过发帖或者回帖行为的用户进行统计,得到用户共计 31 624 个。将清理后的数据保存在 SQL Server 数据库,共涉及三张表,用户信息表 UserInfo,帖子信息表 PostInfo,帖子交互信息表 CommentInfo 三个库表。

其中主要的字段包括用户 ID、用户名、帖子 ID、帖子标题、发帖量、回帖量、被评量、自回帖量等,现对字段的含义及可能存在不同处理方法的数据做如下说明。

（1）发帖量　用户对应的发帖量即表示该用户发了多少个不同的帖子。

（2）回帖量　用户对应的回帖量即表示该用户回复了多少个不同的帖子。如果该用户多次在同一个帖子下进行回复，只记为一次回帖。

（3）被评量　与回帖量的处理方法相一致，用户所发同一帖子被另一个用户多次评论，评论数只记一次。因此，用户对应的被评量即用户所发的每个帖子被不同用户评论的次数的总和。

（4）自回帖量　用户对应的自回帖量表示用户在自己所发的帖子下面发生回帖行为的帖子数总和。同一帖子多次回复只记一次。

5.2　专业性社会化网络论坛交流主体分析

5.2.1　用户身份的描述性统计分析

1. 用户认证分布

虽然网络论坛中用户的身份属性是虚拟的，但是在专业性社会化网络论坛中，受学术交流动机、学术交流内容的专业性、严谨的学风等影响，部分用户更愿意使用真实的身份进行学术探讨。

丁香园的用户分为两类，一类是认证用户，一类是非认证用户（即普通用户），成为认证用户都需提供其身份证及相关证明材料，认证用户类型包括以下 4 类。

（1）专家：是三级甲等医学副主任医师及以上，或三级乙等医院主任医师的执业医师。

（2）执业医师：是具有医师执业证书的相关从业人员。

（3）认证医师：是从事医学相关工作但不具有执业医师资格的人员，例如非临床科室人员（如药师、医技人员）。

（4）医学生：是医学相关专业但不具备执业医师资格的学生。

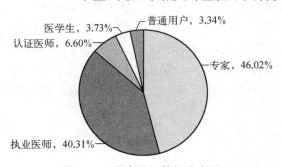

图 5-3　用户认证等级分布图

本研究案例中共涉及 31 624 个用户，由图 5-3 可以看出，超过一半（约 54%）的用户均为认证用户，其中大部分是具有医师认证资格的执业医师和专家，还有小部分为医学相关从业人员或医学生。此外，在普通用户中，还可能存在一些具有认证资格的用户并未进行验证。高比例的专业用户保证了整个网络论坛交流内容的专业度和可信度。与其他娱乐性、商业性社区相比，丁香园在内容交流、问题探讨、资源分享方面更加严谨。同时，对于普通用户，丁香园也提供了一个良好的平等交流的平台，可以凭借自身兴趣浏览专业性较高的内容，并自由地参与观点的表达。

2. 用户科室分布

在案例 31 624 个用户中，认证用户共有 17 073 位（约占 54%），根据用户个人主页显示的所在二级科室的情况，按照丁香园本身的一级二级科室分类标准（见附录 3）归纳为 24 个主要的科室，统计各科室的注册用户数量。

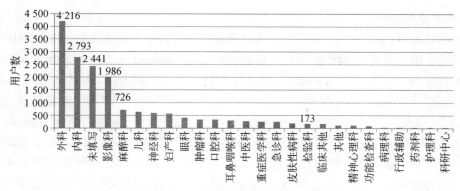

图 5-4　用户科室分布图

通过图 5-4 可以发现，外科、内科、影像科的认证用户和其他科室相比具有绝对优势，3个科室的总和占认证用户的一半以上（约 52.7%）。2 441 个认证用户并未填写自己所在的科室，主要存在两种情况，一类是认证用户对自己的科室情况保密，一类是由于仍是医学生，因此没有对应的科室。麻醉科、儿科、神经科等 13 个科室的用户数量较为均匀，而精神心理科、功能检验科、病理科、行政辅助、药剂科、护理科和科研中心的用户数较少。其中，"临床其他"为专门的一类，包括介入医学科、康复科等，而"其他"表示用户所在科室不在已有科室分类之中，为用户自行添加的科室。从认证用户科室分布情况来看，外科、内科和影像科的用户数量最多，当然这也现实环境下每个学科本身的成员数量有关。

3. 用户地区分布

按照用户所在省、市或地区进行排序，从图 5-5 可以看出在国内用户中，山东、广东、江苏和浙江 4 个省的注册用户数量最多，分别为 2 982 人、2 691 人、2 434 人和 1 995 人，约占总体的 32%。而海南省、宁夏回族自治区、青海省、西藏自治区、香港特区、澳门特区及台湾省的用户数较少，其余约 64% 的用户较为平均地分布在其他 23 个省市。总体人员分布与《2013 年中国卫生统计年鉴》[1]中卫生人员数的全国分布情况基本一致。可见丁香园社区吸引了来自全国各地的用户，为研究人员的学术交流提供了便捷、高效的交流平台，同时还有一些来自国外的用户，说明丁香园不仅在国内享有很高的知名度，同时也吸引了部分国外的用户。

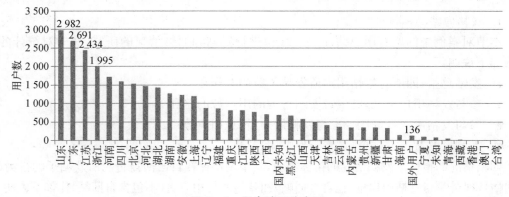

图 5-5　用户地区分布图

〔1〕2013 年中国卫生统计年鉴［EB/OL］.［2015 - 03 - 31］. http://www. nhfpc. gov. cn/htmlfiles/zwgkzt/ptjnj/year2013/index2013. html.

4. 用户等级分布

用户的认证、科室及地区分布情况体现的都是用户现实生活中的真实身份,而用户等级则是虚拟环境下用户身份的体现,与用户在社区中的表现如发帖量、回帖量以及质量等有关。

丁香园中设立严格的等级制度,一部分与积分有关的基础等级,包括入门站友、常驻站友、铁杆站友、准中级站友、中级站友,另一部分与职务相关的特殊等级,如管理员、版主、论坛客服、VIP 站友等[1]。从图 5-6 可以看出,绝大多数用户的等级为基础等级,其中数量最多的为入门站友,共有 17 208 位(约占 54.4%),其次为常驻站友(约占 28.8%)和铁杆站友(约占 13.1%),这三个等级的用户占到了总用户的 96.3%。此外,还有一些数量较少的为丁香园管理员账号如丁香园志愿者、丁香园管理员、丁香园论坛客服,以及版主等特殊等级。从用户的等级分布可以看出,参与交流的大部分用户仍然是一般用户,少部分用户成为了论坛等级较高的管理层和领导层。其他为未激活用户、屏蔽用户和不存在等级的用户。

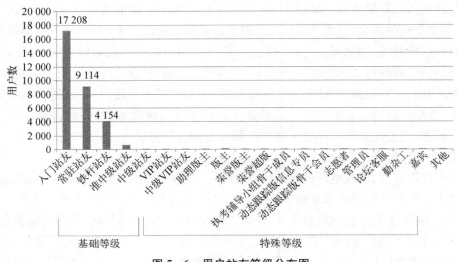

图 5-6 用户站友等级分布图

5.2.2 用户交互信息的描述性统计分析

1. 发帖回帖总体情况

本节对案例中的所有用户共计 31 624 位进行发帖和回帖情况的研究,其中对统计的指标做如下说明:

- 发帖总量,即所有发帖用户所发帖子数的总和
- 参与发帖用户量,即发生过发帖行为的用户数的总和
- 参与发帖用户百分比=参与发帖用户量/总用户数
- 人均发帖量=发帖总量/参与发帖用户量

回帖情况的指标与发帖情况的指标类似,其中用户存在自己回复自己所发帖子的行为(即自回帖),现对参与发帖用户量(包含自回帖)和参与发帖用户量(不包含自回帖)作如下说明:

参与发帖用户量(包含自回帖),即若发帖用户发生回帖行为,不管是回复自己的帖子还

[1] 丁香园社区用户等级相关制度[EB/OL].[2015-03-31]. http://www.dxy.cn/bbs/topic/24359166.

是回复其他用户的帖子,则该用户也记为参与发帖的用户;而参与发帖用户量(不包含自回帖)表示,若发帖用户仅回复自己的帖子而未回复其他任何用户的帖子,则该用户不记为参与发帖的用户。之所以区分这两个指标,是由于在统计过程中发现有部分用户仅回复自己发的帖子,而不参与其他任何用户发的其他帖子的讨论,见表 5 - 1。

表 5 - 1　参与发帖回帖的用户量及发帖回帖总量

	发　帖	回帖(包含自回帖)	回帖(不包含自回帖)
总量	21 031	92 344	82 484
参与的用户量	12 055	27 151	23 717
参与的用户百分比	38.12%	85.86%	75.00%
人均	1.74	3.4	3.48

通过表 5 - 2 统计可以发现,参与发帖的用户占总数的 38.12%,参与回帖(包括自回帖)用户数占总数 85.86%,存在只发帖不回任何帖的用户约占总数的 14.14%,这些用户只发起话题,但不对其他人发起的话题进行评论,也不对其他用户的反馈进行回应。参与回帖(不包含自回帖)的用户占总数的 75%,由此可知,只回自己发的帖子的用户数占到 10.86%,这些用户只参与自己发起的话题的交流;只回帖不发帖的用户约占总数的 61.88%,这些用户在采集时间段内表现欠活跃。通过以上数据说明,用户个体的发帖和回帖的行为很可能存在差异,有的用户同时参与发帖和回帖参与度高,有的用户仅发帖而不回帖,有的用户仅回帖而不发帖。

表 5 - 2　不同发帖回帖情况对应的用户百分比

发帖/回帖情况	用户占比/%
参与发帖	38.12
参与回帖(包含自回帖)	85.86
参与回帖(不包含自回帖)	75.00
只发帖不回任何帖	14.14
只回自己发的帖子	10.86
只回帖不发帖	61.88

自回帖主要存在 3 种情形,一种是其他用户回帖后,发帖人进行回复,与回帖人进行实质性的内容交流,围绕主题内容进行探讨;一种是发帖人将一个完整的主题内容拆分成多条记录,形成了形式上的回帖;另一种是发帖人因无人回复,而自行多次顶帖。因为自回帖的情况与一般意义上的发帖/回帖从对象和含义上都存在一定的差异,因此,本研究以下分析均忽略用户的自回帖情况,以下的回帖量也均不包含自回帖的数量。

2. 发帖量分布——核心作者分析

核心作者分析是传统文献计量学中的重要内容,在网络计量学中,同样存在马太效应,现有研究表明洛特卡定律具有一定的适用价值,但是其参数仍然需要大量数据验证。

本研究选取了案例中所有发生过发帖行为的作者,共计 12 055 位,根据这些作者的全部发帖量降序排列,统计发帖量、对应的作者数,作者百分比(以发帖作者总量 12 055 作为基数)以及作者累计百分比,得到表 5-3。

表 5-3　发帖量及对应作者数降序表

发帖量	作者数	作者占比/%	累计占比/%	发帖量	作者数	作者占比/%	累计占比/%
185	1	0.01	0.01	25	2	0.02	0.324
175	1	0.01	0.02	24	3	0.02	0.348
105	1	0.01	0.02	23	4	0.03	0.382
96	1	0.01	0.03	22	4	0.03	0.415
84	1	0.01	0.04	21	2	0.02	0.431
83	1	0.01	0.05	19	2	0.02	0.448
69	1	0.01	0.06	18	1	0.01	0.456
63	1	0.01	0.07	17	1	0.01	0.465
62	1	0.01	0.07	16	6	0.05	0.514
61	2	0.02	0.09	15	2	0.02	0.531
56	1	0.01	0.10	14	5	0.04	0.572
52	1	0.01	0.11	13	14	0.12	0.689
50	3	0.02	0.13	12	19	0.16	0.846
41	1	0.01	0.14	11	18	0.15	0.995
40	3	0.02	0.17	10	16	0.13	1.128
39	1	0.01	0.17	9	31	0.26	1.385
35	1	0.01	0.18	8	35	0.29	1.676
34	1	0.01	0.19	7	53	0.44	2.115
33	1	0.01	0.20	6	90	0.75	2.862
31	1	0.01	0.21	5	144	1.19	4.056
30	4	0.03	0.24	4	278	2.31	6.363
29	3	0.02	0.27	3	619	5.13	11.497
28	1	0.01	0.27	2	1 845	15.30	26.802
27	3	0.02	0.30	1	8 824	73.20	100.000
26	1	0.01	0.31				

　　根据表 5-3 可见,在丁香园的 34 个板块中,发布一篇帖子的作者数为 8 824 位,约占总作者数的 73.2%,与陆天珺[1]对丁香园肿瘤医学板块 2003～2012 年数据的统计结果值 70% 相比,两者具有比较好的一致性。而与传统文献计量学中一次发文量的作者约占总作者数的 60%(洛特卡定律经验值)相比,网络环境下的用户参与度明显大于传统期刊文献的参与度。这说明通过基于社会化网络论坛的非正式的学术交流具有一定的优越性,其快速高效并且廉价的沟通方式使学术间的交流更为频繁。

　　将用户和其对应的发帖量绘制得到图 5-7 可见其分布存在明显的长尾效应。最高发帖量高达 185 篇,然而仅占发帖用户总量的 0.01%,发帖量为 1 篇的则占发帖用户总量的 73.2%。而在所有用户中,发帖的用户又仅占到用户总数的 38.12%,这说明绝大多数的用户只发少量帖子或者只参与话题讨论而从不主动发起话题。社区帖子的贡献仍然依赖于少数人,表 5-4 列出了发帖量前 20 名的用户。

---

〔1〕陆天珺.基于复杂网络理论的学术虚拟社区小团体研究[D].南京:南京农业大学,2012.

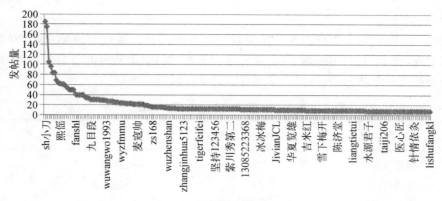

图 5 - 7　用户发帖量分布图

表 5 - 4　发帖量 Top20 用户列表

排　名	用　户　名	发帖量	排　名	用　户　名	发帖量
1	sh 小刀	185	11	zhouyizmc02	61
2	medicolove	175	12	baobuhe	56
3	dr_xiaous	105	13	法孝直的冬天	52
4	wangyy1990	96	14	过去的时光难忘怀	50
5	zcq580710	84	15	丁香园通讯员	50
6	zmdzfx	83	16	sumslij	50
7	兆麟堂	69	17	fanshl	41
8	丁香期刊	63	18	激情四射	40
9	熙偓	62	19	河南客家人	40
10	鹏涛不知道	61	20	慕盛学	40

3. 回帖量分布——活跃用户分析

同样地,分析回帖量分布绘制图 5 - 8,共涉及回帖作者共计 23 717 位。从图中可以发现,回帖量也存在明显的长尾效应,单个用户回帖量最高可达 558,而大多数用户回帖

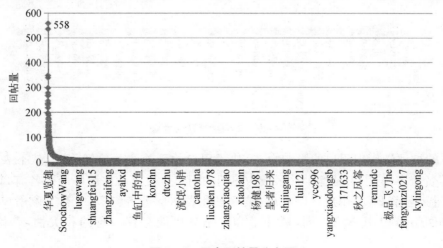

图 5 - 8　用户回帖量分布图

量都较少。

如表5-5所示,这些用户均为回帖量较高的活跃用户。通过与发帖量前20的用户相比较可以发现,前20名的用户均不同,这和用户发帖回帖总体情况的研究相一致,用户的发帖回帖行为存在一定差异,有待进一步通过统计学检验进行验证。

表5-5 回帖量 Top20 用户列表

排 名	用 户 名	回帖量	排 名	用 户 名	回帖量
1	华夏览雄	558	11	qy20027	236
2	飞鹰行动	536	12	home2001	235
3	zhdm1956	348	13	ctgaoshao	230
4	xiao79bing	340	14	联众之王	219
5	y8936	299	15	错了还想错	198
6	山峰之巅	278	16	ktsb00	196
7	相沙	268	17	wsshihan	189
8	灯火阑珊处 993005	266	18	wtrecamel1	178
9	lan-wenguang	247	19	二进制	174
10	hyy838	237	20	mariasam	174

4. 被评量分布——热门用户分析

由图5-9可知被评量的分布也存在明显的长尾效应,被评量最高的为用户"guoxux"达到1 044次,大部分用户的被评量均较低。

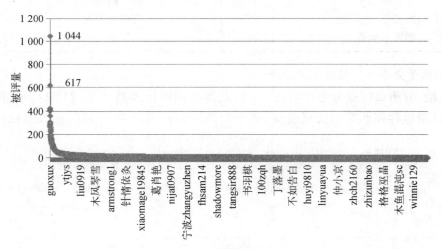

图5-9 用户被评量分布图

用户的被评量代表用户的影响力,反映了用户的受关注的热门程度,从下表5-6中被评量排名前20的用户是整个社区最为热门的用户。通过对比被评量排名前20及发帖量、回帖量排名前20的用户可以发现,被评量和发帖量排名前20中有7位用户相同,而被评量和回帖量中用户均不同,被评量和发帖量可能存在一定的相关性,有待进一步检验。

表 5-6　被评量 Top20 用户列表

序　号	用　户　名	被评量	序　号	用　户　名	被评量
1	guoxux	1 044	11	yisgoli	277
2	鹏涛不知道	617	12	zzt8	272
3	过去的时光难忘怀	424	13	fei0456	263
4	dr_xiaous	409	14	yellow1688	260
5	fanshl	405	15	sun18354758766	244
6	向子云	405	16	郭大侠 vs 郭大夫	229
7	86084	358	17	baobuhe	223
8	zs168	307	18	河南客家人	199
9	丁香园通讯员	293	19	shengzhang66	197
10	xihuansushi	280	20	静坐窗台听雨声	196

5. 交互信息分布拟合

对于用户个体而言,存在发帖和回帖(评论)两种行为,都是知识的输出。同时,与回帖(评论)相对应,用户还存在被评情况,用户 B 评论用户 A,即用户 A 被用户 B 评论,被评是一种知识的输入。因此对于用户个体而言,存在发帖量、回帖量和被评量三个主要交互信息。

对发帖量、回帖量、被评量数值大小按照降序排列,对排序和数值分别取对数,进行"排序-数值"分布拟合,结果如表 5-7 所示。各种交互信息一元线性回归方程的拟合优度(R方统计量)都较好,且都通过了显著性检验。验证了用户交互信息符合幂律分布,各种交互信息数量较多的用户占比较少,表明存在部分交流互动比较频繁的核心成员,对整个社区交流的贡献和影响较大,同时也说明挖掘核心成员具有一定价值。

表 5-7　用户交互信息分布拟合

	发　帖　量	回　帖　量	被　评　量
方程	$y = 1.667 - 0.447x$	$y = 2.129 - 0.526x$	$y = 2.194 - 0.541x$
R 方	0.795	0.882	0.855
Sig.	0.000	0.000	0.000
样本数	12 055	23 717	9 414

5.2.3　用户身份及交互信息的相关性分析

1. 交互信息相关性分析

对用户的交互信息包括发帖量、回帖量和被评量进行相关性分析。在相关分析方法中,Pearson 和 Spearman 都是分析两个变量(两个数据集合)之间相关关系的常用方法[1],然而 Pearson 只适用于两个随机变量服从二元正态分布的数据,通过表 5-8 的 K-S 检验结果得到

---

[1] STEFAINE H, STEFAN K. Knot removal surface fairing using search strategies[J]. Computer Aided Design, 1998, 30 (2): 131-138.

各样本数据并不符合正态分布,因此 Pearson 分析在此不适用。而 Spearman 分析的变量数据不需要正态分布假设,且适用于等级数据,因此选用 Spearman 相关方法进行相关性分析。

表 5-8　不同认证类型用户交互信息 Kolmogorov – Smirnov 检验

		发帖量	回帖量	被评量
正态参数[a,b]	均值	0.67	2.61	3.02
	标准差	2.528	10.018	15.138
最极端差别	绝对值	0.396	0.397	0.421
	正	0.345	0.347	0.332
	负	−0.396	−0.397	−0.421
Kolmogorov – Smirnov Z		70.466	70.651	74.866
渐近显著性(双侧)		0.000	0.000	0.000

a. 检验分布为正态分布。b. 根据数据计算得到。

借助 SPSS 软件对用户发帖量、回帖量、被评量进行 Spearman 相关性分析,得到结果如表 5-9 所示。

表 5-9　用户交互信息 Spearman 相关系数

	发 帖 量	回 帖 量	被 评 量
发帖量	1	−0.422**	0.837**
回帖量	−0.422**	1	−0.285**
被评量	0.837**	−0.285**	1

注:在 0.01 水平(双侧)上显著相关。

从上表 Spearman 相关系数可以看出,丁香网交互信息中发帖量和被评量呈现出显著的正相关,相关系数分别为 0.837,说明其发帖量较多的作者更容易获得了较多的评论,其思想和观点较易被扩散与传播,也相应较易获得相关的学术和社会影响。而发帖量和回帖量、回帖量和被评量之间呈现弱的负相关,说明用户在发帖和回帖的行为上存在一定差异,喜欢发帖的用户不一定喜欢评论其他用户,喜欢发表评论的用户也不一定喜欢发帖。

2. 用户认证身份与交互信息相关性分析

用户的发帖回帖行为存在差异,而用户又具有专家、医师、医学生、普通用户等不同认证类型,这些认证类型表明了用户在现实生活中的不同的学术等级,而这些学术等级是否会对虚拟环境下用户的交流行为产生影响,本节通过用户认证身份与交互信息的相关性分析进行进一步研究。

首先,将用户按认证类型进行分组,对不同认证类型的用户的发帖量、回帖量和被评量进行统计,表 5-10 显示了均值的统计结果。总体而言,不同认证类型的用户其交互信息均值存在一定差异,认证等级较高的用户拥有较高的知识“势能”和影响,其发帖量、回帖量(代表知识输出)以及被评量(代表知识影响)都相对较大。

基于以上数据的观察和前文的分析,本节提出了如下假设:用户认证身份对用户交流存在显著影响。

表 5-10　不同认证类型用户交互信息均值统计

认 证 类 型	发 帖 量	回 帖 量	被 评 量
专　　家	0.79	5.10	5.22
执业医师	0.67	3.44	3.25
认证医师	0.66	3.83	3.57
医学生	0.74	2.97	2.79
未认证	0.65	1.49	1.70
总　　计	0.67	2.61	2.61

进而,以认证类型为控制变量,利用非参数 Kruskal-Wallis 检验,对不同认证类型用户的发帖量、回帖量、被评量进行比较,结果如表 5-11 所示。可以发现,不同认证类型用户的发帖量、回帖量以及被评量均存在显著差异(渐近显著性小于显著性水平 α),说明原假设成立,用户认证身份对用户交流存在显著影响。用户认证等级代表了用户的研究资历和专业水准,可以间接地把握用户的权威度和声望,对海量的帖子进行筛选和辨别。

表 5-11　不同认证类型用户交互信息 Kruskal-Wallis 检验

	发 帖 量	回 帖 量	被 评 量
卡方	85.972	1 630.066	26.713
df	4	4	4
渐近显著性	0.000	0.000	0.000

a. Kruskal-Wallis 检验;b. 分组变量:认证类型。

3. 用户科室身份与交互信息相关性分析

同样地,用户的科室信息表明了用户现实环境中不同的学科身份,来自不同学科的用户其在虚拟社区中的交互行为是否存在差异,可以将科室作为控制变量进行相关性分析。与 5.2.1 节中第 2 点用户科室分布的统计口径相一致,本节采用用户的一级科室进行分类统计,得到图 5-10,可以看出有的科室人均被评量高于回帖量,例如,检验科、病理科等,有的

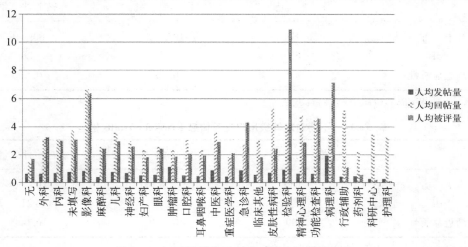

图 5-10　不同科室用户交互信息均值统计图

科室人均被评量低于回帖量,例如药剂科、护理科,同时各个科室人均发帖量和人均回帖量的比例也存在差异。

基于上述观察,本节提出如下假设:用户科室身份对用户交流存在显著影响。

进而以一级科室为控制变量,利用非参数 Kruskal – Wallis 检验,对不同科室用户的发帖量、回帖量、被评量进行比较,结果如表 5 – 12 所示。不同科室用户的发帖量、回帖量以及被评量均存在显著差异(渐近显著性小于显著性水平 α),说明原假设成立,用户科室身份对用户交流存在显著影响。

表 5 – 12   不同科室用户交互信息 Kruskal – Wallis 检验

	发 帖 量	回 帖 量	被 评 量
卡 方	149.068	1 855.873	71.931
df	25	25	25
渐近显著性	0.000	0.000	0.000

a. Kruskal – Wallis 检验;b. 分组变量:一级科室。

通过前文的相关性分析可以发现,现实环境中用户的学术身份(包括学术等级和学科类型)都对虚拟环境中的用户交流有显著影响。

4. 用户其他身份信息与交互信息相关性分析

用户的身份属性除了认证身份和科室身份以外,还包括地区和虚拟环境下的站友等级,这两类身份信息和用户的交互信息之间的相关性也可以通过 Kruskal – Wallis 检验得到。

本节提出如下假设。

假设 1:用户地区身份对用户交流存在显著影响。

假设 2:用户站友等级身份对用户交流存在显著影响。

分别将地区和站友等级作为控制变量,对用户的发帖量、回帖量、被评量进行比较。

从表 5 – 13 和表 5 – 14 可以看出,不同地区的用户以及不同站友等级的用户其发帖量、

表 5 – 13   不同地区用户交互信息 Kruskal – Wallis 检验

	发 帖 量	回 帖 量	被 评 量
卡 方	65.171	103.929	80.449
df	36	36	36
渐近显著性	0.002	0.000	0.000

a. Kruskal – Wallis 检验;b. 分组变量:地区。

表 5 – 14   不同站友等级用户交互信息 Kruskal – Wallis 检验

	发 帖 量	回 帖 量	被 评 量
卡 方	79.613	2 348.441	260.508
df	21	21	21
渐近显著性	0.000	0.000	0.000

a. Kruskal – Wallis 检验;b. 分组变量:站友等级。

回帖量以及被评量均存在显著差异,说明原假设成立,用户地区身份和站友等级都会用户交流存在显著影响。由于不同地区的医疗卫生人员水平存在一定的差异,在虚拟社区中表现出来的活跃度和影响力也存在一定差异。而站友等级是用户虚拟环境下身份高低的体现,站友等级与用户交流的必然存在一定的相关性。

5.2.4　用户类型归纳

基于前几小节的研究,不同身份的用户其交流行为存在一定的差异,而用户的交互信息是用户各种身份的体现:用户的发帖量、回帖量主要体现其活跃程度,用户的被评量主要体现其影响力。本节利用用户的交互信息,从活跃度和影响力两个主要因素出发对用户类型进行归纳总结。

表 5－15 列出了发帖量、回帖量和被评量分别排在前 20 名的用户及其对应的认证类型、等级、科室情况等,并将筛选出的用户按照发帖量降序排列。二级科室"未填写"表示该用户为认证用户但并未填写其对应的科室,二级科室"无"表示用户为普通用户,无对应的科室。

表 5－15　用户交互信息 Top20 用户列表

用户名	发帖量	回帖量	被评量	认证类型	等　级	二级科室
sh 小刀	185	0	43	普通用户	常驻站友	无
medicolove	175	0	194	执业医师	入门站友	放疗科
dr_xiaous	105	0	409	专家	准中级站友	急诊科
wangyy1990	96	0	88	普通用户	铁杆站友	无
zcq580710	84	0	15	执业医师	常驻站友	普外科
zmdzfx	83	45	152	普通用户	版主	无
兆麟堂	69	0	48	普通用户	常驻站友	无
丁香期刊	63	0	60	普通用户	无	无
熙偲	62	0	9	普通用户	常驻站友	无
鹏涛不知道	61	127	617	医学生	准中级站友	未填写
zhouyizmc02	61	26	133	执业医师	准中级站友	感染科
baobuhe	56	25	223	认证医师	铁杆站友	检验科
法孝直的冬天	52	15	93	普通用户	常驻站友	无
sumslij	50	2	191	执业医师	准中级站友	病理科
过去的时光难忘怀	50	16	424	执业医师	中级站友	CT 室
通讯员	50	0	293	无	无	无
fanshl	41	5	405	专家	中级站友	CT 室
河南客家人	40	1	199	执业医师	准中级站友	CT 室
激情四射	40	26	108	执业医师	版主	中医内科
慕盛学	40	0	48	普通用户	常驻站友	无
sun18354758766	33	22	244	执业医师	铁杆站友	呼吸科
zzt8	29	64	272	专家	准中级站友	呼吸科

续表

用户名	发帖量	回帖量	被评量	认证类型	等　级	二级科室
向子云	26	21	405	专家	中级站友	影像科
fei0456	24	66	263	执业医师	准中级站友	器官移植
shengzhang66	23	6	197	执业医师	铁杆站友	超声科
yisgoli	22	160	277	执业医师	准中级站友	放射科
郭大侠 vs 郭大夫	19	146	229	执业医师	铁杆站友	放射科
zs168	16	56	307	执业医师	版主	超声科
xihuansushi	14	5	280	执业医师	版主	超声科
yellow1688	13	11	260	专家	准中级站友	影像科
相沙	12	268	160	专家	版主	放射科
ctgaoshao	12	230	97	执业医师	版主	影像科
华夏览雄	10	558	124	认证医师	中级站友	影像科
wsshihan	10	189	25	执业医师	版主	小儿内科
zhdm1956	9	348	161	执业医师	中级站友	呼吸科
guoxux	5	30	1 044	认证医师	版主	检验科
静坐窗台听雨声	4	10	196	执业医师	铁杆站友	整形科
错了还想错	3	198	9	执业医师	铁杆站友	骨科
hyy838	2	237	3	专家	版主	放射科
mariasam	2	174	17	执业医师	准中级站友	神经科
xiao79bing	1	340	1	认证医师	中级站友	影像科
86084	1	3	358	专家	铁杆站友	肾脏内科
飞鹰行动	0	536	0	执业医师	中级站友	未填写
y8936	0	299	0	执业医师	准中级站友	MRI 室
山峰之巅	0	278	0	执业医师	准中级站友	放射科
灯火阑珊处 993005	0	266	0	执业医师	中级站友	放射科
lan-wenguang	0	247	0	执业医师	中级站友	未填写
qy20027	0	236	0	执业医师	中级站友	结核科
home2001	0	235	0	普通用户	准中级站友	无
联众之王	0	219	0	执业医师	准中级站友	MRI 室
ktsb00	0	196	0	执业医师	中级站友	影像科
wtrecamel1	0	178	0	执业医师	准中级站友	放射科
二进制	0	174	0	普通用户	铁杆站友	无

通过分析可以将用户大致可归纳为下几种类型。

（1）精英型。此类用户贡献的帖子数量较多，且能得到其他成员的积极响应，同时积极回复其他人的帖子，在群体知识交流中贡献较大。例如用户"鹏涛不知道"，发布了 61 个帖子引起了 617 次评论，并且评论了 127 个帖子，且该用户为医学生。用户"yisgoli"，发布了 22 个帖子得到了 277 次评论，并评论了 160 个帖子。

（2）领袖型。此类用户发布帖子的数量较少，但是受到了较大范围的关注，具有较强的影响力,同时此类用户对其他人的观点评论较少。例如,用户"guoxux"仅发布了 5 个帖子,但收到了 1 044 次评论,而其在其他人的帖子下发表的评论数仅 30 次。

(3) 分享型。此类用户发的帖子数较多,同时也能引起广泛关注,但其回复其他人的次数较少。例如用户"过去的时光难忘怀"发布了 50 个帖子,收到了 424 次评论,然而其在其他人的帖子下发表的评论数仅 16 次。

(4) 干扰型。此类用户发的帖子数较多,但是引起的关注度小,同时,对其他人的发帖内容关注度也较少。例如"sh 小刀"发布了 185 个帖子,但被评量仅为 43,其回帖量也为 0。

(5) 评论型。此类用户发帖量较少,也不能引起其他用户热烈响应,但是其积极评论其他用户,是虚拟社区的积极参与者和响应者。例如,用户"飞鹰行动",从来没有发过帖,但是却评论了 536 个不同的帖子。用户"xiao79bing"仅发布了 1 个帖子得到 1 次回应,但是评论了 340 个帖子。

(6) 参与型。此类用户社区活跃度低,无论发帖量、回帖量还是被评量都较少,对社区的贡献也较少。

(7) 浏览型。此类用户仅浏览帖子,不做任何回应也不发表任何帖子。这些用户由于参与度较低,对社区贡献少,且缺少交互数据,因此未在本研究用户范围之内。

5.3　专业性社会化网络论坛交流客体分析

5.3.1　主题帖分布

不同类型的用户存在不同的交流行为,而用户对社会化网络论坛的使用需求实际上也体现在交流客体——即帖子及其主题内容的需求上。因此,对社会化网络论坛的研究也应该关注主题帖的分布、具体的主题内容以及用户行为和主题内容之间的联系。

1. 主题帖回复量分布

由于存在发帖者、发帖主题内容、发帖板块、发帖时间等差异,每个帖子引起的关注度和议论度存在一定的差别,通过对 21 031 个帖子回复量的统计,即每个帖子的去除发帖楼层后的楼层数,得到图 5-11 主题帖回复量分布图(横坐标为帖子 ID)。

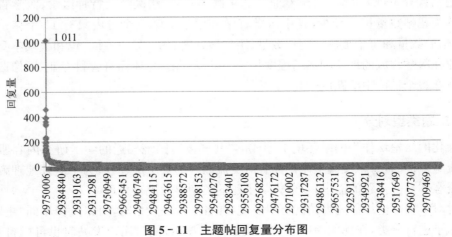

图 5-11　主题帖回复量分布图

从图 5-11 可见,帖子的回复量分布不均衡,存在明显的长尾效应。在 21 031 个帖子中,讨论度最高的帖子回复数达到了 1 011 次,但这样的帖子仅有一个,排在第二名的帖子其回复量为 462,已与第一名的回复量有较大差距,而更多的帖子其回复量均较低,此外,有 5 034 个帖子(约占总数的 24%)的回复数为 0,发帖的内容未得到任何回复。从上述可以看出,极少部分的帖子能够引起广泛的关注,对于这些回帖量较高的帖子(即高回帖)的研究,能够把握网络论坛中的主要主题内容;同时大量帖子可能由于内容上吸引力不够、发帖作者影响力不够等,没有引起其他用户的关注。

2. 主题帖板块分布

本章研究分析共涉及 34 个板块,通过对每个板块主题帖数量的统计,得到图 5-12。

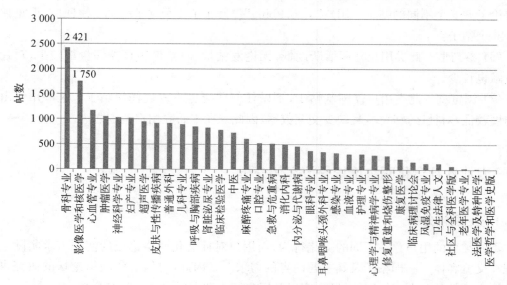

图 5-12 主题帖板块分布图

从主题帖板块分布来看,数量最多的为骨科专业板块,共有 2 421 个帖子,影像医学和核医学次之,共有 1 750 个帖子。心血管、肿瘤医学、神经科学专业、妇产专业、超声医学、皮肤与性传播疾病、外科专业、呼吸与胸部疾病、肾脏泌尿专业、临床检验医学、中医学这几个专业的主题帖数分布较为均匀,其余专业如老年医学专业、法医学及特种医学、医学哲学和医学史学的主题帖数量相对较少,其中医学哲学和医学史学三个月内只有 11 个帖子。一方面,主题帖的数量和每个板块的用户数量、用户活跃度有关,另一方面,也和板块本身对应的医学专业在医学领域的地位和热门程度相关。可以看出,总体而言骨科专业、影像医学和核医学专业在整个社区中活跃度较高。

5.3.2 主题类型划分

社会化网络论坛作为网络环境下形成的"共同体",围绕相近的学术研究内容所展开的主题交流是多样的,每个交流主体都拥有对交流内容的自主选择权,为了更好地理解交流主体对交流客体——主题的需求,本节先从主题的类型出发进行梳理。

通过对丁香园论坛的内容访问可以发现,在各个板块发帖时,可以选择不同"主题词"的标签对帖子进行分类,在标题中以"【主题词】"形式显示,同时用户发帖时也可以自行标注。

该"主题词"实质上是从发帖的动机出发对帖子进行的归类(图 5-13)。

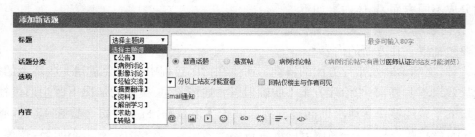

图 5-13 丁香园"主题词"选择页面

经过对 34 个板块"主题词"的整理发现,每个交流板块的主题词不同,用户个人对于帖子的标注也相差较大,因此"主题词"之间存在内容的重叠交叉,例如表示转载其他内容的"主题词"有"转载""转帖""转贴"等,其分类效果不明显,需要重新梳理和划分。按照"主题词"出现次数排序,得到出现次数最多的 30 个"主题词",见表 5-16。

表 5-16 主题类型"主题词"频次 Top30 列表

序号	主题词	频次	序号	主题词	频次	序号	主题词	频次
1	求助	3 594	11	转帖	191	21	经验	67
2	讨论	1 931	12	影像读片	181	22	专题	63
3	请教	1 827	13	经验交流	163	23	消息	61
4	原创	1 001	14	资料	157	24	讲座	48
5	病例讨论	990	15	公告	148	25	随笔	44
6	读片	959	16	转贴	142	26	病例会诊	35
7	交流	434	17	资源	98	27	其他	35
8	共享	379	18	新手＊请关照	82	28	分享	33
9	进展	261	19	影像讨论	71	29	推荐	31
10	转载	193	20	专题讨论	71	30	随想	27

经过对主题词的梳理,并结合同类帖子的内容,按照发帖的动机将 30 个主要的"主题词"分为咨询求助类、信息分享类和交流讨论类。3 个不同类别的差别在于咨询求助类的帖子主要目的在于向其他用户索取知识,信息分享类的帖子主要目的在于向其他用户提供知识,而交流讨论类的帖子主要目的在于引发一个话题,通过交流和讨论增进认识,以形成新的知识,见表 5-17。

表 5-17 不同主题类型及对应主题词标签列表

类　　型	主要主题词标签
咨询求助类	求助、请教、新手＊请关照
信息分享类	共享、分享、推荐、进展、原创、随想、随笔、经验、资料、转载、转帖、转贴、公告、消息、讲座
交流讨论类	讨论、病例讨论、影像讨论、读片、影像读片、交流、经验交流、专题、病例会诊、其他

通过具体的数据分析,咨询求助类、信息分享类和交流讨论类这三大类的内容还可以进一步细分成不同方面,具体内容如下。

1. 咨询求助类

主要包括以下几方面的内容。

第一种,疾病诊断及治疗方面的咨询。医生在行医过程中经常会碰到一些疑难的病例,有的治疗效果不明显,有的治疗方案不明确但患者病情紧急,类似的情况下医生通过社会化网络论坛的平台能够快速地求助同行。例如帖子"【请教】有机磷中毒　昏迷 13 天,胆碱酯酶 34 U/L,急求解答!"中,一名内分泌医生接诊一名患者,患者治疗效果不明显,持续 13 天处于昏迷状态情况危急,因此在急救与危重病讨论版向其他医生请教,多位来自重症医学科、急诊科、内分泌科的医生进行了回复,并提供了相关参考治疗意见和方案,对楼主的疑问起到了及时的指导作用。

第二种,来自医学职业相关方面的咨询。除了学术性、专业性的咨询以外,丁香园中还有一些帖子的内容是围绕用户个人职业发展的,大量医学生通过该平台咨询专业选择、科室发展等方面内容。例如"【请教】请问产科研究生前景怎样?"中一位考研学生对妇产科专业前景和未来临床工作发展、职称评级等问题提出询问。另外,也有一些已经工作的医师咨询个人职业发展,例如帖子"【求助】30 岁了,该怎么选择"中发帖者对个人职业发展感到迷茫,引发了部分用户的共鸣,也得到了很多用户的建议。

第三种,来自患者方面的求助。丁香园的用户既是医生同时也可能是患者,通过论坛的平台求医问药。例如,一名心内科医生在帖子"【求助】咳嗽困扰我 10 年,求救(愿酬金以谢)支气管激发试验阴性,舌苔已上传"中向中医内科、普通内科的医生求助。"【请教】帮我看看甲状腺声像图"中,一位患者对"右侧甲状腺低回声结节内钙化灶"的体检结果求教社区中的用户。

2. 信息分享类

主要包括以下几方面的内容。

第一种,来自用户个人的感悟分享。"【随想】影像医学思维之培养(一)"一帖中放射科专家分享了自己影像医学的学习经历和对如何培养影像医学思维的认识。

第二种,各种医学理论的探讨。医学理论,尤其是中医理论博大精深,汇聚了古人的思想。也有一些医学理论,由于未受到普遍认可,存在一定的争议。用户"刘亦之"在帖子"【原创】中医理论的发展方向(唯有与现代医学接轨才能继续发展)"中分享了经络学说、五行学说等中医理论,引发了其他中医对于中医科学性以及中西医结合方面的争论和探讨。

第三种,医学从业人员的经验分享。经验分享是用户分享的重要内容,能够促进个人知识向群体知识转化、隐性知识为显性知识转化。用户"开开-阮"分享了"【原创】孙思予线阵超声笔记(适合初学者)线阵超声的学习笔记"。"【经验】男性乳房发育症幻灯"中,用户"liubo__bob"将男性乳房发育症方面的研究经验总结成 PPT 课件。

第四种,医学相关资料和工具的推荐。"【推荐】给大家推荐一个免费的口腔管理软件,很好用哦"中发帖者分享了一款非常实用的基于云计算的口腔管理软件。

第五种,医学会议等公告信息分享。例如,医学相关会议公告、比赛公告。"【共享】日照市医学影像学研究会会员代表大会召开","【公告】中华骨科网第一次微信病例讨论辩论赛:腰椎结核外科治疗的方法选择"均为公告信息的分享。

第六种,同行杰出人物新闻宣传。"【专题】王海燕大夫逝世","【公告】深切悼念北京军区总医院超声科简文豪教授""白一冰教授走了,你还在超负荷工作吗?"等杰出人物新闻相关的帖子均有大量的回帖,体现了医者惺惺相惜的人文关怀。

3. 交流讨论类

主要包括以下几方面的内容。

第一种,病例讨论。交流讨论的主要对象为病例,且不同于咨询求助类的实时病例探讨,交流讨论类主要探讨的是一些经过整理的特殊的、经典的病例。通过与其他用户的讨论,形成对一类病例、一类治疗方案的总结和反思。具有代表性的帖子"【病例讨论】三次住院方获确诊,看看大家能在第几次拦截诊断","【讨论】跨年度水帖,我们每天都在做些神马?","【专题讨论】急诊、急救成功或失败经验病例分享(有精彩病例就有加分)"等。

第二种,论文交流。医学工作中可以接触到很多临床数据,经过进一步研究探讨可以形成正式的发表文章,这是很多临床工作者的共同点。"【讨论】做检验科研三年,发几个感慨"一帖中楼主总结了自己在 SCI 杂志发表文章的 20 条经验,与其他用户分享和讨论,其他用户也纷纷回应了自己的一些经验。

第三种,工作反思。楼主对于工作中观察到的检验结果异常值多次复查,造成患者负担的现象发出了"【讨论】现在的检验科需要的到底是什么?"的疑问,并提出要做"检验师,不要做检验匠"的观点,引发了其他检验科医师及医学生的讨论。

从图 5-14 不同主题类型数量上的分布也可以看出,总体来说,咨询求助类内容的数量最多,交流讨论类次之,信息分享类的相对较少。

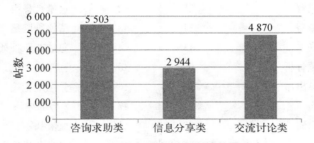

图 5-14　不同主题类型主题帖数量分布

5.3.3　主题内容分析

从主题内容看,无论是咨询求助类、信息分享类还是交流讨论类的内容,病例的交流从数量上来看都是最多的,疾病的诊断和治疗是丁香园社区临床医学讨论区的主要关注点,而这些疾病的研究也正是他们的工作内容和科研内容所在。对疾病内容的研究有助于挖掘社区的热点话题、掌握热点学术研究的发展动态。

利用 R 语言调用中科院分词软件 ICTCLAS 对临床医学五个讨论区 2014 年四季度所有的发帖回帖内容进行分词和词频统计。在分词之前,结合丁香园网站对疾病的分类[1]对医学类疾病进行了整理,添加了共计 689 个疾病名称形成词表。根据词频降序排列,得到出

〔1〕丁香园疾病主题导航[EB/OL].〔2015-03-31〕. http://www.dxy.cn/bbs/disease.

现频次最高的 50 种疾病及对应的频次，如表 5 – 18 所示。

表 5 – 18　疾病主题词频次 Top50 列表

序号	疾病名称	频次	序号	疾病名称	频次
1	淋巴瘤	1 219	26	肺动脉高压	242
2	心律失常	796	27	心肌缺血	241
3	血管瘤	781	28	乙型肝炎	235
4	胸腔积液	753	29	腹膜炎	235
5	卒中	725	30	心包积液	229
6	心肌梗死	554	31	带状疱疹	229
7	脑出血	499	32	脊髓损伤	211
8	精神分裂症	458	33	室性心动过速	208
9	肺栓塞	448	34	室间隔缺损	207
10	脑梗死	424	35	胰腺癌	206
11	股骨头坏死	398	36	前列腺癌	204
12	颈椎病	385	37	腰椎间盘突出症	203
13	畸胎瘤	352	38	类风湿关节炎	199
14	房室传导阻滞	340	39	结肠癌	192
15	心房颤动	329	40	呼吸衰竭	190
16	脂肪瘤	326	41	急性胰腺炎	187
17	普通感冒	322	42	过敏性鼻炎	186
18	人格障碍	321	43	嗜铬细胞瘤	186
19	肺不张	311	44	急性心肌梗死	185
20	股骨颈骨折	306	45	胸腺瘤	185
21	消化道出血	291	46	骨巨细胞瘤	182
22	结节病	291	47	2 型糖尿病	182
23	神经鞘瘤	272	48	血液病	178
24	脑膜瘤	257	49	自身免疫性疾病	173
25	骨囊肿	255	50	子宫肌瘤	173

可以看出，出现频次最高的疾病为"淋巴瘤"，达到了 1 219 次，"心律失常""血管瘤""胸腔积液""卒中"的出现频次也较高。这些疾病极有可能是近期的高发疾病或者存在诊断和治疗难点的疾病。从疾病的所属科室的角度来看，高频的疾病来自各个不同的科室，例如"精神分裂症"属于精神科，"颈椎病""腰椎间盘突出"属于骨科等。

另外对非网站疾病列表中的高频词进行了统计，由表 5 – 19 可以看出主要的高频词在于疾病的描述，尤其是指标性的描述，例如影像描述中的"血管""扩张""过速"等，血象描述中的"血糖""血清"等、疾病症状描述"腰痛"等。另外一类是医学工作有关的如"院长""主编""晋升""主席"等。同时，发现一些比较新的医学名词如"埃博拉"未收录在社区的疾病主题词列表中，但是在实际讨论中，被提及的次数高达 1 358 次，疾病的描述和分析是最主要的主题内容。

表 5-19　非疾病主题词频次 **Top50** 列表

序号	词	词频	序号	词	词频
1	问题	10 440	26	血性	444
2	血管	5 149	27	舒张	408
3	血压	3 810	28	主编	368
4	血液	2 402	29	动脉瘤	356
5	血糖	1 568	30	血沉	354
6	血栓	1 536	31	血脂	354
7	扩张	1 433	32	团队	327
8	埃博拉	1 358	33	毫升	327
9	血流	1 225	34	血象	323
10	血清	1 145	35	主治	299
11	胰腺	1 134	36	胆汁	263
12	过敏	1 016	37	腰部	250
13	腰椎	833	38	概率	249
14	血肿	781	39	血型	244
15	胆囊	727	40	辨证	212
16	过速	702	41	血钾	203
17	血浆	646	42	主刀	197
18	最新	621	43	主席	195
19	概念	554	44	扩散	190
20	扩大	511	45	扁桃体	181
21	胆管	510	46	胆碱	175
22	最佳	506	47	窒息	168
23	血气	497	48	慢性病	148
24	院长	469	49	绒毛	145
25	腰痛	454	50	晋升	143

然而,对同一疾病的探讨是否来自同一科室的用户,这些讨论又发生在哪些板块,本文选取疾病主题词表中出现频率最高的淋巴癌作为例子,对疾病内容发布者的科室和内容所在板块进行分析。

由表 5-20 可见,对淋巴癌主题内容的讨论分布在 25 个不同的板块中,其中讨论最多的为影像医学和核医学板块,有 215 条发帖或者回帖内容与淋巴癌有关,血液专业讨论版、超声医学讨论版和呼吸与胸部疾病讨论版的讨论数也较多。可以看出,由于疾病的诊断和治疗需要多个科室之间相互合作,因而同一疾病的讨论往往分布在不同的板块。

从表 5-21 淋巴癌的发帖回帖用户的科室分布可以看出,用户主要来自影像科,其余包括内科、外科、肿瘤科、神经科等,共计 17 个科室,此外还有一些来自普通用户和未填写科室名称的用户的探讨。同一疾病的探讨同样存在明显的多科室用户共同参与的现象。同时,从不同科室淋巴癌内容分布的数值来看,可以推测淋巴癌的一个热点在于通过影像医学进行诊断,这也可能是一个难点所在。

表 5 - 20　淋巴癌发帖/回帖量板块分布

版　块　名　称	发帖/回帖量	版　块　名　称	发帖/回帖量
影像医学和核医学讨论版	215	肾脏泌尿专业讨论版	5
血液专业讨论版	63	感染专业讨论版	4
超声医学讨论版	59	眼科专业讨论版	3
呼吸与胸部疾病讨论版	53	风湿免疫专业讨论版	3
肿瘤医学讨论版	33	修复重建和烧伤整形讨论版	3
临床病理讨论会	18	妇产专业讨论版	2
神经科学专业讨论版	15	急救与危重病讨论版	2
消化内科讨论版	12	麻醉疼痛专业讨论版	2
耳鼻咽喉头颈外科专业讨论版	8	口腔专业讨论版	1
皮肤与性传播疾病讨论版	8	中医讨论版	1
骨科专业讨论版	7	心血管专业讨论版	1
临床检验医学讨论版	6	普通外科讨论版	1
儿科专业讨论版	5		

表 5 - 21　淋巴癌发帖/回帖量科室分布

一级科室名称	发帖/回帖量	一级科室名称	发帖/回帖量
影像科	190	功能检查科	4
无	91	检验科	4
内科	90	儿科	4
未填写	65	临床其他	4
外科	29	急诊科	3
肿瘤科	15	眼科	2
神经科	10	妇产科	1
病理科	8	行政辅助	1
耳鼻咽喉科	4	麻醉科	1
皮肤性病科	4		

　　对热点主题内容、内容板块和科室分布的把握,有利于追踪热点主题的学科关注度,把握热点主题的难点所在,并通过跨科室跨领域的交流,推进热点主题的研究进展。

5.3.4　高回帖主题类型

　　本节研究选取主题帖回复数量大于等于 50 的帖子共计 201 个作为高回帖进行进一步的分析,见附录 4 高回帖标题及对应回复数列表。

　　按照三种主题类型对 201 个帖子的类型进行统计,其中有 52 个帖子未标明其"主题词",本节通过人工归类的方法对其加以分类,得到图 5 - 15。

　　从图 5 - 15 可以看出,在高回帖中,交流讨论类的帖子数量占比明显比其他两类高,同时也比帖子总量中交流讨论类帖子的占比高,共有 110 个,约占总量的一半以上(56.7%)。

而在帖子总量中占比较高的咨询求助类,在高回帖中占比较少,仅有 11 个帖子。而相对来说,咨询求助类的帖子,由于发帖人可能缺乏特定主题的知识储备,在寻求帮助的过程中虽然得到了信息的反馈,但是能够进一步交流、深化主题的能力较弱,因此较难引起广泛的讨论。而交流讨论类的帖子互动性更强,发帖人和回帖人的知识水平相当,更容易引发热议。其中,可以大致分为如下两类。

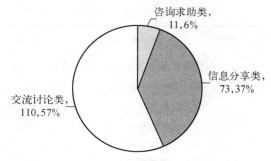

图 5-15　高回帖主题类型分布

(1) 非专业性,例如"一年了,你最想说什么?"是所有帖子中回复数最高的帖子(回复数为 1 101),该帖发布在临床医学板块,引发了热烈的讨论,用户各抒己见。"白一冰教授走了,你还在超负荷工作吗?"引发用户对于同行逝世的缅怀和对自我工作生活的思考。

(2) 专业性,主要为疑难病例的诊断、疑难疾病的治疗、技术的探讨、医学理论的思辨等。"【专题讨论】急诊、急救成功或失败经验病例分享(有精彩病例就有加分)"一帖引起了急诊科、心血管内科、中医内科、心胸外科、神经科、呼吸科多个科室医师长时间的热议。

其中,一些帖子由于存在争议而引发了热烈的讨论,这些帖子主要围绕中医思想和中医的科学性。例如"五行学说质疑"中关于周易和中医的讨论,引发了中医内科、肾脏内科等一些医师的争论。此外类似的帖子还有"【讨论】中药治疗重症肝炎的疗效真有那么神奇吗?","【讨论】中医所用五行理论修订为'六行',大家看行不行"。

5.3.5　高回帖主题内容

依据网站疾病主题词表对高回帖的文本内容进行分词和词频统计,词频前 50 名的疾病及对应的频次如表 5-22 所示。通过与全讨论区的热点主题内容相比,50 个疾病中有 30 个相一致,且"卒中""淋巴瘤""心律失常""血管瘤"在两个排行中都名列前五,说明高回帖在一定程度上体现了全讨论区的热点主题内容,高回帖的主题内容具有一定的代表性。

表 5-22　高回帖疾病主题词频次 Top50 列表

序号	疾 病 名 称	频次	序号	疾 病 名 称	频次
1	卒中	155	12	脑膜瘤	47
2	淋巴瘤	138	13	脂肪肉瘤	44
3	心律失常	111	14	肾细胞癌	41
4	血管瘤	84	15	脑出血	37
5	室间隔缺损	78	16	心包积液	36
6	胸腔积液	71	17	股骨颈骨折	35
7	心肌梗死	69	18	脑疝	35
8	股骨头坏死	63	19	神经鞘瘤	34
9	脊柱结核	58	20	肺不张	32
10	肺栓塞	54	21	脑梗死	31
11	脂肪瘤	53	22	自身免疫病	30

序号	疾 病 名 称	频次	序号	疾 病 名 称	频次
23	消化道出血	30	37	心室颤动	19
24	急性心肌梗死	29	38	脑损伤	19
25	多发性硬化	27	39	异位妊娠	18
26	亚急性甲状腺炎	26	40	蛛网膜下隙出血	18
27	脊髓损伤	26	41	原发性肝癌	18
28	腹膜炎	26	42	骨盆骨折	18
29	胶质母细胞瘤	25	43	先天性心脏病	18
30	畸胎瘤	25	44	新生儿黄疸	17
31	呼吸衰竭	24	45	急性冠脉综合征	16
32	人格障碍	24	46	精神分裂症	16
33	心肌缺血	22	47	失语	16
34	普通感冒	21	48	中毒	15
35	室性心动过速	21	49	血液病	15
36	平滑肌瘤	20	50	慢性胃炎	15

对高回帖文本内容疾病主题词表以外的词频进行了统计,从表 5-23 可以看出,大部分高频词为围绕工作和生活的个人情感表达。这样的热门帖子例如"一年了,你最想说什么?(活动结束,谢谢大家,看看大家的感言,些许对你有启发)""【随想】应届毕业生苦逼求职之路,心寒的总结。"等,表明社会化网络论坛中的用户在精神上的共鸣强烈,而这些情感上的表达也更加容易引起强烈的讨论。其中内容还包括了对过去的总结如"收获""迷茫",对未来的展望如"希望""未来",对他人的"感谢""谢谢"。同时可以发现,医学生的参与度高,"考研""研究生""考试""论文""专业""考博"等词均多次出现。

表 5-23　高回帖非疾病主题词频次 Top50 列表

序号	词 语	词频	序号	词 语	词频
1	希 望	183	14	实 验	41
2	工 作	122	15	检 验	39
3	感 谢	80	16	谢 谢	38
4	努 力	77	17	战 友	35
5	明 年	76	18	知 识	32
6	考 研	63	19	版 主	32
7	学 习	59	20	研究生	30
8	毕 业	59	21	医 师	29
9	收 获	55	22	迷 茫	27
10	顺 利	55	23	经 历	27
11	临 床	45	24	进 步	27
12	生 活	44	25	未 来	24
13	成 长	43	26	实 现	24

序号	词　语	词频	序号	词　语	词频
27	文　献	23	39	家　人	20
28	医　学	23	40	梦　想	20
29	考　试	23	41	辛　苦	20
30	人　生	22	42	成　功	20
31	奋　斗	22	43	充　实	19
32	文　章	22	44	实验室	18
33	目　标	22	45	论　文	17
34	课　题	21	46	专　业	16
35	健　康	21	47	祝　愿	15
36	成　绩	21	48	考　博	15
37	执　业	21	49	疾　病	14
38	快　乐	21	50	平　台	14

5.4　专业性社会化网络论坛交流方式分析

5.4.1　发帖/回帖矩阵构建

发帖和回帖是网络论坛用户最主要的两个行为,通过发帖和回帖使用户之间产生关联,形成知识的交流。从用户个体而言,回帖的行为即是评论其他用户观点的行为,同时用户通过发帖可以得到来自其他用户的评论。因此本文将这种由发帖和回帖行为形成的评论网络称为发帖/回帖网络。通过研究对该网络特征的研究,可以解析网络论坛的用户的交流情况、把握知识流向、掌握交流动态,进而促进知识的传播与共享。

通过对用户间发帖回帖频次进行统计处理,构建代表用户发帖/回帖关系的链接矩阵 $\text{Matrix}(L)$。

$$\text{Matrix}(L) = \begin{pmatrix} L_{11} & \cdots & L_{1n} \\ \vdots & L_{ij} & \vdots \\ L_{n1} & \cdots & L_{nn} \end{pmatrix} \qquad \text{公式(1)}$$

矩阵的中 n 是用户的个数。i、j 分别代表用户 i、用户 j,L_{ij} 表示用户 i 共回复了用户 j L_{ij} 个不同的帖子(同一帖子多次回复只记 1 次),若用户 i 未回复用户 j 的任何帖子,则 L_{ij} 等于 0。由此可以清晰地看出 $\text{Matrix}(L)$ 矩阵是一个 $n \times n$ 的有向带权矩阵,因为在发帖回帖关系中,链接是有方向性的,用户 i 回复了用户 j 的帖子并不代表用户 j 同样会回复用户 i 的帖子。本文不计自回帖的情况,即 $L_{ii} = 0$,$1 \leqslant i \leqslant n$。

5.4.2　发帖/回帖整体网络分析

统计丁香园数据中 31 624 个用户两两之间的发帖回帖情况,用户在同一帖子下多次回复记为一次,且不考虑用户自回帖的情况,最终得到一个节点数为 31 624,联系数量为

75 044 的发帖回帖网络,其中平均联系强度为 1.27。为了能对网络进行进一步的分析,本案例利用由 A. Mrvar 和 V. Batagelj 开发的社会网络分析软件 Pajek 软件进行可视化分析。Pajek(斯洛文尼亚语中意为蜘蛛)软件是适用于大型网络的网络分析软件,与其他网络分析软件(如 UCINET 等)相比,突破了这些软件只能处理较小规模数据的瓶颈,可以处理拥有多达几百万节点,并且可以从大规模网络中提取出若干小网络,以便于使用经典算法实现更加细致的研究,并进行可视化展示[1]。

本节研究通过 txt 文档编辑得到 Pajek 软件可以识别的 .net 文件,再导入到 Pajek 软件中进行网络基础参数的计算和可视化分析,得到图 5-16。

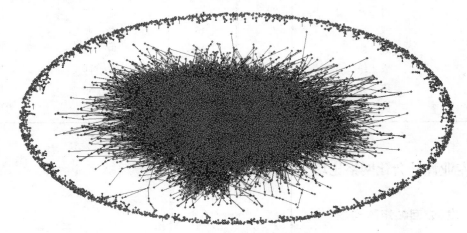

图 5-16　发帖/回帖整体网络图

整个网络存在明显的"边缘-半边缘-核心"情况,核心区域节点数量众多较为密集,无法看清真正地形态,一些半边缘用户与核心用户相连,同时也存在部分节点游离在网络的边缘。为了看清网络中用户的交流情况,需要进一步提取网络的骨干部分。以上是较为直观的发现,接下来通过具体的指标来探讨网络的集中分散程度和节点之间的联系紧密程度。

1. 整体网络基础测度指标

通过 Pajek 的计算,得到了网络的一些基础参数值如表 5-24。整个网络包含 31 624 个节点,节点与节点之间的联系数共 75 044 条,平均联系强度为 1.1,网络的平均节点度(average degree)为 4.75,表示网络中平均每个节点和不到 5 个的节点相连。从平均联系强度和平均节点度来看,网络节点之间的存在一定的联系,但平均联系强度并不高。

表 5-24　发帖/回帖整体网络基础测度指标列表

基 础 参 数	值
节点数量	31 624
联系数量	75 044
平均联系强度	1.1
联系总强度	82 484

[1] 孟微,庞景安. Pajek 在情报学合著网络可视化研究中的应用[J]. 情报理论与实践,2008,31(4):573-575.

续表

基　础　参　数	值
值为 1 的联系数量	70 982
值不为 1 的联系数量	4 062
网络密度	0.000 075 04
网络平均节点度	4.746 015 68
(可达)节点平均距离	7.042 60

网络密度(network density)则体现群体成员间彼此的联系程度,即节点互动的平均程度,所以网络密度值越高,节点互动程度也越高,产生的信息交换也较多。该网络密度为0.000 075 04,网络密度较低,显示整体网络的网络结构较为松散。可能存在多方面原因,首先本文选取的样本数量较大,且涉及多个不同学科,因此用户可选择的讨论对象范围广,容易分散;其次学术交流的内容具有一定的专业性,因此用户会选择一部分自己擅长或者感兴趣的领域进行交流,因此从整体上来看,网络密度相对较低。

网络的(可达)节点平均距离(average distance among reachable pairs)为7,也高于现实生活中的"六度分隔"理论。可能存在的原因有,首先研究的对象范围广,包含了所有在2014年四季度在 34 个板块中出现过一次及以上的所有用户,并且有 70 982 条联系的值均为 1(占联系总数量的 86%),部分用户可能只是偶然性地和这 34 个板块的用户产生了 1 次联系,因此存在一定的随机性;其次只考虑这 31 624 个用户在 34 个板块中的发帖/回帖交互情况,用户可能在其他板块中发生交互,这些联系未包含在此网络中。

结合测度指标和网络图可以发现,总体而言,整体网络结构较为松散,但显现出核心-半边缘-边缘的情况,层次分明。

2. 点出度和点入度相关性分析

点度中心度是社会网络分析中最常用的指标,可以根据与一个节点有直接关系的点的数目——点出度和点入度来测量点度中心度。点出度(以下简称出度)表征了该节点直接指向其他节点的总数,即评论其他节点的总数,可衡量该节点活跃的程度;点入度(以下简称入度)表征了该节点被其他节点评论的总数,是衡量该节点对信息控制的优势。由于发帖回帖网络是一个有向网络,因此每个节点的出度和入度不同,为了检验出度和入度之间的相关性,本案例采用 SPSS 对 31 624 个用户的出度和入度值进行了 Spearman 相关性检验。

表 5-25　发帖/回帖网络点度 Spearman 相关系数

			入　度	出　度
Spearman 的 rho	入度	相关系数	1.000	−0.285**
		Sig.(双侧)	.	0.000
		N	31 624	31 624
	出度	相关系数	−0.285**	1.000
		Sig.(双侧)	0.000	0.000
		N	31 624	31 624

**. 在置信度(双测)为 0.01 时,相关性是显著的。

由检验结果可以发现,出度和入度存在较弱的负相关,仅为 -0.285,说明用户与用户交流过程中形成的交互特征(出度、入度)从个体来看相关性也不高,其含义为用户的活跃程度和对其他用户的掌控程度相关性不高。因此在进行中心性分析时,应分别考虑出度和入度的情况,而不应直接考虑两者的总和,即点度。

5.4.3 发帖/回帖骨干网络分析

节点与节点之间的联系强度是存在差异的,强度较弱的联系关系可能存在一定的偶然性,缺乏稳定性,因此为了进一步分析发帖/回帖网络,研究网络的核心区域,挖掘骨干用户的交互特征,本节以节点之间联系强度 5 为阈值,得到发帖/回帖骨干网络,共涉及用户节点 218 个。邱均平曾经指出,在进行社会网络分析时,样本的选取最适合 200 左右个节点[1],样本过大数据庞杂难以处理,过小则不能完全显示网络结构。骨干网络的规模适合用社会网络的分析方法以及分析工具的使用。

1. 骨干网基础测度指标

利用 Pajek 软件执行 Kamada – Kawai Free 命令可以看到发帖/回帖骨干网络的基本形态。网络呈连通状态,存在明显的核心区域,同时还存在一个次核心的区域与核心区域紧密相连。从图 5 – 17 可以看到,核心区域主要包括以下节点用户:fanshl、华夏览雄、飞鹰行动、过去时光难忘怀、鹏涛不知道、yisgoli、fei0456、yellow1688、郭大侠 vs 郭大夫、北家园、sumslij、zzt8、ww2sxy520。然而,这些用户在活跃度和节点控制能力上是否都表现良好,是否还有其他用户同样是核心用户,值得进一步定量地讨论。

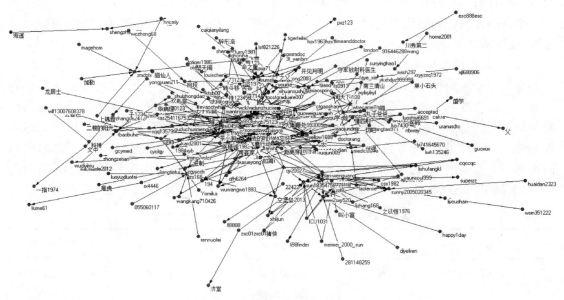

图 5 – 17　发帖/回帖骨干网络图

由表 5 – 25 可见,骨干网络的网络节点平均距离为 3.4,说明骨干网络中任意两个节点用户之间平均需要通过不到 4 个节点就可以相互连通,具有小世界效应的显著特征,是一个

[1] 邱均平. 网络计量学[M]. 北京:科学出版社,2010.

联系紧密、信息流通顺畅的网络。网络出度节点中心势和入度中心势分别为 19.973% 和 25.065%,说明网络具有较为明显的集中趋势,节点通过评论和被评论相互引用的能力较强。骨干网络的网络密度值为 0.040 8,相较于整体网络的 0.000 075 04,密度有明显的提升,然而相对于其他研究中同等规模的评论网络[1],其密度较小,主要原因是该网络为整体网络的骨干网络,而某一区域的子网。骨干网络更能体现出整体网络的形态,以保留不同子用户群体之间的联系。

表 5-26　发帖/回帖骨干网络基础测度指标列表

指标	二值
节点数量	218
联系数量	1 931
平均联系强度	2.89
联系总强度	5 584
网络密度	0.040 8
聚类系数	0.277
(可达)节点平均距离	3.404
基于距离的聚集性	0.131
网络平均节点度	17.71
网络度中心势(出度)	19.973%
网络度中心势(入度)	25.065%
网络中介中心势	5.95%

2. 骨干网用户身份属性

为了进一步分析骨干网中用户的交互情况,首先需要掌握骨干网用户的身份属性。

(1) 认证情况　从图 5-18 看,骨干网络中认证用户的比例占到了 83.03%,占比较高,并且远高于整体网络中的 53.99%,说明在虚拟网络中,大多数处于核心地位的仍然是现实

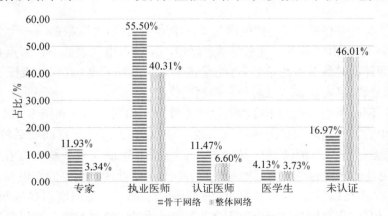

图 5-18　发帖/回帖骨干网络用户认证等级分布图

[1] 邱均平,李威.基于社会网络分析的博主与评论者关系研究——以"科学网博客"为例[J].情报科学,2012,30(7):5-9.

环境中学术身份等级较高的人,现实环境中的学术身份对虚拟环境中的交流起到一定的影响作用。这些人拥有深厚的知识和丰富的经验,更容易成为网络的核心。

(2) 科室情况 通过图 5-19 比较骨干网络和整体网络各科室用户数量分布的情况,可以把 26 个一级科室分为三类,一类是骨干网络比例高于整体网络的科室,包括影像科、内科、病理科、急诊科、肿瘤科、精神心理科、皮肤性病科、功能检查科、中医科、行政辅助以及其他;一类是骨干网络比例低于整体网络的科室,包括外科、麻醉科、儿科、神经科;第三类是未在骨干网络出现的科室,包括妇产科、眼科、口腔科、耳鼻咽喉科、重症医学科、检验科、临床其他、药剂科、护理科、科研中心。相对而言,第一类和第二类科室的成员发帖/回帖行为较为活跃,成为整个网络的骨干群体,而第三类科室成员的活跃度较差。骨干网是整个网络的缩影,因此可以看出,从用户数量来看,影像科是整个网络的核心科室。

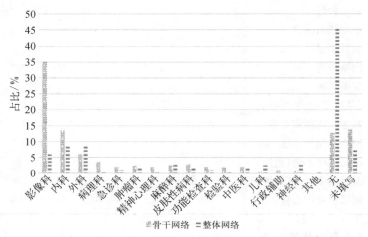

图 5-19 发帖/回帖骨干网络用户科室分布图

3. 中心性分析

中心性分析是社会网络分析的重点之一,最主要的指标有出度/入度中心性、中间中心性等。

(1) 出度/入度中心性 发帖回帖网络是一个有向网络,可以根据与一个节点有直接关系的点的数目——点出度和点入度来测量点度中心度。点出度表征了该节点直接指向其他节点的总数,即评论其他节点的总数,可衡量该节点活跃的程度;点入度表征了该节点被其他节点评论的总数,是衡量该节点对信息控制的优势。

骨干发帖/回帖网络节点的出度和入度中心度分布如图 5-20 和图 5-21 所示,都呈幂律分布形式,少数节点指向大量节点或被大量节点指向,大部分节点间联系较为松散,体现了高聚集性的无标度网络的特性。其中,入度的幂律分布说明系统中存在极少数的"专家",他们利用自己丰富的经验为其他用户解答问题,是社区中重要的知识源。

从表 5-27 中可以看出,统计数据可以分为三类:第一类是出度值在区间[31,52]的节点共计 16 个,包括"华夏览雄""xiao79bing""飞鹰行动"等,通过对第一类用户基本信息的进一步分析可以看出,第一类用户等级均较高,为铁杆站友、准中级、中级或版主;并且均为认证医师或医学生;从科室分布情况来看,除了两名为注明具体科室名字,大部分用户一级科室都来自影像科,说明影像科科室的用户在整个网络中活跃度较高。第二类节点的出度值

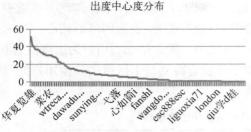

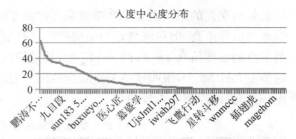

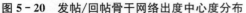

图 5 - 20 发帖/回帖骨干网络出度中心度分布　　　　图 5 - 21 发帖/回帖骨干网络入度中心度分布

在 1～30 的共 178 个,其中 10 名用户为入门站友,这一类用户表现得较为活跃;第三类用户为出度值为 0 的节点共计 24 个,说明这些节点对应的用户没有回复其他任何骨干网络里的用户,活跃度较差。

表 5 - 27　发帖/回帖骨干网络节点出度中心度统计

序号	节 点 名	出度	入度	级 别	认证类型	一级科室	二级科室	
37	华夏览雄	52	35	中级站友	认证医师	影像科	影像科	
171	xiao79bing	43	0	中级站友	认证医师	影像科	影像科	
139	飞鹰行动	40	0	中级站友	执业医师	未填写	未填写	
162	山峰之巅	40	0	准中级站友	执业医师	影像科	放射科	
145	灯火阑珊处 993005	38	0	中级站友	执业医师	影像科	放射科	
119	hyy838	37	3	版主	专家	影像科	放射科	
64	联众之王	37	0	准中级站友	执业医师	影像科	MRI 室	
62	qy20027	37	0	中级站友	执业医师	内科	结核科	
35	y8936	36	0	准中级站友	执业医师	影像科	MRI 室	
203	零距离穿越	35	0	准中级站友	执业医师	影像科	放射科	
165	相沙	34	37	版主	专家	影像科	放射科	
198	鹏涛不知道	33	63	准中级站友	医学生	未填写	未填写	
207	郭大侠 vs 郭大夫	33	39	铁杆站友	执业医师	影像科	放射科	
112	ktsb00	32	0	中级站友	执业医师	影像科	影像科	
18	guduchunmeng	32	0	铁杆站友	执业医师	影像科	CT 室	
131	ctgaoshao	31	27	版主	执业医师	影像科	影像科	出度值在区间 [1, 30], 共 178 个节点
……	……	……	……	……	……	……	……	
217	九华病理	1	0	入门站友	未认证	无	无	
90	河南客家人	0	43	准中级站友	执业医师	影像科	CT 室	出度值为 0, 共 24 个节点
……	……	……	……	……	……	……	……	

从表 5 - 28 的统计结果可以看出,根据入度值同样可以将用户大致分为三类:第一类是入度值在区间[34,63]的节点共计 18 个,这 18 个节点入度值较高,这 18 个用户发起的话题通常能引起很多用户的回复和讨论,起到了传播知识、促进交流的作用。从认证类型来看,这 18 个用户仅 1 名为未认证用户,这说明在网络论坛中,对信息控制能力较高的节点用户仍然是现实环境中具有一定学术身份的用户,而入度值最高的用户"鹏涛不知道"为医学生,

与其频繁交互的用户主要是大多数是医师或专家,这说明对于个体而言,尽管其现实环境中学术身份并不高,但在网络论坛中同样能具有很强的信息控制能力,成为网络的核心。第二类节点的出度值在 1～33 的共 117 个,其对信息的控制能力一般。第三类用户为出度值为 0 的节点共计 83 个,说明这些节点对应的用户发的帖子并没有得到骨干网络中其他用户的回应,对信息的控制能力较弱。

表 5－28　发帖/回帖骨干网络节点入度中心度统计

序号	节点名	出度	入度	级别	认证类型	一级科室	二级科室
198	鹏涛不知道	33	63	准中级站友	医学生	未填写	未填写
155	向子云	9	56	中级站友	专家	影像科	影像科
3	fanshl	3	53	中级站友	专家	影像科	CT 室
158	过去的时光难忘怀	10	49	中级站友	执业医师	影像科	CT 室
210	yisgoli	30	43	准中级站友	执业医师	影像科	放射科
90	河南客家人	0	43	准中级站友	执业医师	影像科	CT 室
95	yellow1688	3	40	准中级站友	专家	影像科	影像科
207	郭大侠 vs 郭大夫	33	39	铁杆站友	执业医师	影像科	放射科
86	叶子 1234	1	38	铁杆站友	未认证	无	无
165	相沙	34	37	版主	专家	影像科	放射科
187	sqq13579	1	36	准中级站友	执业医师	影像科	MRI 室
37	华夏览雄	52	35	中级站友	认证医师	影像科	影像科
45	1984xyb	19	35	准中级站友	执业医师	影像科	CT 室
132	fei0456	14	35	准中级站友	执业医师	外科	器官移植
137	菜农	30	34	铁杆站友	执业医师	影像科	CT 室
69	你好吗?	21	34	准中级站友	执业医师	影像科	放射科
195	幢幢	9	34	铁杆站友	执业医师	影像科	CT 室
9	九目段	5	34	准中级站友	执业医师	影像科	影像科
……	……	……	……	……	……	……	……
180	fumy1981	0	1	入门站友	未认证	无	无
171	xiao79bing	43	0	中级站友	认证医师	影像科	影像科
……	……	……	……	……	……	……	……

入度值在区间 [1, 33], 共 117 个节点

入度值为 0, 共 83 个节点

与节点出度中心性分析结果相比,排名前 15 的节点仅有 4 名用户相同,说明发帖/回帖网络中的两种联系评论和被评论存在不均衡的特点,节点的角色差异较大,被较多人评论的节点评论其他节点的数量不一定多,这也印证了网络论坛中不同用户类型的存在。

(2) 中间中心性　中间中心性刻画的是一个节点控制网络中其他节点的能力,表征节点对网络中资源的控制程度。节点的中间中心性越高,说明其"枢纽"作用越是明显,处于掌握信息资源流通的关键性位置。如表 5－29 所示,节点 198、37、38、105 等 27 个节点的中间中心性值较高,均大于 300,这些点在发帖/回帖网络中起到连接性的作用,控制着其他节点之间信息的传递。中间中心性值排名前 15 的节点中有 4 个节点在出度中心性和入度中心

性中排名均在前 15 名,说明这几个用户在活跃度、控制其他节点的能力以及中介作用方面都表现良好。从科室情况看,这些起到节点作用的用户来自不同的科室,主要有影像科、内科、急诊科、外科和中医科,这些节点很可能是科室间信息交互的桥梁。此外,有 121 个节点的中间中心度为均 0,占整个样本统计数据的 55.5%,可见网络中信息流动是依赖于少数人。

表 5 - 29　发帖/回帖骨干网络节点中间中心性统计

序号	节 点 名	中间中心性	级 别	认证类型	一级科室	二级科室
198	鹏涛不知道	2 945	准中级站友	医学生	未填写	未填写
37	华夏览雄	2 675	中级站友	认证医师	影像科	影像科
38	apple2136	2 555	中级站友	执业医师	内科	结核病科
105	陈济堂	2269	准中级站友	执业医师	未填写	未填写
207	郭大侠 vs 郭大夫	2 067	铁杆站友	执业医师	影像科	放射科
151	sunyinghao1	1 722	铁杆站友	医学生	未填写	未填写
141	fl8888	1 674	准中级站友	未认证	无	无
39	lsf821226	1 553	常驻站友	认证医师	内科	普通内科
33	曲军	1 541	准中级站友	执业医师	影像科	放射科
89	zhdm1956	1 205	中级站友	执业医师	内科	呼吸科
87	生命之重	1 163	铁杆站友	执业医师	急诊科	急诊科
165	相沙	1 058	版主	专家	影像科	放射科
57	lyp7430	1 003	版主	执业医师	未填写	未填写
183	shengzhang66	841	铁杆站友	执业医师	影像科	超声科
200	sun18354758766	830	铁杆站友	执业医师	内科	呼吸科
131	ctgaoshao	810	版主	执业医师	影像科	影像科
182	诗情 714	750	准中级站友	医学生	未填写	未填写
137	菜农	614	铁杆站友	执业医师	影像科	CT 室
24	guoxux	602	版主	认证医师	检验科	检验科
122	zmdzfx	493	版主	未认证	无	无
94	ww2sxy520	449	准中级站友	执业医师	外科	心胸外科
158	过去的时光难忘怀	444	中级站友	执业医师	影像科	CT 室
21	zzt8	439	准中级站友	专家	内科	呼吸科
208	心如简 i	411	常驻站友	执业医师	影像科	超声科
195	幢幢	408	铁杆站友	执业医师	影像科	CT 室
155	向子云	333	中级站友	专家	影像科	影像科
126	激情四射	309	版主	执业医师	中医科	中医内科
8	xiaospring	292	版主	执业医师	未填写	未填写
……	……	……	……	……	……	……
149	沭阳检验医师	1	铁杆站友	认证医师	未填写	未填写
……	……	……	……	……	……	……

值在 [1,292],共 70 个节点

值为 0,共 121 个节点

4. 边缘-核心分析

通过网络密度分析、中心势分析和各中心性值的分布情况分析可以发现,网络有明显的集中趋势,本节从宏观上整体观测骨干网络的核心边缘程度,挖掘核心用户。

通过 Netdraw 对网络进行可视化展示,为了便于观察科室情况,将每个节点的科室名字以".科室名"的形式加在节点名字后,其中".未填写"表明用户为认证用户,但未填写科室名字,".无"表示用户为非认证用户,见图 5 - 22。

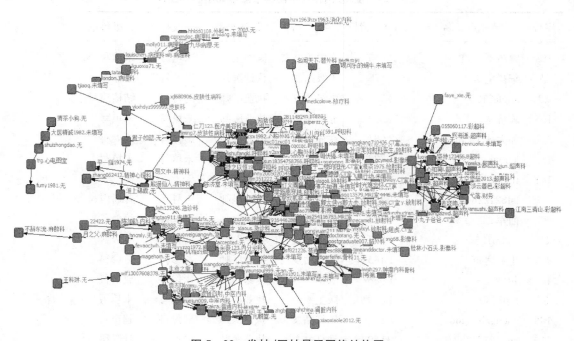

图 5 - 22 发帖/回帖骨干网络结构图

由图 5 - 22 可见,网络中存在核心用户和边缘用户的区别,有些用户处于中心区域,和其他用户联系紧密,而有的用户仅与少数节点相连,处于边缘位置。此外,图中可以看出存在多个团体,团体和团体之间的紧密程度不一。

为了得到网络中的核心用户,本文利用 UCINET - core/periphery 分析,得到图 5 - 23 核心边缘矩阵(仅显示部分)。

由图 5 - 23 可见,四个密度矩阵中左上的区块密度最大为核心区,其余三个区块密度较小,为边缘区。核心区共有 51 名成员,大多数核心区成员(约 84%)来自一级科室影像科,4 位认证用户未填写科室名称,其他科室的包括结核科、心胸外科、器官移植、急诊科。这些核心区用户其相互之间联系都较为紧密,掌握了整个网络的主要资源,具有较强的控制能力,处于主导地位,是网络中凝聚力最高的群体。

而右上和左下两个边缘区显示,虽然部分边缘区成员与核心区成员有较为紧密的联系,但是其互相之间联系不紧密,而右下的边缘区显示,边缘区成员之间缺少交互和沟通,互相之间控制力差。因此,可以将用户分为核心用户和非核心用户,此外,这些核心用户中大多数为中心性分析中的具有高出度/入度或者中间中心性的用户,也侧面证明了划分的合理性。

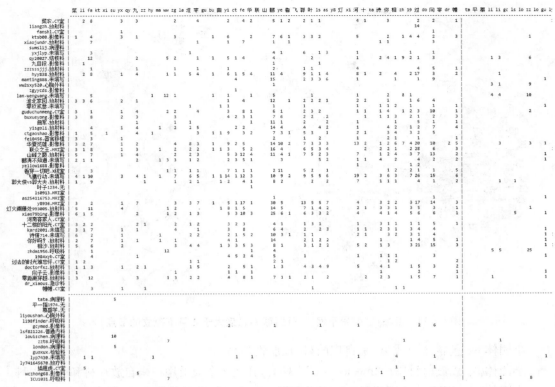

图 5 - 23　发帖/回帖骨干网络核心边缘矩阵(部分)

5. 小团体分析

通过中心性分析和边缘-核心分析,我们得到了一些核心用户,并且发现这些核心用户大部分来自影像科,少部分来自内科、外科、急诊科和中医科等科室,同时得到了一些边缘用户,那么这些核心用户之间的交互有何特点,其他边缘用户是否也形成小团体,接下来通过 Netdraw 可视化软件进一步观察小团体的情况。

由图 5 - 24 可见存在若干小团体,根据每个小团体主要按照科室的不同而聚集,也存在一些跨科室的小团体,根据分布情况可以分为 11 个小团体:

小团体 1:数量最多、联系最为紧密的为左下角的影像科小团体,该小团体聚集了众多来自影像科各个二级科室的用户。主要来自影像科、放射科、CT 室、MRI。

小团体 2:与团体 1 紧密相连,主要为呼吸科、结核科用户,少量心胸外科、小儿内科用户。从图中可以看出节点"qy20027(结核科)"和节点"zhdm1956(呼吸科)"是小团体 2 和小团体 1 之间产生联系的重要连接节点。

小团体 3:自成一团,主要为中医内科、普通内科用户。其中,"激情四射"和"医心匠"分别是小团体中两个重要的用户,均有多个用户指向。

小团体 4 和小团体 5:用户来自同为一级科室影像科的超声科和彩超科,但是与小团体 1 缺乏紧密联系。

小团体 6:以"dr_xiaous"为中心,来自急诊科、麻醉科、心血管内科等多个科室,进行跨学科交流。

小团体 7:包含 8 个成员,以"sumslij"为中心,主要来自病理科、外科。

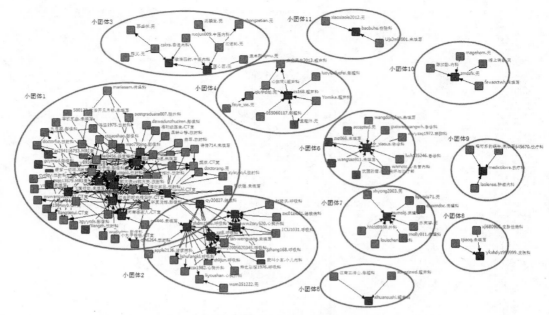

图 5-24　发帖/回帖骨干网络子图(联系强度大于 4 且不孤立的节点)

小团体 8：包含 3 个成员，来自皮肤科、皮肤性病科。

小团体 9：以放射科用户"medicolove"为核心，其他 3 个成员用户来自放疗科和肿瘤内科。

小团体 10：以未认证用户"zmdzfx"为核心，除了一个用户来自内科，其余用户未认证或者未填写科室信息。

小团体 11：两个成员用户同时指向检验科用户"baobuhe"。

通过小团体的分析可以发现如下几点。

(1) 存在科室内和跨科室的"中介"(图 5-25)。结合节点的中间中心性值，中间中心性

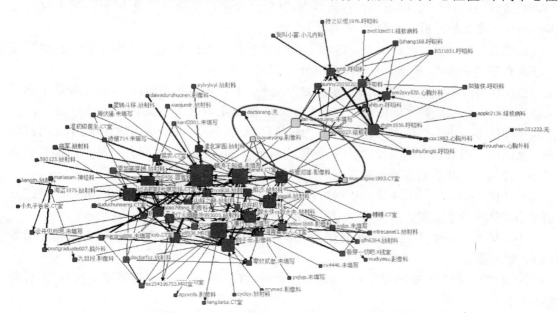

图 5-25　发帖/回帖骨干网络子图(联系强度大于 4 且不孤立的部分节点)

值较高的用户主要可以分为两类,一类是科室内的"中介"用户,如"过去时光难忘怀(CT室)""向子云(影像科)",连接的同是影像科的用户,也存在一些跨科室的"中介",例如"zhdm1956(呼吸科)"连接了影像科为主的小团体1和呼吸科为主的小团体2。

(2)同科室小范围高强度交流团体。小团体4和5自成一团,虽然科室相近,但是联系较少。

(3)跨科室小范围高强度交流团体。如小团体6,来自急诊科、心血管内科、麻醉科等多个科室,并形成了高强度的交流。

(4)同科室大范围高强度交流团体。小团体1、小团体2成员众多,交流也十分紧密。

(5)跨科室的大范围高强度交流情况不明显,主要还是依赖"中介"节点进行跨科室的交流。

5.4.4 发帖/回帖骨干网络用户语义链接网络分析

用户之间存在发帖和回帖的交互行为,但从语义的角度看,并不一定存在相似性,存在"主题漂移"的现象,例如用户在主题帖下面回复和主题不相关或者弱相关的内容,例如两个用户之间存在同回帖情况,但是其发布的内容有差异,尤其是一些信息分享类的内容,包括经验分享、情感抒发、公告,每个用户的关注点和视角都有可能存在差异。为了研究从语义上降低主题漂移的可能性,本节首先对骨干网用户的主题内容进行分析,然后通过构建语义链接矩阵,进而分析语义链接网络特征。

1. 矩阵构建

本节首先构建了 TKM(topic-keyword matrix)矩阵。TKM 矩阵的行是 n 个用户、矩阵的列是 n 个用户的文本信息经过关键词处理以后所有有效关键词。如公式(2)所示,n 是用户的数量,m 是关键词的数量,其中 c_{ij} 表示第 i 个用户的第 j 个关键词。

$$TKM = \begin{pmatrix} c_{11} & \cdots & c_{1m} \\ \vdots & c_{ij} & \vdots \\ c_{n1} & \cdots & c_{nm} \end{pmatrix} \qquad 公式(2)$$

本节采用经典的权重赋值方法(TF－IDF 模型)计算特征词权重,继而采用夹角余弦(Cosine)算法来计算每个用户对应的特征词向量间的相似度值,以衡量主题词网页间的两两相似度,计算公式如公式(3)。

$$t_{ij} = \frac{\sum_{k=1}^{n} c_{ik} \times c_{jk}}{\left(\sum_{k=1}^{n} c_{ik}^2 \times \sum_{k=1}^{n} c_{jk}^2\right)^{1/2}} \qquad 公式(3)$$

其中 i 和 j 分别代表用户 i 和用户 j,k 代表特征词,且 $k \in k_i$,$k \in k_j$。 与此同时,用户 i 与自己本身的相似度为 1,即 t_{ii}(即 $j = i$)$= 1$,$1 \leqslant i \leqslant n$。

根据公式(3)得到的 t_{ij} 我们可以构建用户语义相似度矩阵 Matrix(S),n 指的是用户,即 t_{ij} 代表用户 i 和用户 j 文本内容上相似度。相似度取值[0,1],0 为完全不相似,1 为完全相似。由公式(4)可见,Matrix(S)是一个对称矩阵,即 $t_{ij} = t_{ji}$。

$$\text{Matrix}(S) = \begin{pmatrix} t_{11} & \cdots & t_{1n} \\ \vdots & t_{ij} & \vdots \\ t_{n1} & \cdots & t_{nn} \end{pmatrix} \qquad \text{公式(4)}$$

根据用户发帖回帖的链接矩阵 Matrix(L)和用户语义相似度矩阵 Matrix(S),构建用户语义链接矩阵,记为 Matrix($L+S$)。如公式(5)所示,其中 w_{ij} 通过公式(6)得到。Matrix($L+S$)行和列的结构均与 Matrix(L)相同,但矩阵中项的定义不同。当 l_{ij} 在 Matrix(L)中等于 0 时,l_{ij} 在 Matrix(L)中对应的 w_{ij} 也为 0,因为当两个用户之间不存在链接关系的时候,可以认为用户的语义相似度并没有得到认可和传递,故记为 0。

$$\text{Matrix}(L+S) = \begin{pmatrix} w_{11} & \cdots & w_{1n} \\ \vdots & w_{ij} & \vdots \\ w_{n1} & \cdots & w_{nn} \end{pmatrix} \qquad \text{公式(5)}$$

其中,

$$w_{ij} = l_{ij} \times t_{ij} \qquad \text{公式(6)}$$

并且,

$$w_{ii} = 0, \quad 1 \leqslant i \leqslant n \qquad \text{公式(7)}$$

2. 边缘-核心分析

对 218 个骨干用户所对应的本文内容的整理,得到用户间的语义相似度矩阵,进而得到这 218 个骨干用户的链接语义矩阵。对该矩阵对应的骨干用户语义链接网络进行边缘-核心分析,得到图 5 - 26(只截取 4 个区域交界处的部分)。

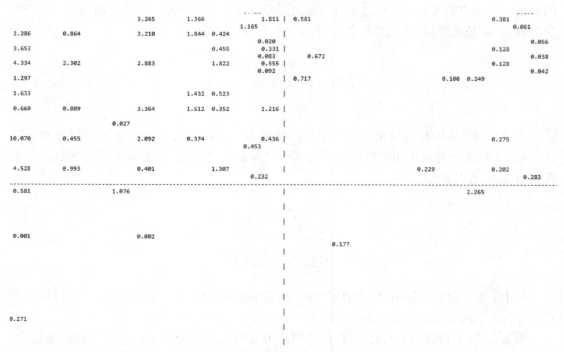

图 5 - 26　骨干网用户语义链接网络核心边缘矩阵(部分)

从核心边缘矩阵得到的结果发现,核心区域共有 41 个用户,通过与前文中骨干链接网络的边缘-核心分析中处于核心区域的 51 个用户相对比,得到表 5 - 30。

表 5 - 30　骨干网链接网络与语义链接网络核心用户差异列表

缺失用户	新增用户
菜农. CT 室	580123. 放射科
xiaojundr. 放射科	qfh6264. 放射科
sumslij. 病理科	wslzs. 未填写
qy20027. 结核科	
ww2sxy520. 心胸外科	
zgyycds. 影像科	
fei0456. 器官移植	
yellow1688. 影像科	
看穿一切吧. X 线室	
ls0913. MRI 室	
灯火阑珊处 993005. 放射科	
xiao79bing. 影像科	
河南客家人. CT 室	

"菜农""xiaojundr""sumslij"等 13 位用户为骨干用户链接网络的核心用户,而在链接语义网络中,其核心地位下降,处于边缘区域。相反,"580123""qfh6264""wslzs"三位用户成了链接语义网络的核心成员。为分析原因所在,本节对以上 16 位用户对应的链接关系和文本内容进行了进一步分析。可以发现被剔除核心区域的 13 位用户可以分为以下三类。

(1) 与核心用户联系不够紧密。结合 5.4.3 节中的图 5 - 24 可以发现,用户"xiaojundr""zgyycds""ls0913"等于核心区域的主要成员相距较远,联系强度也不高。

(2) 与核心用户研究内容和关注重点存在差异。由于在链接网络中,核心区域 84% 均来自一级科室影像科,其主要的主题内容也围绕影像科展开,因此一些用户其虽然与核心用户存在一定的发帖回帖交互,但是从内容来看,关注点略有不同,这些用户主要来自其他非影像科的科室。例如"qy20027"(结核科)除了关注影像的分析和判断,同时对患者的疾病症状和疾病的治疗关注较多,例如其在"【影像读片】病例及读片,求助!!!"一帖中回复一例大叶性肺炎病例,主要围绕患者临床表现、血象指标变化、抗炎治疗效果和大叶性肺炎病例演变过程进行病例的分析。

(3) 与核心用户联系不紧密且研究内容差异较大。例如,用户"sumslij"(病理科),从小团体分析可以看出,其为小团体 7 的核心,与其紧密联系的主要是来自病理科的用户,与影像科的核心用户联系较少;从内容上看,其主要围绕肿瘤的良性恶性诊断、检验手段如各类肿物穿刺,和核心用户群体存在一定差异。

而三位核心区域新成员中,两位来自放射科,用户"wslzs"虽然未填写科室名字,但是从其文本内容判断,也属于影像科。这三位用户与核心区域用户的链接数量较多,且主题内容的相似度高。例如用户"wslzs",据计算,其与核心用户之间的语义相似度平均为 0.6。

通过骨干用户语义链接网络于骨干用户链接网络的分析对比可以发现,综合考虑链接情况和内容相似度可以更有效地挖掘主题一致的核心用户群,有效地减少"主题漂移"的现象。

3. 主题内容分析

骨干网络是通过设定最小发帖/回帖联系强度得到的网络,网络中的用户在链接信息上具有一定的代表性,而在内容上和整体网络是否具有一致性,本文依据网站主题词表对骨干网用户的所有文本进行分词和词频统计,得到表 5 - 31。

表 5 - 31　发帖/回帖骨干网络用户疾病主题词频次 Top50 列表

序号	疾 病 名 称	频次	序号	疾 病 名 称	频次
1	淋巴瘤	509	26	支气管扩张症	59
2	胸腔积液	281	27	室管膜瘤	51
3	血管瘤	214	28	星形细胞瘤	51
4	人格障碍	156	29	心包积液	51
5	心律失常	153	30	垂体瘤	50
6	骨囊肿	151	31	类风湿关节炎	50
7	神经鞘瘤	146	32	脑梗死	49
8	结节病	142	33	骨赘	47
9	脂肪瘤	134	34	偏头痛	46
10	畸胎瘤	130	35	肺动脉高压	45
11	精神分裂症	123	36	股骨颈骨折	45
12	肺不张	121	37	结肠癌	44
13	脑膜瘤	119	38	肝脓肿	43
14	卒中	114	39	脂肪肉瘤	40
15	胸腺瘤	103	40	心房颤动	39
16	骨巨细胞瘤	101	41	动脉粥样硬化	39
17	肺栓塞	97	42	软骨瘤	38
18	普通感冒	87	43	腺样囊性癌	37
19	嗜铬细胞瘤	86	44	乳头状瘤	37
20	脑出血	85	45	骨肿瘤	36
21	骨肉瘤	79	46	多发性骨髓瘤	35
22	软骨肉瘤	74	47	支气管哮喘	35
23	心肌梗死	72	48	骨软骨瘤	35
24	淋巴管瘤	68	49	腹膜炎	35
25	肾细胞癌	60	50	带状疱疹	34

从骨干网用户的主题内容关注点来看,其热议度最高的为淋巴瘤,与全讨论区相一致;淋巴瘤的出现频次达到了 509 次,占全讨论区频次的近一半,其他疾病出现的频次占全讨论区的比例也较高,说明骨干用户对全讨论区的内容贡献度大。

此外,骨干网用户热议的疾病排名前 50 中,有 30 个与全讨论区的热议疾病内容相一致,这说明骨干网用户除了在链接关系上是整体网络的"缩影",从语义上看,其关注的主题内容也具有一定的代表性。对于高骨干网用户主题内容的追踪有助于掌握全局的主题内容变化,得到整体网络的核心主题内容和最新热点。

5.4.5　同回帖矩阵构建和整体网络分析

1. 矩阵构建

两个用户同时在同一篇帖子下回复(即同回帖),说明两者对这一主题都感兴趣,如果这种同回帖的情况越多,则说明两者兴趣点、关注点的相似性越高;如果一个用户与多个用户都存在同回帖的关系,则说明该用户的交流活跃、兴趣广泛。因此,本节将视角从普遍存在的显性发帖回帖行为,转移到抽取同回帖关系,构建同回帖网络,探索隐性的联系。

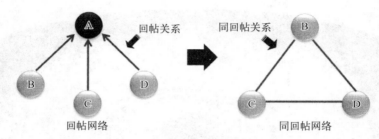

图 5-27　同回帖关系

通过对用户间同回帖频次进行统计处理,同一帖子下两个回帖用户不论回帖次数多少,都只记作一次,从而构建用户同回帖矩阵 $\text{Matrix}(C)$。

$$\text{Matrix}(C) = \begin{pmatrix} C_{11} & \cdots & C_{1n} \\ \vdots & C_{ij} & \vdots \\ C_{n1} & \cdots & C_{nn} \end{pmatrix} \qquad 公式(8)$$

矩阵的中 n 是用户的个数。i、j 分别代表用户 i、用户 j,C_{ij} 表示用户 i 和用户 j 同时回复了 C_{ij} 个不同的帖子(即用户 i 和用户 j 同回帖的频次),若用户 i 未和用户 j 在任何帖子的回帖中同时出现,则 C_{ij} 等于0。该矩阵 $\text{Matrix}(C)$ 为一个 $n \times n$ 的对称矩阵,用户 i 和用户 j 同回帖的频次与用户 j 和用户 i 同回帖的频次是相同的。此外,用户与自身的同回帖次数为0,即当 $C_{ii}=0$,$1 \leqslant i \leqslant n$。

2. 整体网络分析

本节研究中的同回帖网络由 31 624 个节点和 1 768 242 条联系组成,联系的总强度达到 1 991 198。由表 5-32 计算结果可以看出,大部分联系的强度都较低,同回帖联系强度为1的有 1 682 016 条,占全部联系数量的 95.12%。

由于两个用户在且仅在一个帖子中同时出现具有极大的随机性,为了避免随机性产生的影响,本文不考虑联系强度为1的联系,得到联系强度大于等于2的同回帖网络,共涉及节点数量 7 064 个,联系数量为 154 591,联系总强度为 222 956,并执行 Pajek 的 Fruchterman Reingold 命令绘制了联系强度大于等于2的网络图。

139

表 5 - 32　同回帖整体网络基础测度指标列表

基　础　指　标	值
节点数量	31 624
联系数量	1 768 242
平均联系强度	1.13
联系总强度	1 991 198
平均节点度	111.83
联系强度为 1	1 682 016
联系强度不为 1	86 226
网络密度	0.00 176 811

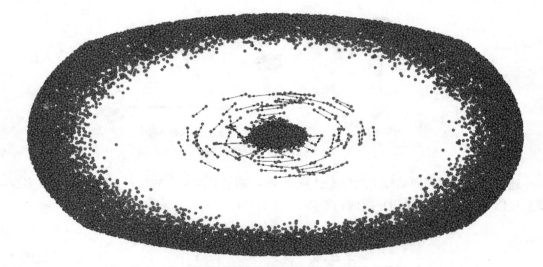

图 5 - 28　同回帖整体网络结构图(联系强度大于等于 2)

从图 5 - 28 可以看出,大量的节点处于边缘位置,这些节点与其他节点之间不存在联系或只存在强度为 1 的联系;为数不多的节点仅两两之间存在同回帖情况;而大约占所有节点数 5% 左右的节点处于核心位置,每个节点与多节点具有共现关系。通过同回帖整体网络的分析发现,网络较为松散,节点间的联系存在不均衡的现象,少量用户处于核心地位。

5.4.6　同回帖骨干网络分析

两个用户间存在同回帖情况,说明这两个可能具有相同的兴趣爱好,然而,有一些同回帖是偶然的,联系强度较低的同回帖并不能有力地证明两者之间的关联。因此,将最低联系强度设置为 17(包含 17),得到由 203 个节点组成的骨干网络,进行进一步的分析。

1. 网络基础测度指标

由表 5 - 33 可以看出,骨干网络的网络节点平均距离较小,仅为 1.901,说明骨干网络中任意两个节点用户之间平均通过不到 2 个节点就可以相互连通,且具有较高的集聚系数,体现出了小世界效应的显著特征,是一个联系紧密、信息流通顺畅的网络。骨干网络的节点平均距离低于众多实际网络[1],但接近于文献[2]中给出的关键词共现网络(1.654~1.960),短的节点距离或许是部分信息共现网络的共性。短距离有利于信息的快速交互与关联,而互联网应用的重要价值正是淡化了物理距离,降低了关联成本。此外,每个节点用户平均约和55个用户存在同回帖的联系,较短的节点距离、较高的集聚系数以及较多的节点联系带来了网络整体的高凝聚性。然而,网络的度中心势高达49.66%,表明网络仍然凝聚在少数人手上,被核心用户控制,对外界抗破坏性较差。

表5-33　同回帖骨干网络基础测度指标列表

基 础 指 标	值
节点数量	203
联系数量	11 100
平均联系强度	8.94
联系总强度	99 256
(可达)节点平均距离	1.901
集聚系数	0.744
网络平均节点度	54.68
网络度中心势	49.66%
基于距离的聚集性	0.607
网络中介中心势	7.52%

2. 用户身份属性

从骨干网络用户的一级科室分布来看,人数最多的为影像科,有72位;内科和外科的人数也较多,分别为42位和17位,其余科室人数较少。和案例总体各个科室的分布相比较可以发现,同回帖骨干网中影像科用户的比例明显增大,而总体人数上比影像科人数更多的内科和外科,在同回帖骨干网中占比下降(图5-29)。这种情况和发帖回帖网络里的情况一致。

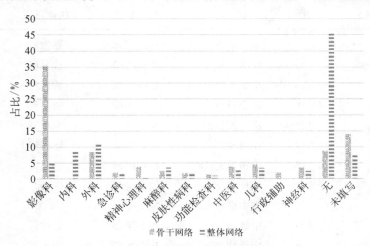

图5-29　同回帖骨干网络用户科室分布

[1] NEWMAN M E J. The structure and function of complex networks[J]. Siam Review, 2003, 45(2): 167-256.
[2] 叶鹰,张力,赵星,等.用共关键词网络揭示领域知识结构的实验研究[J].情报学报,2012,31(12):1245-1251.

3. 中心性分析

由于同回帖网络是一个无向的网络,因此网络中节点无出度与入度的区分,通过计算同回帖骨干网络中各个节点的点度中心度,绘制图 5-30。

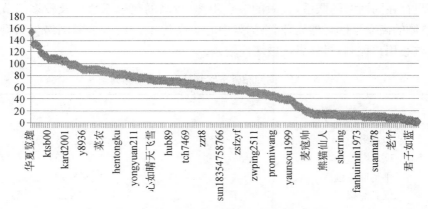

图 5-30　同回帖骨干网络点度中心度分布

从图 5-30 可以看出,大部分用户表现较为活跃,约 70% 的骨干用户与 20 个以上的其他用户存在同回帖情况,交流范围广;而剩下的约 30% 的用户交流范围较小,与不到 20 个人存在同回帖情况。

由表 5-34 可见,点度值最高为 154,其对应的用户为"华夏览雄",表示华夏览雄与 203 个点中的 154 个节点存在同回帖现象,在回帖行为中十分活跃。在科室分布上,点度中心度排名前 20 名的用户大部分来自影像科,1 位来自内科(即用户"qy20027"),6 位未填写科室名字。这 20 位用户的点度值均在 100 以上,说明这些用户在骨干网络中交流范围广,与其他用户的交流十分活跃,与他们的兴趣关注点相似的用户较多。

表 5-34　骨干网络用户点度值 Top20 列表

用 户 名	度	等 级	用户认证	执业科室	一级科室
华夏览雄	154	中级站友	认证医师	影像科	影像科
灯火阑珊处 993005	133	中级站友	执业医师	放射科	影像科
零距离穿越	133	准中级站友	执业医师	放射科	影像科
山峰之巅	131	准中级站友	执业医师	放射科	影像科
鹏涛不知道	128	准中级站友	医学生	未填写	未填写
xiao79bing	119	中级站友	认证医师	影像科	影像科
qy20027	117	中级站友	执业医师	结核科	内科
guduchunmeng	113	铁杆站友	执业医师	CT 室	影像科
sdzbhwf	112	准中级站友	执业医师	CT 室	影像科
ktsb00	109	中级站友	执业医师	影像科	影像科
lan-wenguang	109	中级站友	执业医师	未填写	未填写
ctgaoshao	109	版主	执业医师	影像科	影像科
周伏强	109	铁杆站友	执业医师	未填写	未填写

用　户　名	度	等　　级	用户认证	执业科室	一级科室
580123	108	中级站友	专家	放射科	影像科
诗情 714	107	准中级站友	医学生	未填写	未填写
郭大侠 vs 郭大夫	107	铁杆站友	执业医师	放射科	影像科
hyy838	105	版主	专家	放射科	影像科
飞鹰行动	105	中级站友	执业医师	未填写	未填写
kard2001	104	准中级站友	执业医师	未填写	未填写
看穿一切吧	101	准中级站友	执业医师	X 线室	影像科

4. 小团体分析

通过 Netdraw 进行可视化展示，图 5-31 中节点的大小代表点度值的大小。可以发现该网络分为多个团体，最核心的区域节点数量最多，点度值较大，联系最为紧密，这些用户主要来自影像科；其次以内科为主的团体人数也较多，并且与影像科用户存在一定联系；还有一些节点分散在周围形成规模较小的团体，例如左上区域的精神心理科用户群、右下的外科用户群。总体而言，同回帖的小团体特征明显，同一团体大多来自同一科室，团体间存在一定的联系。

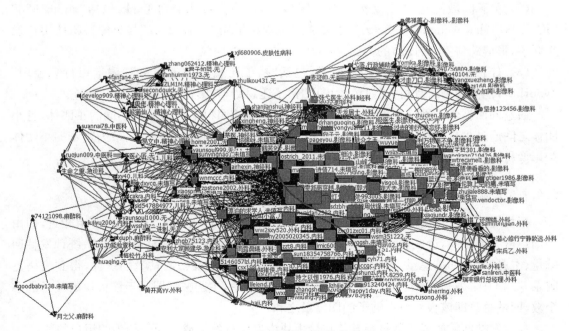

图 5-31　同回帖骨干网络结构图

为了更清楚地看清网络中用户数量最多、点度值最大、联系最为紧密的小团体特征，取联系强度≥20，得到图 5-32。

从图像可以看出，分为明显的三个区域，并且区域之间通过少量用户相连。

(1) 右上区域用户均主要来自影像科，他们用户数最多且同回帖联系十分紧密。除了

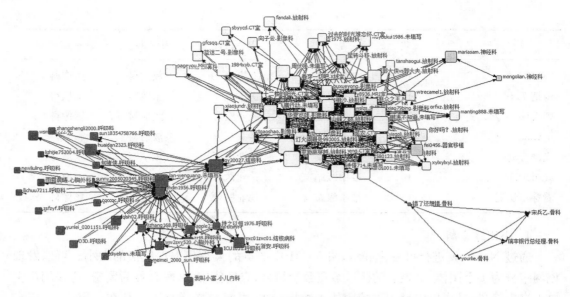

图 5-32　同回帖骨干网络子图(联系强度≥20)

影像科的用户,在较边缘的用户中,两个节点"Mongolian"和"mariasam"(绿色)来自神经科,一个节点"fei0456"来自器官移植。

(2) 左下区域的用户数仅次于右上区域,其用户主要来自呼吸科,包括"zhdm1956""ICU1031""lan-wenguang""zxc0",主要通过关键桥梁用户"qy20027"与影像科团体用户发生联系,形成跨科室、跨团体的沟通。

(3) 右下区域由 4 个节点用户组成,包括"错了还想错""宋兵乙""瑞丰银行总经理""yourlie",他们均来自骨科,通过桥梁用户"错了还想错"与影像科团体的用户相连。

通过同回帖骨干网络小团体分析发现,用户主要按照科室身份形成不同的小团体,且小团体之间通过少量的桥梁用户相连。在丁香园社区中,同回帖强度最高、最为紧密的小团体为影像科小团体,其次为呼吸科小团体,这与发帖/回帖骨干网络的研究结果相一致。

5.4.7　交流板块发帖回帖量分布

板块是用户进行交流的主要场所,虽然同一板块内用户在交流的主题内容上相近,但由于用户行为的不同,造成板块和板块之间也形成了一定的差异。针对每个板块,统计发帖回帖量、主题帖量、回帖总量、参与发帖回帖的成员数量、人均发帖回帖量的统计,得到表格见附录 5。其中:发帖回帖总量=主题帖总量+回帖总量,主题帖量即属于该板块的帖子的总个数,回帖总量即该板块所有帖子的回复量之和。

参与发帖回帖的成员数量指凡是在该板块内发生过发帖或者回帖行为的用户的数量。

人均发帖回帖量=发帖回帖总量/参与发帖回帖的成员数量。

表 5-35 显示了板块发帖回帖总量前 5 名,从总体的发帖回帖次数上来看,骨科专业讨论版以及影像医学和核医学讨论版的发帖回帖量显著多于其他板块,3 个月内的数量分别达到 19 555 次和 19 108 次,表明这两个板块内的用户交流整体都非常活跃。另外超声医学讨论版、呼吸与胸部疾病讨论版以及临床检验医学讨论版也较为活跃。

表 5 - 35 板块发帖回帖总量 Top5 列表

序 号	板 块	发帖回帖总量
18	骨科专业讨论版	19 555
25	影像医学和核医学讨论版	19 108
27	超声医学讨论版	8 736
4	呼吸与胸部疾病讨论版	7 996
24	临床检验医学讨论版	7 166

表 5 - 36 显示了板块发帖总量前 5 名,从发帖量指标上看,骨科专业讨论版,影像医学和核医学讨论版的发帖总量仍然是最多的,但是相对于发帖回帖总量,这两个板块在发帖量上的优势并没有特别明显,而心血管专业讨论版、肿瘤医学讨论版以及神经科学专业讨论版等板块的发帖总量也相对较高。发帖总量体现了用户在社会化网络论坛中的主动性,发帖总量越高的板块用户寻求信息或发布信息的意愿更强烈。

表 5 - 36 板块发帖总量 Top5 列表

序 号	板 块	发 帖 总 量
18	骨科专业讨论版	2 421
25	影像医学和核医学讨论版	1 750
5	心血管专业讨论版	1 173
9	肿瘤医学讨论版	1 054
1	神经科学专业讨论版	1 032

从表 5 - 37 回帖总量指标来看,前 5 名的板块与发帖回帖总量前 5 名的板块均相同,仅第一名和第二名的顺序调换。骨科专业讨论版在发帖回帖总量上比影像医学和核科学讨论版更多,而回帖量却更少,说明骨科专业讨论版虽然发帖量较多,但帖子引起的热议度相对影像医学和核科学板块的帖子较低。回帖的数量可能受到一些因素的影响,比如帖子的主题是否能引人关注,是否有意见领袖或者专家的参与,或者是否有强联系的小团体中成员的参与等。回帖量的多少直接体现板块内部用户交流的热度,能够更多引起用户共鸣、激发讨论的帖子所在的板块也体现出了当今医学关注的热点。

表 5 - 37 板块回帖总量 Top5 列表

序 号	板 块	回 帖 总 量
25	影像医学和核医学讨论版	17 358
18	骨科专业讨论版	17 134
27	超声医学讨论版	7 780
4	呼吸与胸部疾病讨论版	7 144
24	临床检验医学讨论版	6 378

表 5 - 38 板块发帖回帖用户的数量体现了一个板块内信息传播主体的丰富程度。从这

个角度来讲,骨科专业讨论版的独立用户数明显高于其他板块,揭示出在这个板块,有更多的独立个体用户参与学术交流与病例讨论,整体的信息传播呈现出非常多元化"百家争鸣"的特征。这些相对独立用户数较多的板块也能够有更多的机会联系其他用户,使得用户能够接触到自己想要的信息或者是权威专家。

表 5-38　板块发帖回帖用户量 Top5 列表

序　号	板　　　块	发帖回帖用户量
18	骨科专业讨论版	3 906
24	临床检验医学讨论版	2 242
25	影像医学和核医学讨论版	2 197
5	心血管专业讨论版	2 020
7	普通外科讨论版	1 996

基于以上对于发帖回帖总量以及板块独立用户数量的讨论,得到表 5-39 板块人均发回帖量,从而更加深入客观的角度分析一个板块学术交流主体的活跃程度,或者用户对板块或者话题的贡献度。有些板块发回帖量多,同时其参与讨论的用户数也非常众多,所以相对而言人均帖子贡献程度并不是很高。而对于一些人均发回帖量高的板块,如影像医学和核医学讨论版,他们板块中每个独立用户的贡献度,或者所承载的信息量都比平均水平高。可以观察到,中医讨论版和心理学与精神病学专业讨论版均未在其他几个排名中出现,而其人均发帖回帖量却分别排在第二和第四,说明这两个讨论版虽然相对比较小众,但是其单个用户的贡献量大,交流的活跃度较高。

表 5-39　板块人均发帖回帖量 Top5 列表

序　号	板　　　块	人均发帖回帖量
25	影像医学和核医学讨论版	8.70
28	中医讨论版	6.41
4	呼吸与胸部疾病讨论版	5.72
2	心理学与精神病学专业讨论版	5.03
18	骨科专业讨论版	5.01

总体而言,影像医学和核科学讨论版及骨科专业讨论版在各个指标上均表现良好的板块,无论是活跃度、议论热度或是人均贡献度都是这 34 个板块中最为突出的。结合前文已有的研究有一个有趣的发现,即无论在发帖回帖网络中还是同回帖网络中影像科的用户都是主要群体,而骨科的用户寥寥无几,可能的原因是:影像科的部分群体之间联系紧密形成小团体,作为团队共享资源、参与共同研讨;而骨科的用户之间普遍联系强度较低,喜好"独立而为",很少形成较强的依赖关系。

5.4.8　交流板块共现网络分析

通过 5.3.3 主题内容的分析发现,同一个帖子下面会有来自不同科室用户的回帖,发帖回帖网络以及同回帖网络中均存在不同科室用户的交互,而板块和科室总体来说是互相对应的,这说明用户很可能存在跨板块交流的行为。通过对丁香园内容组织上的观察发现,每个用户的页面中都对应 1~3 个常去的板块,见图 5-33。用户最常去的板块主要依据用户发帖回帖量来筛选,并且只有在板块内发生过发帖行为,该板块才能成为用户最常去的板块。如果一个用户在多个板块中发帖,则显示发帖量最多的 3 个板块作为其常去的板块,

常去的版块

影像医学和核医学讨论版
发帖: 11525　收藏: 6

骨科专业讨论版
发帖: 1744　收藏: 0

呼吸与胸部疾病讨论版
发帖: 2674　收藏: 1

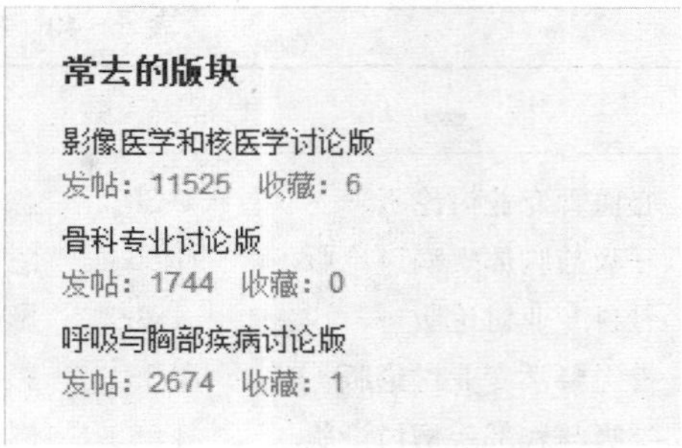

图 5-33　用户常去的板块页面

如果一个用户没有在任何板块中发帖则不显示,即该用户没有常去的板块。

1. 板块共现频次

通过采集每个用户常去板块的信息,借鉴传统文献计量学中关键词共现的思想和处理方法,得到 34 个板块之间两两共现的次数。

两个板块存在共现,说明两者之间存在某种隐含的联系。两个板块之间隐含的联系的强度高低不止与两两板块之间共现次数高,还可能和两个板块本身的用户数量有关。因此,在这一部分,我们不仅研究两个板块绝对共现次数,还引入相对共现比例来研究,其含义为一个用户,如果他常去某个板块,他常去另外一个板块的概率有多大,从而平衡用户数量对板块共现的影响。

我们假设用户 X 同常去板块 M 和板块 N,且跟用户 X 一样,同常去板块 M 和板块 N 的人总共有 a 人(包括用户 X),其中常去板块 M 的人数有 b 人,而常去板块 N 的人数有 c 人,则若某个用户 Y 常去板块 M 或者 N 的一个,其也会常去板块 M 或者 N 中另外一个的概率(即板块共现相对比例)为:

$$P = \frac{P(M \cap N)}{P(M \cup N)} = \frac{a}{b+c-a} \times 100\% \qquad 公式(9)$$

通过计算绝对共现比例和相对共现频次发现,共现比例和共现频次排名靠前的板块具有较好的一致性。表 5-40 列出了共现次数和共现比例最高的 10 对板块,这些板块之间的联系更为紧密,从另一个角度也揭示了跨学科跨板块交流的情况。从共现比例来看,最高的共现比例为 15.18%,即常去心血管专业讨论版或者急救与危重病讨论版的用户中,平均每100 个人中就有约 15 个人同时经常访问并在两个板块中发帖,虽然 15.18% 的数值本身并不高,但是考虑到常去一个板块的衡量标准是要在该板块中发过帖,不记那些仅浏览或回帖的用户,所以这个数值并不低。并且,同一板块中的用户跨学科交流情况存在多样性,急救与危重病讨论版和心血管专业讨论版、呼吸与胸部疾病讨论版、麻醉疼痛专业讨论版等都存在共现的情况。

总体而言,急救与危重病讨论版、影像医学和核医学讨论版这两个板块作为核心板块与其他板块之间有频繁的交流。与急救与危重病讨论同常去的板块如心血管专业讨论版、呼吸与胸部疾病讨论版等中涉及的疾病发生有极大可能为需要急救的危重病例,而与影像医学和核医学讨论版紧密相连的骨科专业讨论版、神经科学专业讨论版、呼吸与胸部疾病讨论版等中出现的病例,有极大可能涉及各种影像学片子的辅助,因而它们的联系也较为紧密。

表 5 - 40　板块共现频次与共现比例列表

板　块　1	常去人数	板　块　2	常去人数	共现频次	共现比例/%
心血管专业讨论版	2 887	急救与危重病讨论版	3 040	781	15.18
呼吸与胸部疾病讨论版	1 863	急救与危重病讨论版	3 040	449	10.08
骨科专业讨论版	4 400	影像医学和核医学讨论版	3 968	665	8.63
神经科学专业讨论版	2 364	影像医学和核医学讨论版	3 968	479	8.18
呼吸与胸部疾病讨论版	1 863	影像医学和核医学讨论版	3 968	435	8.06
急救与危重病讨论版	3 040	神经科学专业讨论版	2 364	372	7.39
影像医学和核医学讨论版	3 968	超声医学讨论版	2 116	407	7.17
麻醉疼痛专业讨论版	1 883	急救与危重病讨论版	3 040	324	7.05
呼吸与胸部疾病讨论版	1 863	心血管专业讨论版	2 887	302	6.79
肿瘤医学讨论版	1 332	普通外科讨论版	2 700	255	6.75

2. 板块共现网络

为了更好地看清这 34 个板块之间共现的情况，由 34 个板块的两两共现次数，得到其共现矩阵，并利用 Netdraw 进行可视化得到表 5 - 41 和图 5 - 34。

由表 5 - 41 可知，板块共现网络的节点平均距离为 1.103，平均节点度为 29.588，说明网络中节点联系紧密，大部分网络节点之间都出现了共现的情况，跨板块交流现象较为普遍。从中心势来看，点中心势为 10.98%，网络中节点较为集中；而网络的中介中心势为 0.4%，该值较低，说明网络中的节点在控制其他节点的能力上相近。

表 5 - 41　板块共现网络基础测度指标列表

基　础　指　标	值
节点数量	34
联系数量	1 006
平均联系强度	36.93
联系总强度	37 154
（可达）节点平均距离	1.103
网络密度	0.896 6
网络平均节点度	29.588
网络度中心势	10.98%
网络中介中心势	0.40%

通过对 34 个板块节点点度值和各节点的联系总强度的计算，可以将 34 个板块划分为如下 5 个类别。

（1）影像医学和核医学讨论版、急救与危重病讨论版、心血管专业讨论版、骨科专业讨论版、普通外科讨论版、神经科学专业讨论版、呼吸与胸部疾病讨论版。

（2）妇产专业讨论版、儿科专业讨论版、麻醉疼痛专业讨论版、超声医学讨论版、肾脏泌尿专业讨论版、皮肤与性传播疾病讨论版、中医讨论版、肿瘤医学讨论版、消化内科讨

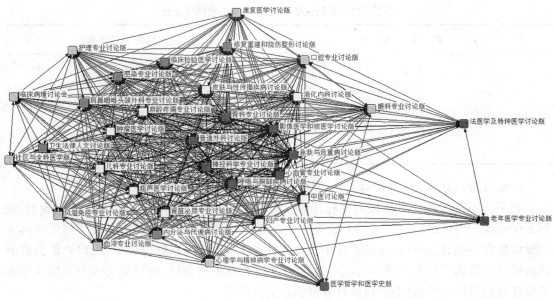

图 5 - 34　板块共现网络结构图

论版。

（3）修复重建和烧伤整形讨论版、内分泌与代谢病讨论版、卫生法律人文讨论版、临床检验医学讨论版、感染专业讨论版、耳鼻咽喉头颈外科专业讨论版。

（4）眼科专业讨论版、血液专业讨论版、口腔专业讨论版、康复医学讨论版、护理专业讨论版、风湿免疫专业讨论版、心理学与精神病学专业讨论版、社区与全科医学版、临床病理讨论版。

（5）医学哲学和医学史版、法医学及特种医学讨论版、老年医学专业讨论版。

类别（1）中的 7 个板块处于最为核心的位置，相互之间联系最为紧密，类别（1）中的三个板块明显处于较为边缘的位置，与其他板块的联系较少，联系强度也较小。

板块的共现情况体现了用户跨板块交流的情况，同时也体现了学科间交流的情况。总体而言，大多数学科与其他学科的交流较多，少部分学科较为独立；用户跨学科、跨板块的交流行为普遍存在。

5.4.9　用户身份对跨板块交流的影响

由 5.3.4 节的研究得到，从发帖量、回帖量和被评量上看，用户现实生活中的认证身份和科室身份对虚拟环境中的交流行为都具有一定的影响，那么跨板块交流作为用户的交流特征之一，是否也受认证身份和科室身份的影响，本小节对此分别进行了假设验证。

1. 认证身份对跨板块交流的影响

通过对不同认证类型的用户常去板块数的统计，得到表 5 - 42，可以看出平均来说，专家、执业医师、认证医师、医学生和未认证用户常去的板块数依次降低。用户的学术身份越高，其平均跨板块数量也越多，其跨板块能力越强。而那些学术身份较低的用户可能因为知识面有限、对领域知识了解不够深，因此跨板块能力较差。

表 5 - 42　不同认证类型常去板块数均值统计

认　证　类　型	人均常去板块数
专家	1.687
执业医师	1.656
认证医师	1.594
医学生	1.440
未认证	1.356

提出假设：用户认证身份对其跨板块交流有显著影响。

利用 31 624 个用户的认证情况和其对应的常去板块的个数，以认证类型为控制变量，进行 Kruskal‑Wallis 检验，得到结果如表 5‑43 所示。可以发现，不同认证类型的用户其常去板块数存在明显差异（渐近显著性小于显著性水平 a），说明原假设成立，用户认证身份对其跨板块交流确实存在显著影响。因此，促进更深层次的跨学科、跨领域交流主要应从学术身份较高的用户入手，这类用户最具有跨学科交流潜质。

表 5 - 43　不同认证类型用户常去板块数 Kruskal‑Wallis 检验

	常去板块数
卡方	2 305.332
df	4
渐近显著性	0.000

a. Kruskal‑Wallis 检验；b. 分组变量：认证类型。

2. 科室身份对跨板块交流的影响

通过对各科室用户常去的板块数的统计得到图 5‑35，可以发现医学重症科和急诊科的用户人均跨板块数最高，平均每个用户经常访问并发帖的板块数量达到 2 个。剩余的科室除了药剂科和科研中心，均存在跨板块交流的情况，而药剂科和科研中心的用户总体而言跨板块交流少，甚至没有常去的板块。

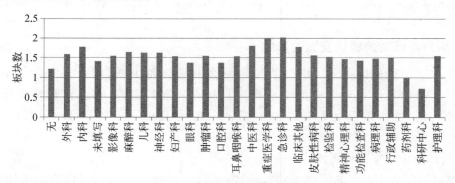

图 5 - 35　各科室用户常去板块数

提出假设：用户科室身份对其跨板块交流有显著影响。

同样利用 Kruskal‑Wallis 检验，以用户所在一级科室类型为控制变量得到结果如表

5-44,说明原假设成立,用户的科室身份对其跨板块交流具有显著影响。这可能与科室的属性有关,例如重症医学科和急诊科,均为综合性的学科,涉及的危重病可能与其他多个科室相关,因此这两个科室的用户跨板块交流行为较为普遍。

表 5-44　不同科室用户常去板块数 Kruskal - Wallis 检验

	常去板块数
卡方	2 551.201
df	25
渐近显著性	0.000

a. Kruskal - Wallis 检验;b. 分组变量:一级科室。

5.5　专业性社会化网络论坛用户交流模式归纳

5.5.1　用户主要交流模式

专业性社会化网络论坛中用户的交流模式不仅和交流主体本身的属性及行为有关,还和交流的客体以及交流方式息息相关,三者构成了一个有机统一的整体。基于前文对交流主体、交流客体、交流方式以及三者之间的相互影响作用的实证研究,结合考虑社会化网络论坛的一般性和特殊性,总结了目前专业性社会化网络论坛中主要存在的 5 种交流模式。其中,前 4 种交流模式体现了社会化网络论坛在交流模式上存在的一般性,第五种交流模式为本文根据专业性社会化网络论坛的特点提出的独具特色的交流模式,体现了社会化网络论坛的特殊性。

（1）一对一交流模式　如图 5-36,一对一交流模式中仅涉及两个用户,这两个用户因共同的学术科研主题而产生联系,并不涉及其他用户。这两个用户间的联系可以是单向的指向关系也可以是双向的指向关系,但是用户缺一不可。这

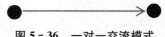

图 5-36　一对一交流模式

种一对一的交流模式是最简单、最基础的交流模式,同时从信息传播质量上来看也是最高的。

（2）单中心交流模式　在交流过程中,当交流集中于某一类主题内容或某一个观点时,就会出现单中心的用户交流模式,见图 5-37。在此模式中,处于中心位置的用户具有较高的入度中心度,对其他用户拥有具有较强的控制能力,通常这些用户在现实生活中学术身份都较高,其典型的用户类型是"领袖型"用户;而其他用户则主要针对某一主题内容或观点表达个人意见,参与话题的讨论。单中心模式中,用户主要来自同一研究领域,中心用户和其他用户的地位差异较为明显。例如图 5-24 发帖/回帖骨干网络中的

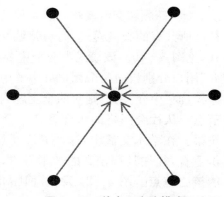

图 5-37　单中心交流模式

小团体 5、7、8、9、10、11,皆为此种交流模式。

(3) 多中心交流模式　针对同一类型的主题内容的交流过程中有时会出现两个或多种观点,这些观点的中心用户就成了不同的中心点,而每个中心用户又有其他的支持用户,因而形成了一种多中心的交流模式,见图 5-38。在此模式中,代表用户拥有较高的点度中心度,对其他用户的控制力较强,其他用户是通过评论中心用户来表达其观点和立场。这种交流模式围绕的主题内容通常是具有争议性的或者有不同思维视角的,例如在图 5-24 发帖/回帖骨干网络中的小团体 3。

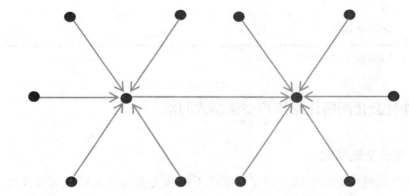

图 5-38　多中心交流模式

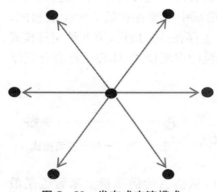

图 5-39　发布式交流模式

(4) 发布式交流模式　发布式交流模式中,中心节点用户将信息传递给多个其他用户,而其他用户为信息接收者,但并不做出观点的反馈,见图 5-39。在发帖/回帖交互中表现为,中心节点用户评论了多个用户的帖子,而自己却从不发帖,或者发的帖子没有用户回复。中心节点用户拥有较高的出度中心度和较低的入度中心度,可能是"干扰型"用户,也可能是"评论型"用户。例如用户"飞鹰行动",其出度为 40,而入度为 0。这种交流模式体现了中心用户强烈的分享信息的愿望,但是其信息是否被其他用户所认可,是影响交流效果的重要因素。

(5) 跨领域交流模式　前 4 种模式是专业性社会化网络论坛与其他非专业性的虚拟社区所共有的交流模式,而跨领域交流模式是专业性社会化网络论坛特有的一种交流模式,见图 5-40。该模式由两个主要的用户群以及连接两个群体的"中介"用户组成,"中介"用户分别指向两个用户群中的中心用户。两个用户群在主题内容上往往具有一定的差异,而"中介"用户则对两个主题内容都感兴趣,因此分别评论了这两个用户群中的中心节点。从社会网络的角度看,"中介"用户具有较高的中间中心性,是两个用户群之间的桥梁。在学术交流中,这些充当桥梁的用户与两个用户群中的部分用户联系紧密,从身份上看,往往具有较高的学术身份,其知识面较广、研究范围涉猎较广,是形成知识创新的核心节点。图 5-24 发帖/回帖骨干网络中的小团体 1 和小团体 2 就是该模式的典型例子。

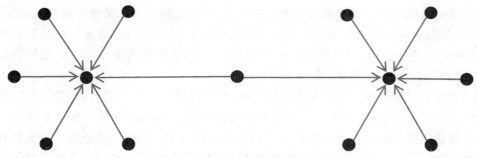

图 5-40　跨领域交流模式

5.5.2　用户交流特点分析

专业性社会化网络论坛是传递学术信息、形成学术交流的重要平台。本章研究以丁香园实证研究的结果为基础,总结了社会化网络论坛用户交流的一些特点。

1. 交流主体特点

专业性社会化网络论坛中的交流主体主要为专业人员,少部分为对学术科研工作感兴趣的"民间科学家"。从实名情况来看,大多数用户愿意使用实名认证,也有少部分用户对自己的具体研究领域保密,总体而言进行实名认证的用户对整个社会化网络论坛的内容贡献较大;从领域和地区分布来看,两者涉及面均较广,这主要得益于虚拟社区不受时空限制的优点,使相同或不同领域的人可以在同一平台上自由地交流,也可以使不同地区的用户进行同步的交流;从用户行为来看,不同用户在输出知识的活跃程度以及因知识输出而产生的影响力上具有差异,例如,"精英型"和"领袖型"用户在知识输出的量上有差异,但是都具有较高的影响力,而"分享型"和"干扰型"用户在知识输出的量上相同,但是影响力却有明显差异;从整体来看,对社区内容具有较大贡献的仍然来自少部分用户,这些核心用户的地位突出且具有代表性。

2. 交流客体特点

在专业性社会化网络论坛的学术交流过程中,交流的客体即为交流的主题或内容,主要有以下几方面的特点。

(1) 内容丰富综合性强。专业性社会化网络论坛交流的主题主要围绕专业领域的相关知识,同时也会涉及主观感受和科普性的知识,内容丰富程度高。

(2) 内容可信程度高。由于交流的主体具有较高的实名认证比例,且多为现实生活中具有一定学术身份的用户,而这些用户对社区知识的贡献量又占比较大,因此内容可信度较高。此外由于网络论坛开放的特点,用户均可以对内容进行评论,因此很好地降低了不实内容的比例。

(3) 内容专业性强。专业性社会化网络论坛的主要目的是为了服务一个或多个学科方向的研究,用户的主要目的也为联结专业人士或讨论专业议题,因此专业议题成了专业性社会化网络论坛的最主要的议题。

3. 交流方式特点

专业性社会化网络论坛中交流的主体和客体与其他一般性的社区相比,都具有一定的特殊性,这使得用户与用户之间的交流方式也具有一定特色,主要包括如下几点。

（1）交流氛围自由。用户可以自由地进行观点表达，对于一些思维视角存在差异、侧重点不同的话题，用户们能够从自身学术特色出发，进行探讨和比较；对于一些具有争议性的话题，用户们也各抒己见、表明自己的立场和观点，并提供相应的依据。社会化网络论坛提供了一个良好的自由的交流平台。

（2）交流时间跨度长。用户交流的信息得以长时间的保存，不但可以实现同步的交流，同时也可以实现异步交流，使某一主题可以长时间持续讨论，有助于拓展交流的深度。

（3）跨领域交流较为广泛。学术科研内容虽然具有领域特征，但是其之间也具有一些相通之处，形成了领域的交叉。有些领域是从原来的领域中拓展出来的，有些领域间虽然没有太大的共性，但是研究方法上可能具有一定的相似性等。目前，跨领域的交流较为广泛，但其交流强度和交流深度还不够。虽然领域与领域之间大多相通，存在跨领域交流，但是这种交流往往依赖少量用户。

（4）小团体交流明显。由于学术研究内容较为相似，容易形成固定的交流圈即小团体，小团体中任何一个人的观点都容易引发其他团体成员的热烈讨论。小团体的成员数量可能较多，也可能较少，甚至只有两三个用户。从领域上看，小团体的成员主要来自同一领域，也有少量小团体来自不同领域从而形成跨领域的小团体。

5.5.3　用户交流主要影响因素分析

经前文的分析可知，用户交流过程中会受到多方面因素的影响，其中交流主体、交流客体以及交流渠道是最主要的三大影响因素。

1. 交流主体

用户是学术交流的主体，用户自然是影响学术交流的主要因素之一。每个用户的身份不同，主要体现在以下两个方面。

（1）虚拟身份。尽管在专业性社会化网络论坛中用户的等级和 ID 是虚拟的，但是等级是该用户参与度和贡献度的一种标志，等级越高的用户例如版主和普通的用户之间仍然存在一定的差异，等级较高的用户其交流内容具有更高的可信度，也更容易引发其他用户的讨论。而 ID 不仅是用户在虚拟社区中的代号，同时也和该用户的影响力分不开，虚拟社区中一些活跃用户的 ID 已经成为一种标志，其交流动态也较能引发其他用户的关注。

（2）真实身份。现实生活中学术身份对用户的交流也产生了显著的影响，包括学术的等级以及所属的学科。现实生活中学术身份较高的用户更多地承担的是知识输出者的角色，是问题的解答者和知识的分享者，而学术身份较低的用户则更多地寻求问题的解答和知识的分享。当然，也存在一些"草根"用户通过积极交流成为虚拟社区中的"专家"，体现了专业性社会化网络论坛去中心化和去权威化的特点。此外，那些现实生活中属于交叉学科的用户，在虚拟环境下易对多个领域的内容产生兴趣，形成跨学科的交流。

2. 交流客体

交流主题和内容是学术交流的客体，对学术交流也存在一定的影响，主要可以分为内容本身以及内容的形式。

（1）交流内容本身的相关性和内容类型。交流的内容越是与社会化网络论坛的主题内容相关，越易促进学术的交流和讨论。而不同类别的内容引发的关注度也不同。从用户发帖动机出发，可以将交流内容分为咨询求助类、信息分享类以及交流讨论类，其中咨询求助类主要是索取知识,信息分享类主要是提供知识,而交流讨论意在引发一个话题,通过交流和讨论增进认识,以形成新的知识。相对而言,讨论交流类的主题更容易引发热议,因为其交互性更强,思想碰撞点更多,因此更容易吸引更多用户的参与。从社区网站角度看,可以通过选择传播快、影响广的话题,从而增加用户的黏性。

(2) 交流内容的形式。随着互联网技术的深入发展,社会化网络论坛的交流内容已经不拘于文本形式,还包括图片、视频、标签等。图片具有更强的直观性,而视频更能够进行全方位动态展示,丰富的交流内容形式不仅有利于吸引用户眼球,更有利于交流内容的全面而形象地表达。

3. 交流渠道

专业性社会化网络论坛主要的载体有博客、论坛、Wiki、电子邮件组等。随着互联网技术的发展和网络资源组织的发展,同一载体形式中存在多种交流渠道。例如在论坛中,用户可以浏览不同的版面、板块寻找感兴趣的内容,可以通过主题导航、知识地图等查找,可以通过搜索界面进行搜索,还可以通过访问用户个人主页查找和该用户有关的内容等。社会化网络论坛网站的结构和内容组织对学术交流的效果具有重要的影响作用。

(1) 内容分类。社会化网络论坛在组织网站整体内容安排时,如果能够充分考虑用户学术交流的特点,例如,跨学科、跨领域的交流,减少浏览紧密结合的领域内容的需要作出的操作,提高浏览的便捷性。

(2) 主题导航。社会化网络论坛可以对社区的不同的主题内容进行归类,形成主题导航,并对主题进行定期的更新,使用户可以根据感兴趣的主题进行分类浏览,提高浏览的效率。

(3) 个性化推荐。同一社会化网络论坛用户的研究领域和关注点各不相同,通过符合用户特征的个性化推荐,能够提高用户交流的兴趣,增强用户的参与度。例如,通过用户常去的板块,推荐该板块的热点内容;通过用户经常访问的其他用户,推送这些用户的最新动态;根据用户属于的小团体,推荐小团体内最新关注的内容或者用户。

5.6　本章总结

本章从专业性社会化网络论坛的交流主体、交流客体和交流方式三个角度出发,以丁香园网站为例,利用社会网络分析、数理统计分析、可视化分析等多种分析方法,分析了用户的身份属性以及在专业性社会化网络论坛中交流行为、交流内容和交流方式上的特点;基于实证分析的结果,探讨了专业性社会化网络论坛中用户交流的几种模式,并分析了用户交流的特点及影响用户交流的主要因素。本章的主要研究工作如下。

(1) 研究了用户交流过程中各种交互信息及内容的分布情况。从用户的角度研究了用户身份属性、用户交互信息的分布情况,发现社会化网络论坛中用户认证比例高,认证用户对虚拟社区的贡献度大;发帖量、回帖量、被评量的分布均符合幂律分布;相比传统期刊文献,网络环境中用户的参与度更高。从主题帖的角度研究了主题帖的回复量分布、板块分布和科室分布,发现主题帖的回复量存在明显的长尾效应,主题帖板块的分布不均匀,同一主题的跨板块、跨科室交流明显。从板块的角度研究了板块内发帖回帖量的分布情况,发现板块发展不均衡,在活跃度、议论热度或是人均贡献度都存在一定的差异。

（2）分析了各种指标之间的相关性，主要包括用户交互信息发帖量、回帖量、被评量之间的相关性，发帖/回帖网络中用户点出度和点入度的相关性，用户身份属性（尤其是认证类型和科室情况）对用户交互信息以及用户跨板块交流的影响。通过研究发现用户发帖行为越活跃，总体而言其影响力也越高；而用户的发帖和回帖行为之间相关性不高；并且通过点出度和点入度的相关性分析发现，从用户的交往能力上看，其活跃度和对其他用户的控制能力相关性也不高。现实生活中用户的学术身份（包括等级和学科属性）都对虚拟环境下用户的交流有显著的影响。总体而言，学术身份越高的用户其知识输出和知识影响都较大，跨板块交流能力越强；不同学科的用户在虚拟环境下的知识输出、知识影响以及跨板块交流也存在一定差异。

（3）从文本上分析了交流主题的类型、内容及高回帖主题的特征。发现社会化网络论坛在内容上除了专业性强，还具有内容丰富、可信度高、可获取性强、时效性较高等特点；在用户交流上，百家争鸣，交流时间跨度长，专业性社会化网络论坛很好地促进了各类用户观点的自由表达；不同类型的内容引发的关注度不同，相对而言，讨论交流类的主题更容易引发热议。

（4）对用户发帖/回帖网络、用户同回帖网络和板块共现网络进行社会网络分析和可视化展示，主要包括网络基础测度指标分析、中心性分析、边缘核心分析和小团体分析。研究发现用户发帖/回帖网络及同回帖网络从整体网络来看，都比较松散且不均衡，呈现明显边缘-半边缘-核心区域的区分，用户间交互的强度存在不均衡性，少量用户成为网络的核心；分别对两个网络的骨干网络进行分析，挖掘了网络中的核心用户及小团体，发现小团体交流明显，既有小范围高强度的交流，也有较大范围高强度的交流，领域内小团体数量较多，跨领域小团体数量较少。并且结合用户的学科属性发现，不同的学科处于不同的地位，核心学科往往起到了连接其他学科的桥梁作用，不同学科的用户群体也显示出了不同程度的凝聚力。与用户构成的两个网络略有不同，板块共现网络连通性较好，但也存在边缘和核心之分，板块之间的共现较为普遍，说明用户跨板块交流的行为较为普遍。

（5）通过对实证数据的研究，结合已有的理论研究成果总结归纳了用户的 7 种不同类型、用户交流的 5 种交流模式以及交流特点和主要影响因素。在这 5 种交流模式中，跨领域交流模式是专业性社会化网络论坛独具特色的一种交流模式，专业性社会化网络论坛因其成员和交流内容的专业性，使得不同领域之间存在一定的交流屏障，而一些关键的"中介"节点成了领域之间的桥梁。

通过上述的研究成果，本章对专业性社会化网络论坛的网站建设提出了内容分类、主题导航、个性化推荐方面的相关建议。对于专业性社会化网络论坛的管理者而言，如何进一步优化内容分类、主题导航等增强用户信息获取的便利程度、提高用户对主题内容的关注度，如何发挥不同类型用户的作用增强其对社区的贡献，如何利用用户间跨学科交流的特点连接不同的小团体以增强交流的广度等，都是专业性社会化网络论坛提高信息服务质量的可以努力的参考方向。

参考文献

［1］丁香园关于我们［EB/OL］.［2015-03-31］. http://www.dxy.cn/pages/about.html.

［2］丁香园论坛［EB/OL］.［2015－03－31］. http：//www. dxy. cn/bbs/index. html.

［3］火车头数据采集平台［EB/OL］.［2015－03－01］. http：//www. locoy. com/.

［4］2013 年中国卫生统计年鉴［EB/OL］. http：//www. nhfpc. gov. cn/htmlfiles/zwgkzt/ptjnj/year2013/index2013. html.［2015－03－31］.

［5］丁香园社区用户等级相关制度［EB/OL］.［2015－03－31］. http：//www. dxy. cn/bbs/topic/24359166.

［6］陆天珺. 基于复杂网络理论的学术虚拟社区小团体研究［D］. 南京：南京农业大学,2012.

［7］STEFAINE H，STEFAN K. Knot removal surface fairing using search strategies［J］. Computer Aided Design，1998，30（2）：131－138.

［8］丁香园疾病主题导航［EB/OL］.［2015－03－31］. http：//www. dxy. cn/bbs/disease.

［9］孟微,庞景安. Pajek 在情报学合著网络可视化研究中的应用［J］. 情报理论与实践,2008,31(4)：573－575.

［10］邱均平. 网络计量学［M］. 北京：科学出版社,2010：205.

［11］邱均平,李威. 基于社会网络分析的博主与评论者关系研究——以"科学网博客"为例［J］. 情报科学,2012,30(7)：5－9.

［12］NEWMAN M E J. The structure and function of complex networks［J］. Siam Review，2003，45（2）：167－256.

第六章

基于多源 UGC 数据的健康领域主题特征

目前互联网上存在着数量庞大、种类繁多的健康网站,UGC 平台正为大众提供了能够建立社区、互相交流、提供情感慰藉的空间。这些 UGC 数据真实地反映着健康信息的消费者对于健康信息的需求和认知,但同时,这些数据也过于零散和对这些数据进行采集、挖掘和分析能够利于把握健康信息需求和明晰消费者健康知识结构体系,进一步地可能发现更加隐蔽的信息需求点和知识点。本章对来自为大众普遍使用的社交媒体上的多种疾病数据进行采集分析,提炼健康主题,提取特征词汇及特征词间关系,最终构建消费者健康知识图谱,深入分析和讨论了知识图谱对于消费者健康信息素养提升和健康信息系统设计的启示,并探索了知识图谱的具体应用场景。

6.1　健康领域知识图谱方案设计

6.1.1　总体思路

如果将健康类 UGC 网站看作一种支持机制,它鼓励了用户成为自身健康医疗管理的主人翁意识,促使普通用户掌握医疗健康管理的主导权[1]。在社会化媒体上,用户可以根据不同网站的功能和用户群体,用自然语言自由发表关于健康的观点和看法、分享经验和感悟、征询意见和帮助等。本章节试图从类型各异的四大类社会化媒体网站入手,选取糖尿病、乳腺癌、自闭症 3 种疾病的用户生成的数据作为研究对象,使用定性方法结合文本挖掘技术和可视化技术,绘制来自多源 UGC 数据的健康知识图谱。

首先,本章研究在文献和数据调研的基础上,从数据的可获得性和文本长度的相似性上综合考虑,确定了 4 种社会化媒体作为数据来源,分别是:网络社区、社会化问答社区、博客和社交网站,在实证研究过程中,将选择糖尿病、乳腺癌、自闭症 3 种常见疾病作为具体疾病的代表。其次,从每种社会化媒体的代表上采集数量相近的健康信息文本作为研究对象。接着,进行数据清洗,保留完整且语义明晰的文本后,进行编码工作。编码完成后,形成了若干编码主题以及每个主题对应的文本。然后对这些文本进行分词、提取特征词、提取特征词间关系。最后将抽取出来的主题词和特征词进行知识图谱绘制,讨论和分析将在健康主题

---

〔1〕JOHNSTON A C, WORRELL J L, DI GANGI P M, et al. Online health communities: An assessment of the influence of participation on patient empowerment outcomes[J]. Information Technology & People, 2013, 26(2): 213-235.

内部和健康主题之间展开，具体研究方案见图6-1。

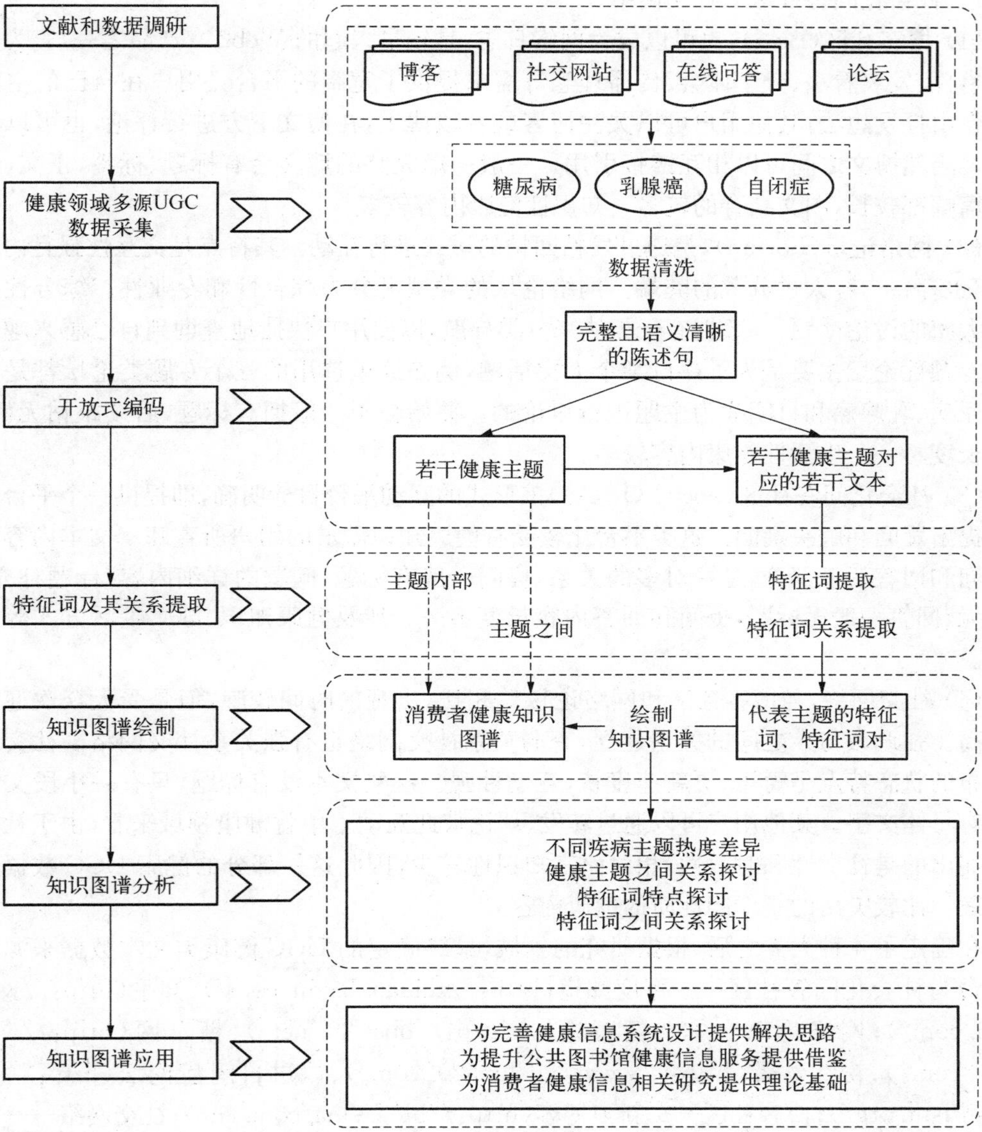

图6-1　研究方法示意图

6.1.2　数据采集策略

1. 社会化媒体选择

社会化媒体(也称社交媒体，social media)是人们用来创作、分享、交流意见、观点及经验的虚拟社区和网络平台。社交媒体和一般的社交大众媒体最显著的不同是，让用户享有更多的选择权利和编辑能力，自行集结成某种阅听社群[1]。社会化媒体的形式十分丰富，本

〔1〕社交媒体[EB/OL].[2016-1-4]. https://zh.wikipedia.org/wiki/%E7%A4%BE%E4%BC%9A%E5%8C%96%E5%AA%92%E4%BD%93.

研究将选择范围限定在中文的社会化媒体上,最终确定下来的 4 种基本形式为博客社区、网络论坛、社会化问答社区和社交网络。

(1)博客社区(Blog),也可以成为网络日志,是较早兴起的 Web2.0 产品之一,它为用户记录事件、发表看法、分享体会、传播理念等需求提供了宽阔的平台。用户在自己的空间中可以自由抒发想法,其他用户可以关注博客或者该博主,在博文下方进行评论,也可以转载博文。当然博文之间可以相互链接引用。一般一篇完整的博文会有标题、标签、正文,且正文的篇幅都较长,图文结合的较多。知识性健康内容较多。

(2)网络论坛(Forum),是通过发帖回帖的形式进行互动。其特点是交互性强且内容丰富,但也存在内容太过分散的弊端。网络论坛的类型可分为综合性和专业性。综合性就是不限大家的讨论话题,一般拥有子板块来分类导航,以便用户快捷地查询到自己感兴趣的板块。专题性论坛主要是为了探讨某个大类话题,例如这里选用的三个专题类论坛都是分别以糖尿病、乳腺癌和自闭症为主题进行讨论的。原始帖子一般拥有标题,后续跟帖无标题,文本长度不一。生活性健康内容较多。

(3)社会化问答社区(Social Q&A),该形式的互动平台目标明确,即提供一个平台方便用户提出疑问和解决疑问。这类平台比较受有健康知识需求的用户所青睐。文本内容可分为提问和回答两个部分,是一对多的关系,提问一般有标题,问题的详细内容(标题补充)可有可无,回答一般无标题,提问和回答内容长度不一。涉及健康知识、健康生活方式等方方面面。

(4)社交网络,与博客社区和网络论坛等相比,出现的时间较晚,但是受大众欢迎程度非常高。强调人与人之间的关系建立,有弱关系社交网络也有强关系社交网络。社交网络上发布的状态特点是简短、更新速度快、互动性强。这些文本没有标题,只有一小段文字甚至没有具体文字。其他用户可以通过转发、评论彼此互动。单就健康领域来看,由于社交网络更突出的是社交性和时效性,相对而言知识性较少,因此这一部分的健康 UGC 数据形散神更散。比较突出的是新闻性质的健康内容。

在确定了 4 种大类之后,根据研究的领域,最终确定的 UGC 健康类文本数据来源的网络平台为社会化问答社区——百度知道(http://zhidao.baidu.com/)、知乎(http://www.zhihu.com/);网络论坛——39 健康论坛(http://bbs.39.net/)、糖友网(http://www.tnbzy.com/)、粉红丝带(http://www.xuelun520.com/)、以琳自闭症论坛(http://new.elimautism.org/);博客社区——新浪博客(http://blog.sina.com.cn/);社交网络——新浪微博(http://weibo.com/)。

在具体选择时综合考虑以下几点。

(1)用户数量。新浪微博、新浪博客以及百度知道,这三个社交媒体网站在中国无疑是用户数量最大的社交网站、博客以及社会化问答社区。

(2)UGC 数据质量。虽然本章研究范围没有涉及数据质量,但是作为数据来源,为了保证之后采集到的数据能够较为有效地反映用户对于健康的知识水平与健康素养,在社会化问答社区上加入了知乎作为另一数据来源。网络论坛也作为数据质量的保障进入选择的范围。

(3)健康领域。综合性论坛上讨论的内容太过宽泛繁杂,且中文的各类论坛也是百家齐放,因此在选择网络论坛时多考虑领域因素——综合性健康网络论坛和专业性健康网络论坛,综合性健康网络论坛选取中国最大的 39 健康论坛。专业健康网络论坛结合具体疾病选择糖友网(糖尿病)、粉红丝带(乳腺癌)和以琳自闭症论坛(自闭症)。

(4) 用户群体。4 种类型的社交媒体无论是哪一种,其主要的用户群体都需要是没有医学专业知识的普通消费者,而非专家、学者等,因此面向医生、医疗机构、医药从业者以及生命科学领域人士的健康论坛丁香园还有专家问答网站都不在选择范围内。

2. 疾病选择

各类疾病的健康信息需求都因疾病本身特点而不尽相同,如果仅选择某一种具体疾病,根据其 UGC 数据绘制出的知识图谱将缺乏代表性和通用性,但也不可能一一涵盖,因此在进行综合考察的基础上,确定了 3 种常见疾病,糖尿病、乳腺癌以及自闭症。是基于以下几点综合考虑所最终确定的。

(1) 发病增长率及病死率。中国抗癌协会的相关数据表示,中国是乳腺癌发病率增长最快的国家之一,每年中国乳腺癌发病率增长速度是世界平均水平的 2 倍,照此速度发展,到 2021 年中国乳腺癌患者将高达 250 万。目前,城市中乳腺癌发病率已经达到 34.3 例/10万,是农村地区的 2 倍。北京、上海、广州等沿海一线发达城市更是乳腺癌的"重灾区"[1]。糖尿病严重危害着全球人类健康,被称为世界十大疾病之一。虽然自闭症的发病率较其他两种疾病来说低得多,但中国自闭症发病增长率正不断攀升,患者已超 1 000 万[2]。乳腺癌发现时常为晚期,病死率非常高;糖尿病有诸多并发症,病死率也非常高;自闭症的病死率相对较低。

(2) 疾病预防。乳腺癌和 2 型糖尿病的预防可以通过健康的生活方式、合理的饮食习惯来预防,1 型糖尿病和自病症都缺少有效预防的方法。

(3) 主要发病群体。乳腺癌的主要发病群体为女性,近几年发病年龄越来越小,年轻女性多发。2 型糖尿病的主要发病群体为成年人,1 型糖尿病则多发于青少年群体。自闭症也多发于青少年,且男性发病率高于女性。

(4) 治疗难度。乳腺癌若较早及时发现,治愈可能性很高,但如果发现为晚期,治愈难度极大。糖尿病为慢性疾病,着重依靠日常健康管理,治愈难度较大。自闭症也需要长期耐心引导并辅之精神治疗,较难治愈。

(5) 常见程度。糖尿病是目前我国最常见的慢性疾病之一,许多人都饱受糖尿病的折磨,乳腺癌是目前女性疾病中非常常见的一种,其预防和治疗近年来是人们非常关心的问题,讨论度也比较高,而自闭症近年来也越来越受到人们的关注,互联网上的讨论度也非常高。

从以上几点来看,三种疾病发病群体覆盖了主要的人口群体,涵括了生理疾病及心理疾病,且发病增长率都较高,治疗难度都较大,成为普通消费者日常关注的难点疾病,因此将这三种疾病的相关文本数据作为数据源来绘制消费者的健康知识图谱具有一定的科学性和代表性。

3. 具体数据采集方案

根据前文确定下来的数据来源和范围,可以进一步制定数据采集方案。分别在几种社

---

[1] 中国抗癌协会.第十三届全国乳腺癌会议召开[EB/OL].[2016-1-13]. http://www.caca.org.cn/system/2014/11/21/011187588.shtml.

[2] 中国新闻网.中国"自闭症"患者超千万,发病率逐年攀升[EB/OL].[2016-1-13]. http://news.sina.com.cn/o/2015-04-02/150431675271.shtml.

会化媒体实例中,采集对象为糖尿病、乳腺癌、自闭症。

采集工具首选火车头采集器,但是由于新浪微博的采集限制,此处主要依靠人工手动采集。每种类型下每种疾病数据量控制在 500 条左右。计划采集到的总数据量为 6 000 条左右。

主要指出的是,此次采集对被采集数据的时间段不作限制,有如下两点考虑:第一,每种类型的数据源的特点和受欢迎程度不一,例如,博客已经渐渐衰落,很多博主最新的更新时间已经是一两年前了,再例如,社会化问答社区一天更新的数据量可能是论坛几天的更新数量。因此,如果将时间段进行限制,将会致使数据范围过大或者过小。第二,糖尿病乳腺癌及自闭症健康类信息,无论是症状、治疗方法还是饮食等方面在近几年变化并不会很大,可以说是时间不敏感型信息。

6.1.3 开放式编码

开放式编码通过对原始数据的内容进行分析,将纷繁复杂的原始数据经过打散成一个个最小意义单元之后,在对这些最小的意义单元赋予新的概念进行重新组合,最后一个个概念归纳成类属。

编码一般有两种策略:一是先编码再文本处理,二是先文本处理再进行编码。两种策略并无优劣之分,可以根据本文采集的数据源文本结构和内容,来确定适合的编码策略。博客文章、论坛帖子和问答记录一般都有标题。对标题结合内容补充就能体现一定的类属,因此这类文本比较适用于第一种先编码再文本处理的策略。而社交网站上的消息往往没有标题,内容篇幅较小,不具备正式文本的结构,在对其的处理上应该采用第二种即先文本处理再编码的策略。

由于本章节研究的数据源多元化,因此在面对不同文本结构的数据源时,将灵活采用比较合适的编码策略。

先编码后文本处理——博客、论坛、社会化问答。它们都有相对比较完整的文本结构,都有明确的标题,且内容展开都比较聚焦于标题,因此对于这三个来源的文本都采用同一种编码策略:先编码后文本处理,编码对象是标题,若标题指向性不明,则将正文文本内容作为补充,成为编码的依据。

先文本处理后编码——社交网络。而对于来自社交网络的数据来说,由于它既没有明确的指向性标题,内容又比较散,故而对于这类数据,则采用先文本处理,提取出特征词之后,再对这些特征词进行编码。

对于先编码后文本处理的编码具体操作来说,第一步,先聚焦于每篇文档的标题,并形成一个个具有具体意义的最小语义单元的短语或词语;第二步,将这些词语或短语逐一归类并命名,命名可以是高频词语也可以是自定义的;第三步,在过程中不断调整类目,形成最终的类目表。之后对每个类目下的对应文档进行文本处理,包括分词、标准化、提取特征词等。

对于先文本处理后编码的编码具体操作来说,第一步,先文本处理,提取特征词;第二步,对于特征词逐一归类并命名,形成一个个类目;第三步,在过程中不断调整类目,形成最终的类目表。需要注意的是,对社交网络的数据虽然是直接用特征词进行编码,但是为了能在编码结果中用文档数表示每个类目的规模大小,此处每个特征词都附带了文档编号,在统计对应文档数时,直接采用编号进行统计。

6.1.4 特征词关系提取

知识图谱的构建的一个核心环节是构建一个个有意义的知识单元,这些知识单元一般需要具有如下特点:相互独立,没有内涵交叉;具有代表性意义;数量不能太多等,这些知识单元的来源便是一个个原始文档。因此,此处便以特征词来作为知识单元构建知识图谱。特征词是能够表达一篇文章或一个文本片段中心思想的词。即不是每个词都能成为特征词,需要经过特征词的抽取,将这些特征词与其他词分离出来,成为表征文档的关键词汇。因此从文档中提取特征词一般有如下两个步骤:一是分词和文本预处理,在中文文本中,词与词之间没有明显的标识可以区分,需要经过中文文本合理的分词,将句子切分成词,并通过文本预处理留下有意义的实词。二是特征词抽取,从大量的实词中抽取出特征词来表征文档,成为知识图谱的知识单元。

1. 选择词共现提取特征词关系的原因

词与词之间的关系自动化提取是自然语言处理研究中一直为研究者们所关注的。总体上来说,词间关系大体上分为两类:一类是从文本角度出发,根据词与词之间的相互位置来判断词间关系。第二类是从语义出发,借用本体、主题词表等来抽取词间语义关系。由于在中文的消费者健康信息领域尚未有完整完善的主题词表或者本体供研究借鉴使用,抽取词与词之间的语义关系难度较大,因此,本章将采用特征词与特征词之间的共现关系来表达特征词间关系。

词的共现分析是自然语言处理技术在信息检索中成功的应用之一,它的核心思想是词与词之间的共现频率在某种程度上反映了词之间的语义关联。词共现的假设前提是指如果在大规模语料中,两个词经常共同出现(词共现)在文本的同一窗口单元(如一句话、一个自然段、一片文档等),则认为这两个词在词汇组合上是稳定的,在意义上是相互关联的,并且,其共现的概率越高,其相互关联越紧密。研究学者们通过词共现模型或算法来研究文档相似度计算[1]、文本分类[2]、文本主题发现[3]等问题。因此通过这些前期文献调研,发现词共现方法同样适用于特征词之间关系提取与发现。

2. 特征词关系提取的方案

基本的方案可以表述为在完成编码和特征词提取工作之后,在每个编码主题类目下分别执行词共现算法,提取出最为相关的特征词对。

为了进一步从理论上阐述采用词共现模型来提取特征词之间的关系算法的基本原理,本文给出如下定义。

定义 1 词 Ax 相对于词 Ay 的相对共现度 $R(Ax|Ay)$ 为:

$$R(Ax \mid Ay) = \frac{f(AxAy)}{f(Ay)}$$

$f(AxAy)$ 是指词特征词 Ax 和特征词 Ay 在某篇文档中共现的频次,$f(Ay)$ 是指特征

[1] TRIVISON D. Term co-occurrence in cited/citing journal articles as a measure of document similarity[J]. Information processing & management,1987,23(3):183-194.

[2] 吴光远,何丕廉,曹桂宏,等. 基于向量空间模型的词共现研究及其在文本分类中的应用[J]. 计算机应用,2003,23(Z1):138-140.

[3] 赵文清,侯小可. 基于词共现图的中文微博新闻话题识别[J]. 智能系统学报,2012,7(5):444-449.

词 Ay 在该篇文档中出现的频次。明显地,$R(Ax|Ay)$ 一般不等于 $R(Ay|Ax)$。

定义 2　词 Ax 与 Ay 的共现度 $S(Ax|Ay)$ 定义为:

$$S(Ax \mid Ay) = \frac{R(Ax \mid Ay) + R(Ay \mid Ax)}{2}$$

显然在以上的定义中,某两个特征词之间的共现度等于特征词 Ax 对于 Ay 的相对共现度和 Ay 对于 Ax 的相对共现度的平均值。

采用这种算法而非直接统计词与词之间共现的频次的原因是每个主题类目下文档数、特征词数的数量规模差异较大,因此作了这样标准化的处理。

6.1.5　图形数据库选择

每项研究关于知识图谱的绘制流程虽都不尽相同,但是有其共性的东西存在,本章研究在整理了各项研究知识图谱绘制过程之后,将具体的绘制过程拆分成了以下几个阶段:数据准备(数据获取、数据清洗)、特征词抽取、特征词关系抽取、知识图谱绘制以及知识图谱分析。有很多可视化工具已经将特征词抽取算法建构在自身的软件内核上,因此很多研究往往省略了这两个步骤的详细论述。而此次研究最后呈现的知识图谱所依赖抽取出来的特征词是本文重点的关注对象,因此会进行详细描述和论证。最后选择可视化呈现工具是图形知识库,主要考虑到以下两点。

(1) 目前的知识图谱可视化工具多面向科学知识图谱,文献数据与本文研究数据从结构到内容都不太相似,难以直接使用。

(2) 图形数据库存储的是节点、属性及节点之间的相互关系,这种网状关系图谱是比较符合研究预期所要呈现的效果的。因此在不需要可视化工具辅助作抽取关键信息的前提下,本章研究选择了图形知识库的一款代表性工具 Neo4j 来呈现最后的知识图谱。

Neo4j[1] 是一款性能强大且稳定的图形数据库,在保护数据完整性的基础上能提供闪电般的读写性能,并且它是目前唯一的结合本地图形存储,可扩展的架构和完整支持 ACID 的企业级图形数据库。同时该数据库效率高超,可以实现数据的高效检索,解决了关系型数据库中连接操作耗费资源这一难题,基于这几点原因,本章选择使用此图形数据库工具。

6.2　健康领域基于 UGC 数据的知识图谱绘制

6.2.1　数据采集实现

为了保证图谱具有普适性和代表性,在对数据源的选择上经过了再三的斟酌:多源社会化媒体平台选择,以此保证采集到的数据涵盖了不同文本结构和不同的内容分布情况。多疾病的选择,以此保证不因某种疾病的特性而导致以偏概全。在进一步确定数据来源时,综合考虑了疾病特点、用户数量和用户群体分布等因素,最终确定了几个数据源,具体可见

---

[1] Neo4j[EB/OL].[2015-2-3]. http://neo4j.com/.

表 6-1,具体采集策略上,首先查看有无疾病的单独类目,若没有对应类目,使用站内检索工具,输入相应疾病名称作为关键词,具体的采集策略及采集内容可以见表 6-2。并按照方案进行执行,在执行过程中采用的工具为火车头采集器,最终采集到 6 000 条数据,这些数据都被存储在本地,按照疾病-来源这样的结构存储,每条数据形成一个文档,每个文档以标题命名。微博上的文本没有标题,则按照阿拉伯数字规律命名。

表 6-1 数据源情况一览表

	博客社区	网络论坛	社会化问答社区	社交网络
糖尿病	新浪博客	39 健康论坛 & 糖友网	百度知道 & 知乎	新浪微博
乳腺癌	新浪博客	39 健康论坛 & 粉红丝带	百度知道 & 知乎	新浪微博
自闭症	新浪博客	39 健康论坛 & 以琳自闭症论坛	百度知道 & 知乎	新浪微博

表 6-2 采集策略(以糖尿病数据为例)

类 型	实 例	采 集 策 略	采 集 内 容	采集工具	样本量
博客社区	新浪博客	以"糖尿病"为关键词,并按相关性进行排序	博客标题、正文	火车头	500
网络论坛	39 健康论坛	糖尿病独立类目	帖子标题、正文、评论	火车头	500
	糖友网	1 型、2 型糖尿病子论坛、妊娠糖尿病子论坛	帖子标题、正文、评论		
社会化问答社区	百度知道	以"糖尿病"为关键词	提问标题、提问内容、所有答案内容	火车头	500
	知乎	知乎话题-"糖尿病"下"全部问题"列表	提问标题、提问内容、所有答案内容		
社交网络	新浪微博	以"糖尿病"为关键词	微博正文、博主	手动	500

不同数据源的文本特征各有不同,为了在之后的研究工作中更有针对性地开展研究工作,需要对不同类型来源的文本特征加以分析见表 6-3。

表 6-3 4 类来源的文本数据的概览表

	平均内容长度	有无标题	有无正文内容	主要涉及的健康内容
博客	284.4	有	有	知识性健康内容
论坛	213.8	有	有	生活性健康内容
社会化问答	322.5	有	皆可	全面性健康内容
社交网络	109.5	无	有	新闻性健康内容

6.2.2 研究用数据集

具体的编码操作过程中,按照疾病-具体来源的顺序进行逐一查看并编码。编码的中心主题是发现疾病相关的健康主题类目。先确定一种疾病,再依次对博客社区、网络论坛、社会化问答社区、社交网络 4 种来源的糖尿病数据进行编码,如 6.1.4 节中讨论的,对博客社区、网络论坛和社会化问答社区采用同一种策略——先编码再文本处理;而对来自社交网络的数据则采用先文本处理再编码的策略,具体文本处理的过程可见下文。第一轮编码结束后,每种疾病的编码结果分别如表6-4～表6-6所示。

表6-4　第一轮糖尿病数据编码结果

类　目	相应内容示例	对应文档数	占比/%
病因病理	1. 糖尿病病因 2. 糖尿病的基础知识、基本原理、器官知识等	45	2.40
症状	1. 谈及糖尿病相关症状	21	1.12
诊断	通过描述症状或者某些指标,谈及是否得了糖尿病	78	4.15
检查	各种检查,包括是否得病的检查,以及得病后例行检查	215	11.45
治疗	药物的服用注意事项,用量,以及能否和其他药物混用 2. 些药物的功能 3. 谈及治疗仪器,设备的获取 4. 医生、医院信息 5. 谈及糖尿病的治疗方案,是否有治愈的可能性	421	22.42
日常管理	1. 血糖控制 2. 体重控制 3. 家中自我控制治疗、自我管理 4. 饮食控制 5. 平时锻炼身体控制,包括生活作息等	456	24.28
并发症	谈及包含糖尿病性心脏病、糖尿病性脑血管病变、糖尿病性肢端坏疽、糖尿病性神经病变、糖尿病性肾病、糖尿病性视网膜病变等并发症	87	4.63
医治费用	1. 医疗保险和各种救助保障 2. 治疗费用压力、经济状态等	23	1.22
情感支持	1. 情绪以及心理方面的问题,得病后的心理状态 2. 来自社会的心理压力等	177	9.42
生活影响	1. 得病之后影响社交 2. 糖尿病患者适合的工作 3. 与糖尿病患者相处的经历 4. 其他糖尿病相关问题	265	14.11
预防	谈及如何避免、预防糖尿病	56	2.98
教育科研	1. 谈及作业、教育上的一些糖尿病问题 2. 谈及一些糖尿病信息,用于科研研究	34	1.81
		合计:1 878	100

表6-5　第一轮乳腺癌数据编码结果

类　目	相应内容示例	对应文档数	比重/%
病因病理	1. 乳腺癌病因,诱发的基本因素 2. 乳腺癌的基础知识、基本原理、器官知识等	85	5.17
症状	谈及乳腺癌相关症状	56	3.41
诊断	自我检查,发现乳腺癌早期表现	212	12.90

类　目	相应内容示例	对应文档数	比重/%
检查	各种检查,包括是否得病的检查,以及得病后例行检查	98	5.96
治疗	1. 药物的服用注意事项,用量,以及能否和其他药物混用 2. 手术治疗 3. 谈及治疗仪器,设备的获取 4. 医生、医院信息 5. 谈及乳腺癌的治疗方案,关注治愈和复发的可能性	311	18.93
术后康复	1. 生活习惯 2. 饮食习惯 3. 注意事项	156	9.49
医治费用	1. 医疗保险和各种救助保障 2. 治疗费用压力、经济状态等	73	4.44
情感支持	1. 情绪以及心理方面的问题,得病后的心理状态 2. 来自社会的心理压力等	211	12.84
预防	1. 谈及如何避免、预防乳腺癌 2. 抗癌性饮食摄入	422	25.68
教育科研	1. 谈及作业、教育上的一些乳腺癌问题 2. 谈及一些乳腺癌信息,用于科研研究	19	1.16
		总计:1 643	100

表 6-6　第一轮自闭症数据编码结果

类　目	相应内容示例	对应文档数	比重/%
病因病理	1. 自闭症病因,诱发的基本因素 2. 自闭症的基础知识、基本原理、器官知识等	102	5.98
症状	谈及自闭症相关症状	34	1.99
诊断	1. 孩子日常表现,发现自闭症早期症状 2. 性格内向、孤僻等是不是指向自闭症	312	18.29
治疗	1. 药物的服用注意事项、用量,以及能否和其他药物混用 2. 训练干预法、孤独症儿童治疗课程 3. 医疗机构、心理咨询机构	432	25.32
日常管理	1. 与自闭症儿童日常相处的注意事项 2. 日常行为习惯养成 3. 谈及日常生活中自闭症儿童行为不当或者成人难以理解的行为	327	19.17
生活影响	1. 成年自闭症就业情况 2. 对于自闭症患者的偏见	202	11.84
情感支持	1. 情绪以及心理方面的问题,得病后的心理状态 2. 因孩子得病,家长承受的心理压力	157	9.20
预防	谈及如何避免、预防自闭症	43	2.52
教育科研	1. 谈及作业、教育上的一些自闭症问题 2. 谈及一些自闭症信息,用于科研研究 3. 自闭症讲座	97	5.69
		总计:1 706	100

从总体来看,共 2 000 条糖尿病相关数据中,有 122 条无关或者是信息量极小的文档数据,其他 1 878 条都是有效的糖尿病相关的来自四种社交媒体平台的数据,经过第一轮的编码,共将所有的有效文本归纳成 12 个类目(表 6 - 4),每个类目都给出了相应的一些内容示例,这些内容示例都是在编码过程中根据文本内容不断总结出来的,每个类目下对应的文档数量和所占比重也一并给出。可以看到糖尿病数据中最大的类目是日常管理(24.28%),又主要可分为日常血糖控制和饮食、体重控制等。

在共计 2 000 篇文档的乳腺癌数据中,经过编码,将 1 643 个有效信息文本作为乳腺癌的研究样本,经过第一轮的编码,共归纳出 10 个乳腺癌相关主题类目(表 6 - 5),其中谈及最多的一个类目是关于乳腺癌的预防(25.68%),包括谈及如何避免乳腺癌的各种方法,以及介绍抗癌性食物摄入。

自闭症相关的 2 000 个文档中,1 706 个文档最终被编码,共归纳出 9 个主题类目,见表 6 - 6。其中自闭症治疗(25.32%)是消费者最为关心的一个类目,主要内容包括了药物治疗和行为治疗。其中还涉及很多医疗机构和心理咨询机构的咨询和介绍。

综合来看,共计 6 000 篇来自 4 类社会化媒体平台 3 种疾病的原始数据经过第一轮的编码,淘汰了 773 篇无关或者信息量极小的文档,有效样本数量为 5 227,并对这 5 227 篇文档进行了编码,完成了分类。

从编码结果中发现如下两点。

(1)编码结果中"病因病理""症状""诊断""治疗""情感支持""预防"和"科研教育"这八个类目是三种疾病共有的讨论主题,虽然各自之间由于疾病的特点,每个共同主题类目受关注的程度不尽相同。例如,疾病预防是每种疾病总绕不开的话题,但是三种疾病在这方面的讨论热度却不一致。糖尿病和自闭症两种疾病关于预防方面总体关注较低(2.98%,2.52%),而乳腺癌最为关注的一个主题类目便是如何有效预防乳腺癌(25.68%)。糖尿病是一种慢性疾病而自闭症是一种心理疾病,消费者在关注这两个疾病是会将更多目光放在疾病的控制和治疗上,而非预防,而乳腺癌是癌症的一种,死亡率高,复发风险高,因此在乳腺癌的相关讨论中更多人愿意知晓或者分享有效预防的方法。

(2)编码结果中比较有特色的几个类目是"日常管理"和"术后康复",糖尿病和自闭症除了在医疗机构进行治疗之外,还需要在日常生活中对病情加以管控,是一个长期的家人或是自身与病魔斗争的过程,而由于乳腺癌最为常用的治疗手段就是外科手术,因此术后康复也成了癌症类疾病的特色类目。再例如"并发症"这个类目,在糖尿病中是个特色类目,糖尿病有诸多并发症,而自闭症和乳腺癌的并发症几乎不被提及。

第一轮编码之后三种疾病的编码结果已经列出,在这基础上要归并总结出一个普遍适用的以疾病为划分的健康知识类目体系,基本原则是保留共有的类目,调整特色类目,尽量完整。具体而言,保留共有类目:"病因病理""症状""诊断""治疗""情感支持""预防"和"科研教育"。调整特色类目:"术后康复"虽然针对性较强,但其实也多指在手术之后患者及其家人在生活中培养生活习惯、健康饮食和调整心态等,也可以称为"日常管理",因此将"术后康复"这一类目调整为"日常管理"。尽量完整:虽然有些类目在某些疾病中并没有提到,例如自闭症中没有提到医疗保险等治疗费用上的问题以及并发症的问题,但是秉承着完整性的原则,还是保留了这个类目。最终形成的健康知识主题类目如表 6 - 7 所示。

表 6－7　健康知识主题类目表

类　　目	对应文档数	比　重/%
病因病理	232	4.44
症状	111	2.12
诊断	602	11.52
检查	313	5.99
治疗	1 164	22.27
日常管理	939	17.96
并发症	87	1.66
医治费用	96	1.84
情感支持	545	10.43
生活影响	467	8.93
预防	521	9.97
教育科研	150	2.87
合计	5 227	100.00

从综合的表中可以明显地看到消费者在谈论到疾病时最为关注的三个主题依次是"治疗"(22.27%)、"日常管理"(17.96%)和"诊断"(11.52%)。消费者对疾病的关注最为直接的便是如何治疗该种疾病,该用什么药,该去哪家医院,哪种手段可以治疗,风险大不大,治愈可能性等关乎治疗的一些。而治疗往往发生在医疗机构中,而无论是配合药物还是配合治疗手段,总有需要病患在日常生活中加以注意的情况,最常见的便是饮食控制和健康生活习惯培养。除了这些已经诊断为患病的患者喜欢讨论的话题之外,还有很大一部分消费者身体上出现了某些表征之后,觉得可能与某种疾病有联系,便会在社交媒体平台上寻求诊断信息,或者有经验者分享自我诊断信息等。因此该主题也非常受到消费者的欢迎。

6.2.3　数据特征词提取

本节研究采用中科院分词系统 ICTCLAS 进行,下载代码(NLPIR/ICTCLAS2016)之后打开 Eclipse,调用即可实现分词,第一次分词完成,抽样打开某些文档发现分词效果还算令人满意,但为了提高分词的准确性,需要导入词典来辅助分词工作的更精准地完成。目前还没有消费者健康信息学领域的中文词典资源,因此在分词过程中,采用人工补充的方式进行词典构建。糖尿病领域共补充词条 543 个,乳腺癌 344 个,自闭症 317 个。

分词之后进行停用词过滤,停用词是指词频很高但是缺乏实际意义的一些词,例如"的""吗""一些"等,研究中具体使用的停用词表是网上整理的共含 1 893 个停用词的词表。

在经过去停用词后,剩下的词一般都是具有实际意义的实词,接下来的工作便是要把这些实词中具有代表意义的特征词提取出来。3 种疾病数据由于已经过人工干预编码对文档作出了区分,因此在对每个类目提取特征词时,不需采用 TFIDF 算法,仅仅依靠词频统计就能满足每个主题类目下特征词提取的需求。基于词频统计来抽取特征词适用于来自博客社区、网络论坛和社会化问答社区的相关数据。阈值按照均值法计算得出,均值法的算法是每个类目下所有词出现总频次除以所有词的数目。

对于来自社交网络的数据,由于采用的是先提取特征词再编码的方法,此时单纯的词频统计难以体现良好的区分度,因此采用了 TFIDF 算法。每个词的具体 TFIDF 值是通过 Python 的 sklearn 包计算实现的。核心代码如图 6-2 所示。

```
from sklearn import feature_extraction
from sklearn.feature_extraction.text import TfidfTransformer
from sklearn.feature_extraction.text import CountVectorizer

vectorizer=CountVectorizer() #词转换为词频矩阵
transformer=TfidfTransformer() #统计词的tf-idf值
tfidf=transformer.fit_transform(vectorizer.fit_transform(corpus)) #先将文档集中词转换
为词频矩阵, 再统计tf-idf值

word=vectorizer.get_feature_names()
weight=tfidf.toarray() #将tf-idf值从矩阵中抽取出来
```

图 6-2   TFIDF 值计算核心代码

由于特征词将直接用于知识图谱构建,这便对特征词的准确性和代表性要求很高,因此在经过初步的特征词提取之后,将人工核查将一些意义不够明确的删除或者明显的近义词合并等。最终三种疾病的特征词提取结果分别如表 6-8、表 6-9、表 6-10 所示。需要指出的是,同一个特征词可以在不同类目里面出现,例如,"胰岛素"一词,在"病因病理"主题类目中代表的是因胰岛素分泌不足,而产生糖尿病;而在"治疗"类目中,多表示治疗糖尿病的外源性胰岛素。两者同时代表两个类目并不矛盾。

表 6-8   糖尿病特征词一览表

类　　目	特征词数	特　　征　　词
病因病理	25	胰岛素,引起,肥胖,β细胞,抵抗,1 型糖尿病,2 型糖尿病,分泌,缺陷,障碍,血糖,代谢,疾病,损害,紊乱,胰岛素抵抗,儿童,青少年,不足,遗传,病史,中老年,妊娠糖尿病,妇女
症状	14	多尿,多饮,多食,消瘦,口渴,疲劳,饥饿,疼痛,黄斑,流产,羊水,视力模糊,经久不愈,反复
诊断	17	自我,检查,尿频,口渴,水肿,疲劳,饥饿,乏力,低血糖,体重,下降,流产,牙龈肿痛,溃疡,经久不愈,反复
检查	18	尿糖,尿酮体,阳性,糖化血红蛋白,稳定,血清胰岛素,C 肽,糖化血清蛋白,血脂,免疫指标胰岛细胞抗体,胰岛素自身抗体,谷氨酸脱羧酶,1 型糖尿病,2 型糖尿病,酮症酸中毒,仪器,设备,怀孕
治疗	24	口服,胰岛素,格列苯脲,磺脲类,降糖,二甲双胍,葡萄糖苷酶,药物,lispro,aspart,glargine,detemir,治疗,方案,达标,打针,医生,医院,入院,带泵,治愈,泵,阿卡波糖片,胶囊
日常管理	41	血糖,血脂,空腹,餐后,升糖,吃饭,饥饿,变化,糙米茶,荞麦茶,豆腐,控制,淀粉,土豆,玉米,面粉,监测,肥胖,消瘦,热量,体重,碳水化合物,糖类,食物,纤维,空腹,蔬菜,麦麸,蛋白质,脂肪,维生素,无机盐,饮酒,三餐,运动,葡萄糖,木糖醇,阿斯巴甜,体检,根治,血糖仪
并发症	22	心脏病,中风,失明,神经疾病,肾脏,皮肤,视网膜病变,肾病,感染,溃疡,高血糖,高血脂,内分泌,脑血栓,肠病,白内障,肺结核,骨病,膀胱,血管,病变,高血压

类 目	特征词数	特 征 词
医治费用	11	医疗保险,补助,社会保险,捐款,经济,压力,力量,贫穷,住院,反复,报销
情感支持	16	失落,伤心,焦虑,心态,鼓励,督促,开朗,歧视,融入,绝望,求助,小组,互助,改善,感谢,心情
生活影响	14	军训,就业,生活,女友,老公,父母,照顾,压力,家人,工作,影响,宠物,健身,游泳
预防	11	饮食,健康,碳水化合物,饮料,戒糖,担心,甜食,爸爸,妈妈,家人,遗传
教育科研	11	课题,小组,讨论,作业,学校,普及,知识,发现,论文,科学,数据
总计	224	

表 6-9 乳腺癌特征词一览表

类 目	特征词数	特 征 词
病因病理	29	妇女,家族史,放射线,饮酒,基因,哺乳,月经,绝经,雌激素,年龄,细胞,辐射,肥胖,内分泌,淋巴,肿瘤,血管,乳腺,小叶增生,化学品,导管,束胸,裹胸,遗传,性生活,脂肪,酗酒,酒精,婚姻
症状	25	肿块,部位,疼痛,乳头,糜烂,溢液,水肿,形状,生长,乳房,皱缩,酒窝,浆液,硬块,不规则,刺痛,无痛,哺乳,淋巴管,乳晕,回缩,瘙痒,腋窝,皮肤,橘皮
诊断	22	分泌物,双手,垂下,乳房,形状,平整,对称,淋巴结,硬结,肿块,锁骨,起床,睡觉,洗澡,镜子,乳头,乳晕,自检,乳腺,病变,颜色,措施
检查	26	X线,超声波,显像,红外线,扫描,CT,温度,癌细胞,活体组织,乳晕,腋窝,注意,盆腔,癌栓,仪器,MR,核素,PET,分子影像学,穿刺,影像,方法,操作,病灶,形态,磁共振
治疗	28	化疗,调理,白血球,增白针,紫杉醇,表柔比星,放射线,细胞,肿瘤,患者,浸润,切除,乳房,再造,生存率,复发率,转移率,根治,假体,组织,蒽环类,环磷酰胺,甲氨蝶呤,氟尿嘧啶,阿霉素,姚贝娜,死亡,安好
术后康复	40	义乳,重建,缺陷,改善,仿真,饮食,发育,大豆,黄豆,豆腐,菌类,海带,坚果,抗癌,杏仁,花生,海产品,黄鱼,甲鱼,水果,葡萄,猕猴桃,柠檬,蔬菜,番茄,谷类,胆固醇,罐头,咖啡,肉类,荷尔蒙,刺激性,心情,愉快,身体,素质,锻炼,复查,淋巴,水肿
医治费用	24	化疗,高额,费用,压力,经济,住院,手术,保险,复发,征集,捐款,额度,报销,妈妈,姐姐,帮助,经历,痛苦,感谢,困难,社会,医生,医院,咨询
情感支持	27	焦虑,愤怒,婚姻,危机,忧虑,负面,情绪,心理问题,家属,朋友,紧张,不安,绝望,可怜,精神,危险性,减轻,障碍,恶心,渴望,抑郁,体验,信仰,压力,性生活,寄托,延续
预防	39	家族史,母亲,姐妹,饮酒,咖啡,检查,习惯,白菜,豆制品,玉米,菌类,海藻,大蒜,西红柿,水果,蔬菜,鱼类,毒素,精加工,食品,牛奶,蛋白质,维生素 A,维生素 C,抗癌,葡萄,猕猴桃,柠檬,橘子,带鱼,黄鱼,鱿鱼,番茄,健身,健康,运动,适量,积极,乐观
教育科研	17	研究,讲座,学校,作业,讨论,老师,报告,论文,数据,书,网站,资源,参考资料,详细,信息,课题,医学
总计	277	

表 6-10　自闭症特征词一览表

类　目	特征词数	特　征　词
病因病理	17	儿童,遗传,先天,原因,家庭,教养,冷漠,环境,孤独症,神经系统,失调,发育,阿斯伯格综合征,生物,后天,广泛,免疫
症状	39	语言,障碍,交流,社交,倒退,沉默,表达,贫乏,表情,兴趣,模式,重复,沟通,沉迷,自我,困难,词汇,狭窄,焦虑,智力,均衡,挖鼻孔,咬唇,吸吮,记住,发育,特征,严重,理解,动机,被动,反复,执着,表情,目光,手势,呆板,点头,摇头
诊断	27	征兆,异常,大笑,贴近,妈妈,注视,黏人,好奇,玩具,独特,迷恋,重复,欲望,模仿,了解,偏好,烦躁,秩序,记忆,眼神,手势,失语,机械,音调,节奏,强迫,固定
治疗	33	孩子,康复,治疗,儿童,发育,行为,实际,教育,训练,药物,干预性,矫治,特殊,学科,心理,知识,临床,经验,愉快,提高,主动,适应,动物,心理,矫正,游戏,辅导,指南,老师,情绪,课程,特殊,TEACCH
日常管理	23	家庭,父母,母亲,兴趣,刺激,大自然,外出,信心,性格,愉悦,生活,榜样,战胜,积极,暗示,争吵,开阔,哭闹,上学,抗拒,影响,成年,朋友
生活影响	19	区别,凝望,拼图,沉浸,交谈,成年,就业,社会,生活,厌烦,结婚,生子,概率,社交,圈子,成本,融入,交友,质量
情感支持	18	求助,崩溃,绝望,好心人,难过,哭,无力,生气,救命,走失,欺负,孩子,开导,怜悯,难过,抑郁,偏见,误诊
预防	17	发病,识别,干预,效果,预防,封闭,过分,玩耍,友谊,情商,培育,性情,情感,集体,活动,朋友,鼓励
教育科研	23	专家,自闭症日,联合国,接纳,统计,课程,讲座,科普,普及,实验,科研,学校,导师,网络,教育,志愿者,心理学,报告,概念,国际,会议,暑期,成果
总计	216	

　　由上面三张来自 3 种疾病的特征词表中可以看到,分别提取了 224、277 和 216 个特征词,综合起来,将特征词分为两大类,一类是通用词汇,即指 3 种疾病都会经常提到的词汇,多在日常管理和科研教育主题类目中,还有一类是专用词汇,即该词汇仅在某种疾病讨论中频繁出现,而不常或者几乎不出现在其他疾病中。表 6-11 是综合之后的特征词情况,下面列出的特征词个数有限,仅作举例。

表 6-11　健康知识主题特征词表

类　目	特征词数	特征词举例	
		通 用 特 征 词	专 用 特 征 词
病因病理	22	妇女,儿童,遗传,肥胖,先天	教养,胰岛素,雌激素……
症状	65	疼痛,反复,表情	口渴,溢液,交流……
诊断	43	—	尿频,乳房,玩具……
检查	41	仪器	糖化血红蛋白,X线……
治疗	55	心理,药物,治疗,特殊	二甲双胍,化疗,训练……
日常管理	101	蔬菜,水果	血糖,激素,开阔……
并发症	31	—	心脏病,视网膜病变,肾病……
医治费用	30	捐款,经济,住院,压力,报销	高额,贫穷……

类　目	特征词数	特征词举例	
		通用特征词	专用特征词
情感支持	66	绝望,焦虑,难过,求助	孩子,救命……
生活影响	64	家人,就业,工作,社会	交谈,宠物……
预防	75	饮食	干预,肥胖……
教育科研	81	论文,学校,报告,作业	自闭症日,课程……
合计	674		

6.2.4 数据特征词关系提取

按照 6.1.4 节中设计的特征词关系提取方案,对于 3 种疾病,分别对其已经编码完成的主题类目下的特征词集做两两共现度计算并从大到小排序。考虑到之后的可视化效果,因此这里只研究和提取每个主题类目下共现度最高的 5 对特征词对,如表 6-12～表 6-14 所示。

表 6-12　糖尿病共现特征词对(TOP5)

类　目	No.1	No.2	No.3	No.4	No.5
病因病理	胰岛素-分泌	遗传-病史	1 型糖尿病-2 型糖尿病	1 型糖尿病-青少年	胰岛素-抵抗
症状	多尿-多饮	口渴-多尿	反复-经久不愈	多食-饥饿	反复-疼痛
诊断	自我-检查	体重-下降	低血糖-乏力	肿痛-溃疡	水肿-肿痛
检查	1 型糖尿病-胰岛素自身抗体	2 型糖尿病-尿糖	C 肽-血清胰岛素	尿酮体-阳性	糖基化血红蛋白-C 肽
治疗	医院-治疗	药物-胰岛素	口服-胰岛素	胰岛素-aspart	降糖-二甲双胍
日常管理	空腹-餐后	血糖-变化	碳水化合物-蛋白质	肥胖-体重	血糖-食物
并发症	视网膜病变-失明	高血压-高血糖	肾病-膀胱	卒中-脑血栓	皮肤-病变
医治费用	医疗保险-社会保险	经济-压力	经济-住院	医疗保险-报销	补助-力量
情感支持	心态-鼓励	焦虑-伤心	改善-感谢	求助-小组	心情-歧视
生活影响	家人-压力	家人-影响	父母-照顾	就业-工作	就业-影响
预防	家人-遗传	甜食-健康	饮食-健康	担心-遗传	饮料-碳水化合物
科研教育	小组-作业	学校-论文	课题-作业	数据-发现	知识-科学

表 6-13　乳腺癌共现特征词对(TOP5)

类　目	No.1	No.2	No.3	No.4	No.5
病因病理	家族史-基因	遗传-家族史	妇女-年龄	乳腺-细胞	性生活-婚姻
症状	肿块-乳房	乳头-皱缩	乳头-溢液	硬块-刺痛	乳房-形状

类 目	No. 1	No. 2	No. 3	No. 4	No. 5
诊断	乳房-形状	双手-垂下	肿块-乳房	洗澡-镜子	起床-睡觉
检查	癌细胞-病灶	超声波-显像	CT-扫描	磁共振-病灶	分子影像学-影像
治疗	手术-切除	切除-乳房	化疗-白血球	患者-根治	姚贝娜-安好
术后康复	饮食-抗癌	义乳-仿真	大豆-黄豆	饮食-刺激性	复查-身体
医治费用	高额-费用	化疗-痛苦	经济-压力	困难-帮助	手术-医生
情感支持	婚姻-危机	负面-情绪	精神-抑郁	婚姻-性生活	精神-障碍
预防	家族史-母亲	饮酒-习惯	抗癌-食品	积极-乐观	健康-运动
科研教育	报告-学校	网站-参考资料	课题-医学	学校-作业	资源-信息

表 6 - 14　自闭症共现特征词对(TOP5)

类 目	No. 1	No. 2	No. 3	No. 4	No. 5
病因病理	先天-遗传	儿童-孤独症	神经系统-发育	环境-冷漠	家庭-教养
症状	语言-障碍	社交-困难	交流-沉默	模式-重复	词汇-狭窄
诊断	妈妈-黏人	异常-大笑	征兆-大笑	玩具-独特	节奏-强迫
治疗	训练-干预性	孩子-康复	治疗-药物	老师-临床	辅导-矫正
日常管理	家庭-父母	大自然-外出	父母-榜样	性格-信心	积极-暗示
生活影响	成年-社会	成年-就业	社交-圈子	融入-生活	生活-结婚
情感支持	求助-崩溃	孩子-走失	绝望-难过	孩子-偏见	孩子-开导
预防	发病-识别	过分-封闭	友谊-情感	玩耍-朋友	集体-活动
教育科研	联合国-自闭症日	讲座-科普	课程-实验	志愿者-普及	学校-科研

6.2.5　基于 UGC 数据的健康知识图谱绘制

当数据导入数据库存储之后,便可以采用 Cypher 语句将想要可视化展现的某一部分或者整体图谱生成,并展现。绘制完成的糖尿病、乳腺癌、自闭症知识图谱全貌如图 6-3~图 6-5 所示。每个疾病的图谱全貌可以由以下 Cypher 语句查询得到:MATCH(n:IllnessD {Name:"糖尿病"})−[r:HAS]−>(p)−[r1:HAS]−>(q)−[r2:cooccurrence]−> (s) RETURN n,r,p,q,s,此语句专指获得糖尿病的图谱全貌,其他两种疾病类推即可。

由于可视化空间有限,因此全貌图仍有一部分被遮盖住了,具体每个类目的情况可以从后面具体每个类目的讨论中获知。

由图 6-3~图 6-5 可见"糖尿病""乳腺癌"和"自闭症"作为最中心的一个大类,向外衍生出 12 个、10 个、9 个主题类目,这些属类反映着消费者在不同社会化媒体平台上对于 3 种疾病的讨论的主题。每个类属节点都涵盖了大量能反映这个节点内容的消费者的具体用词,这些用词都是高频在讨论中出现,并具实际含义能够反映主题内容的特征词汇。这些特征词汇都通过类属主题与根主题"糖尿病""乳腺癌""自闭症"紧密相连。同时,每个特征词之间又因共现关系而彼此产生紧密联系。每个节点都可以自由拖动,查看节点属性或者相互之间的关系。

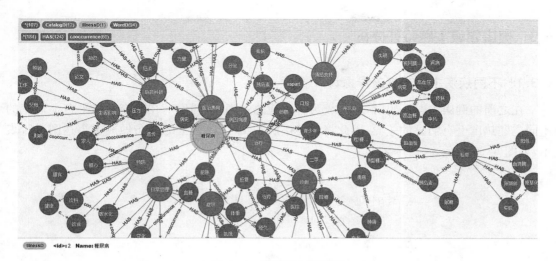

图 6-3　糖尿病知识图谱

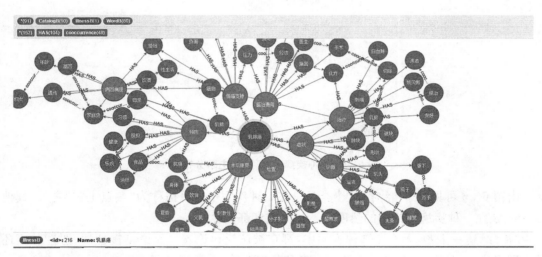

图 6-4　乳腺癌知识图谱

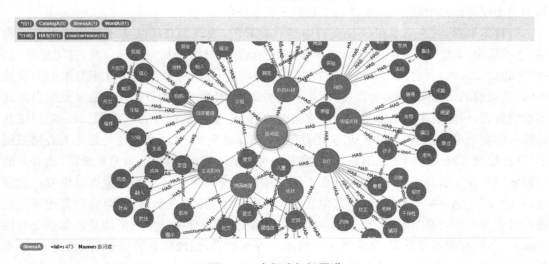

图 6-5　自闭症知识图谱

6.3 健康领域主题特征分析

6.3.1 不同疾病主题热度差异探讨

在之前的健康主题编码时，就能较为直观地感受到，不同疾病在社交媒体平台上讨论的不同主题热度上有明显的差异，因此将 3 种疾病在 12 个主题上的分布做成了雷达图进行表示，如图 6-6 所示。

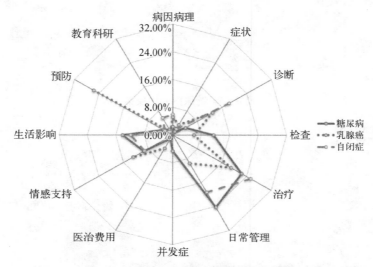

图 6-6　3 种疾病 UGC 数据主题分布图

由图 6-6 可见除了"治疗"这个类目是在 3 种疾病中均可被称为"热点主题"之外，其他 11 个主题在 3 种疾病讨论中的热度各不相同或者都偏冷门。

"治疗"这一主题，无论在哪种疾病中，都在被广泛讨论着。无论是慢性病、恶性肿瘤还是心理疾病，一旦确诊，都牵动着所有患者和其亲友的心，无论是药物治疗、手术治疗还是行为干预治疗等任何治疗手段，都是消费者们热衷关注的。

但具体来看，讨论热度在 3 种疾病中是有差异的，表现为自闭症大于糖尿病大于乳腺癌，也就是说，虽然在 3 种疾病中大家都积极讨论治疗，但综合其他主题来看，自闭症的"治疗"主题（25.32%）是自闭症中最为消费者关注的，自闭症是一种多发于儿童身上的心理性疾病，就目前的研究来看，多为遗传性，几乎无法预防，因此患者的母亲作为最常见的自闭症信息消费者，讨论最多的也就是怎么治疗自己的孩子。糖尿病的"治疗"主题（22.42%）在其他糖尿病主题中排位第二，糖尿病的"治疗"虽然也非常重要，但消费者还是最为关心糖尿病的"日常管理"（24.28%）。原因是，糖尿病是一种典型的慢性疾病，治愈希望渺茫，患者只能与糖尿病日夜生活在一起，日常管理在不同类型的社交媒体平台上都被重点讨论着。乳腺癌的"治疗"主题（18.93%）相对于其他乳腺癌主题来说，排名也是第二，但消费者在谈论乳腺癌时更为关注的是"预防"（25.68%），而非"日常管理"。理由非常有可能是乳腺癌是恶性肿瘤的一种，有着高复发率、高病死率的特点。即便治愈，也面临着乳房被切除的巨大手术风险。因此，消费者对于这种疾病的关注更多将会在"预防"上，防患于未然。

分析"诊断"和"检查"主题。"诊断"在本文中的含义多为自我诊断,即通过症状表现,而非医疗设备,进行初步自我确诊判断。而"检查"是指通过医疗设备和专业的医师判断确诊。在这两主题上三种疾病讨论的侧重点仍旧不一致。在自闭症中,"诊断"主题热度(18.29％)排序第三,而在"检查"方面的讨论几乎没有,也就是说除了"治疗"和"日常管理",母亲还经常会通过描述自己孩子身上表现出来的疑似自闭症的种种症状来进行征求、分享孩子是否得了自闭症。在乳腺癌中,"诊断"主题热度(12.90％)也排序第三,"检查"热度(5.96％),乳房硬块、乳头溢液等是乳腺癌的明显表征,且越早发现对治疗越有利,因此消费者将自我诊断是否患有乳腺癌也作为经常讨论的话题。而在糖尿病中,"诊断"主题(4.15％)相当冷门,比较热门的主题是"检查"(11.45％)。主要原因可能是糖尿病的症状"口渴""多尿""消瘦"等都是日常生活中容易被大家忽视的现象,简单描述症状不能达到确诊的要求,消费者还是会通过专业的检查来确诊。

分析"病因病理"和"症状"主题。这两个主题在 3 种疾病的总体讨论里面热度均不高。这两个主题的内容多为知识性的,一般不会引起消费者的广泛讨论。相对来说,乳腺癌和自闭症在"病因病理"上的讨论(5.17％,5.98％)比糖尿病(2.40％)多。原因是糖尿病无论是 1 型还是 2 型的病因病理都比较明确,而乳腺癌和自闭症的病因病理争议都比较大,医学界至今也没有明确的定论。乳腺癌在"症状"(3.41％)上讨论比糖尿病(1.12％)和自闭症(1.99％)多。乳腺癌在后期在乳房上有明显的表征,这可能是引起相对较多讨论的原因。

分析"并发症"主题。除了糖尿病的"并发症"(4.63％)相对还是为人所关注的之外,消费者在社交媒体中都几乎没有提到其他两种疾病的并发症。主要也是由疾病特点决定的。糖尿病会由于血糖的异常从而导致多种器官发生病变,因此糖尿病并发症相当多,例如,足病(足部坏疽、截肢)、肾病(肾功能衰竭、尿毒症)、眼病(视物模糊、失明)、脑病(脑血管病变)、心脏病、皮肤病、性病等都是糖尿病最常见的并发症,也是导致糖尿病患者死亡的主要因素。而乳腺癌的乳腺组织和其他器官联系不紧密,自闭症是一种心理疾病,因此二者的并发症几乎不为人所关注。

综上而言,不同疾病的主题热度差异主要是由于疾病本身的特点决定的,这些分析发现对消费者健康信息系统设计和消费者健康信息素养的提升都有着重要启示。

主题热门程度的分布有利于指向消费者健康素养的提升方向。一些冷门主题的存在虽然很大程度上是由于疾病本身的特点,但是也有很大一部分原因是消费者本身的知识盲点或者是认知盲点。例如,"预防"主题中,糖尿病仅仅只有 2.98％,是消费者不太关注的一个主题,从疾病本身角度来说,虽然有遗传的因素,但是还和生活习惯、饮食习惯、心理健康等密切相关的。且一旦患上是跟随自己一生的疾病,因此这个主题理论上应该为大众所关注。但如今很可能是因为消费者健康素养还不高,导致这个主题被忽视,这就提示了今后舆论、医疗机构等可以重点宣扬的主题导向,来提升消费者健康信息素养。

6.3.2　健康主题之间关系探讨

健康主题之间经常会出现同一个特征词,虽然这些特征词可能在不同主题语境下表达的具体含义有所区别,但是从另外一个角度而言,可以把这些特征词视为几个主题之间相互关联的桥梁。为了更好地展现每个主题之间关系的强弱,在这里的处理中,把 3 种疾病的特征词汇综合起来,形成一张仅以 12 个主题类目为区分的特征词表。词表的第一列存储所有的特征词(每一个主题类目下特征词汇总后进行去重处理),第二列存储特征词所属的主题类目。然后可以统计出两两主题类目之间的相互共有的特征词个数,如表 6-15 所示。

表 6-15 健康主题类目之间关系矩阵

	病因病理	症状	诊断	检查	治疗	日常管理	并发症	医治费用	情感支持	生活影响	预防	教育科研
病因病理	0	3	1	2	5	8	2	0	2	0	3	0
症状	—	0	**15**	2	2	5	1	1	2	1	0	0
诊断	—	—	0	1	1	3	2	1	0	0	0	0
检查	—	—	—	0	0	1	0	0	0	0	0	0
治疗	—	—	—	—	0	3	0	2	2	0	0	3
日常管理	—	—	—	—	—	0	0	0	3	5	**19**	0
并发症	—	—	—	—	—	—	0	0	0	0	0	0
医治费用	—	—	—	—	—	—	—	0	2	2	1	0
情感支持	—	—	—	—	—	—	—	—	0	2	2	1
生活影响	—	—	—	—	—	—	—	—	—	0	1	0
预防	—	—	—	—	—	—	—	—	—	—	0	0
教育科研	—	—	—	—	—	—	—	—	—	—	—	0

从表 6-15 中可以非常明显地找到关系密切的主题对,一对是"日常管理"和"预防"(19),另外一对是"诊断"和"症状"(15)。

(1)"日常管理"与"预防" "日常管理"这个类目包含了来自糖尿病和自病症的"日常管理"特征词和乳腺癌"术后康复"特征词,在这个主题类目下消费者都是以在生活中需要注意的与疾病相关的生理或者心理的健康管理。生理健康又主要包括饮食管理和运动控制等。良好的生活管理方式能让疾病一直保持在可控范围内,同样的,糟糕的生活方式将直接或者间接导致疾病恶化。这便与"预防"这个类目所会涉及的特征词重合较多,疾病的预防也从健康合理的生活方式开始,因此这两个主题较为相似,关联度较高。而虽然"日常管理"和"生活影响"字面意思上看较为相关,而实际关联的特征词只有 5 个,见图 6-7。

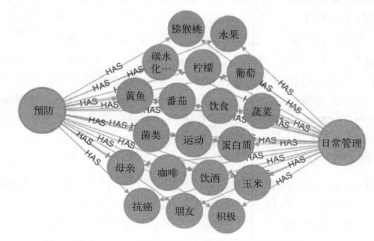

图 6-7 "日常管理"与"预防"主题图谱展示

（2）"诊断"和"症状"　"症状"主题类目下消费者多在讨论疾病的一些表征,而"诊断"类目下,无论是分享如何自我诊断患有某种疾病或者是询问患有某种疾病的可能性,在这些表达过程中表达模式大都是分享身体的一些具体表征,让其他消费者增强认知,促进理解,见图 6-8。

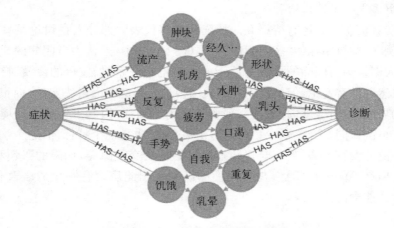

图 6-8　"症状"与"诊断"主题图谱展示

（3）最为独立的主题　"医治费用"与"科研教育"是与其他主题都不太相关的两个主题。主要原因可能是,两个主题涉及的内容与疾病本身关联度并不高,"医治费用"是在医治疾病的过程中,消费者所负担的医疗费用,而在中国,"看病难""看病贵"早已不是一天两天的现象,大众亟须健全的医疗保健制度。"科研教育"与疾病和患者的联系则更加薄弱,且讨论热度在社交媒体网络上也不高,数据源和研究内容决定了这一现象的产生。

不同健康主题之间存在着或强或弱的关系,在此章中通过彼此共有的特征词相互联系起来,这对于健康信息系统的导航和检索有着重要启示作用,也有助于消费者更加清晰地明确自身的健康知识结构。

在为用户推荐不同主题的信息资源时,可以依靠主题之间的联系,尽可能地为用户推荐他可能会感兴趣的内容,并结合他的实际点击、浏览行为,进一步优化健康信息推荐机制。通过展示和分析不同主题之间共同的特征词汇,可以让消费者对自身的知识结构和用语习惯有一个直观的感受,通过这些特征词帮助他们找到可能感兴趣的话题,更好地融入其他健康社交媒体平台。

6.3.3　特征词特点探讨

前面两节的讨论都是针对主题词以及主题词之间的关系讨论,主题词是在编码过程中总结出来的词汇,可能直接也可能不直接来自 UGC 数据。但提取出来的特征词是直接经过原始 UGC 数据文本处理后提取出来的,保留了消费者自身的用词用语习惯。

经过对特征词的观察和分析之后,发现特征词的特点是由消费者自身的健康信息素养以及特征词来源的社交媒体平台特点决定的。

1. 特征词所呈现的特点直接反映消费者健康信息素养特点

首先,消费者倾向于使用贴近于生活的词汇来描述疾病的相关信息。例如,在乳腺癌的

"症状"主题下,出现了"酒窝"这个特征词。对于这个词的专业解释是:乳腺位于深浅两筋膜之间,浅筋膜的浅层与皮肤相连,深层附于胸大肌浅面。浅筋膜在乳腺组织内形成小叶间隔,即乳房悬韧带。当肿瘤侵及这些韧带时,可使之收缩、变短,牵拉皮肤形成凹陷,状如酒窝,故称"酒窝"症。人们形象地将这一需要用专业知识解释的症状用生活中常见的词汇来描述,能引起更多人的迅速理解和记忆。

其次,消费者信息素养还有待提高。特征词能够代表大部分人在讨论某些健康话题时的知识水平,例如,在自闭症的"病因病理"主题(图 6-9)中,人认为自闭症的成因仅与基因有关,而有些人则认为自闭症的形成与后天的环境也有关系,如父母的冷漠对待、周遭环境的剧变等。虽然还没有定论,但是自闭症的成因多是先天基因因素决定的,而很多人不清楚自闭症具体的界限,常将极度内向、性格孤僻也作为自闭症,因此多将后天环境的影响作为发病的原因。再例如同一个主题中,"阿斯伯格综合征"也是一个特征词,这个病属于孤独症谱系障碍或广泛性发育障碍,具有与自闭症同样的社会交往障碍,局限的兴趣和重复、刻板的活动方式。但又不同于自闭症,与自闭症的区别在于此病没有明显的语言和智能障碍。但很多消费者往往会混为一谈。

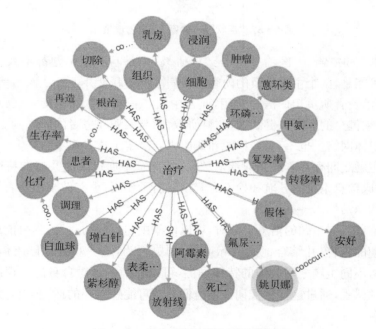

图 6-9　乳腺癌"治疗"主题图谱展示

2. 特征词所呈现的特点反映出社交媒体平台的特点

首先,来自微博的特征词新闻色彩浓郁。对于来自微博的特征词,有一个非常明显的特点便是时效性很强,很多都是时事内容。就拿乳腺癌的"治疗"主题来说,里面有几个特征词是"姚贝娜""死亡"和"安好",见图 6-10。虽然"死亡"这个特征词不全来自微博,但是这三个特征词鲜明地表征出了微博这类社交网络的特点。微博上有段时间对于乳腺癌的讨论上比较集中在姚贝娜因乳腺癌复发死亡,高转发量使得这几个词成为研究数据的特征词。再例如在自闭症"情感支持"类目下,有一条自闭症儿童走失,家人盼寻回的热门微博,因此就有"走失""孩子"特征词的出现。

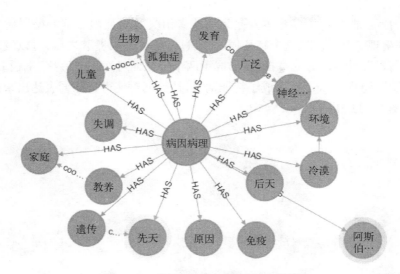

图 6-10　自闭症"病因病理"主题图展示

其次,来自知乎的特征词专业色彩浓郁。知乎一直致力于做有品质的问答平台,各行各业的精英都会在上面解答疑问。与百度知道相比,或许这些提问和回答都专业色彩太过浓郁,但是精英也是普通的消费者,他们或许有自己擅长的领域,但并不全都是医学领域的专家,因此这个数据源是可以采用的。来自知乎平台上的特征词汇多专业术语,例如"阿斯伯格综合征"会在自闭症的"病因病理"主题下出现,而这个词在其他社交媒体平台上几乎没有出现过。

最后,来自博客社区和网络论坛的特征词区分度小。之前在社交媒体平台调研时发现,来自博客社区的健康 UGC 数据会偏知识性,而来自网络论坛的健康 UGC 数据会偏生活性。而当这些文本都切分成词,提取了一部分特征词之后,这一点的区分就消失了,但从特征词上看,很难区分某个词是来自博客社区还是网络论坛,因为这些数据都由消费者产生且博客社区和网络论坛不像知乎和微博那样特征鲜明。

特征词直接来自消费者,对消费者的信息素养和来源的社会化媒体有一个直观的揭示。医药医学相关词汇专业且复杂,用户很容易拼写错误或者用贴近生活的用语来表达需求,因此需要帮助用户形成有效的检索式,包括词汇自动完成、检索式推荐等。例如检索写了"酒窝",就需要推荐与酒窝症状相似的症状词汇,在系统最初投入使用时,检索式推荐可以根据用户在检索框内输入的词汇,自动推荐与该词汇词义相近的词汇,以减少检索式所代表的需求的不确定性。但是明显的局限就是检索词并不是任何一个中心词,这就需要系统学习用户的检索表达,完善推荐机制。

6.3.4　特征词之间关系探讨

特征词之间并非相互孤立的,彼此之间也存在着或强或弱的语义联系。因此本节将对于特征词之间所呈现出来的联系进行分析和探讨相应的启示。

如果将特征词独立看待,若非已经有能囊括这些特征词的主题类目存在,则很可能出现一词多义、语义模糊的现象存在。当特征词之间的关系也被提取出来,那么特征词通过彼此之间建立联系,将能构成语义网络,更能明确地指向消费者健康知识结构体系。因为,能构成共现关系的特征词对,绝大多数本身是短语或者语义关联强烈。例如糖尿病"病因病理"和"治疗"中都出现了"胰岛素"这个特征词,在经过特征词关系提取之后,可以发现,在"病因病理"中,"胰岛素"分别和"分泌""抵抗"形成了两个特征词对,而在"治疗"主题下,"胰岛素"则分别和"口服""药物""aspart"形成了特征词对,特征词对使得特征词表达出来的语义更加完整鲜明,见图 6-11 和图 6-12。

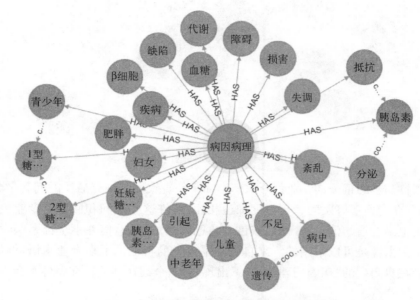

图 6-11 糖尿病"病因病理"特征词及其关系图

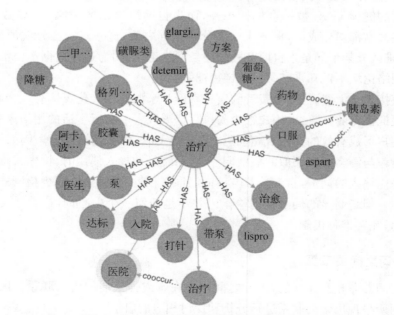

图 6-12 糖尿病"治疗"特征词及其关系图

综上所述可以得到如下三方面的启示。

首先,对特征词之间关系的进一步提取有助于消费者健康信息研究人员对于消费者关注的更细微的健康主题有更深入的理解。特征词对使得特征词表达出来的语义更加完整鲜明。

其次，在健康信息系统处理检索式时，可扩大索引范围，将检索词汇的关联词汇的也纳入索引范围，扩大查全率，当然在检索结果排序时，这类结果应相对靠后。该功能对于检索结果很少这类情况非常有帮助。

最后，对于健康资源提供者来说，组织信息资源时要尽可能贴近消费者的用词逻辑和知识体系。除了不要使用一些生僻的专业词汇之外，还要多注意使用一些短语来组织信息资源，而非仅依靠独立的一些词汇。

6.4　健康知识图谱的应用

6.4.1　为完善健康信息系统设计提供解决思路

1. 改善导航

在完成一个健康信息系统时，最重要的要素是它的设计和内容来自消费者真实的想法和关注的热点。而在健康信息系统实践中，系统设计却更多依赖于设计者对消费者健康需求的主观理解，而非真正的需求评估。因此，以糖尿病、乳腺癌、自闭症为例的消费者健康主题综合研究，能为健康信息系统的设计带来启示与帮助。

聪明的视觉导航界面，可以更系统地组织相关的信息和为用户访问内容提供更好的途径。因此，拥有一个优秀的导航界面，对于系统或者用户而言，都是非常关键的。例如，3 种疾病编码形成的相应的主题类目可以直接作为系统中相应 3 种疾病导航部分的主导航节点，而其中共同的一些类目可以抽取出来，作为整个系统的主导航节点，例如，"病因病理""症状""治疗"等。并且主要导航节点之间的排序可以根据综合的冷热程度来进行，有利于消费者能够依据自身的行为习惯和对疾病热点的普遍需求，迅速找到他们关心的疾病主题。

此外，各需求类目下重复的特征词可以作为各导航节点间相互联系的连接点。用户的健康信息素养、知识结构都不尽相同，对于健康信息理解都有着自己的知识体系。且系统虽然将健康信息资源按照各导航节点加以分类组织，但是各节点间的界限并不明确或者绝对，不可避免存在一部分的重合。因此，这些重复的中心词恰好可将各节点联系起来，增加了导航功能的实用性和灵活性。例如，"血糖"既出现在"病因病理"类目下，又在"日常管理"类目下，用户无论从两者之中哪个角度出发查找，都能找到相关的资源。

2. 提高检索效率

良好实用的信息系统除了有优秀的导航界面外，强大的检索功能也必不可少。根据研究结果，对检索功能完善的启示有如下几点。

首先，帮助用户形成有效的检索式，包括词汇自动完成、拼写检查并提示正确拼写、检索式推荐等。医药医学相关词汇专业且复杂，用户很容易拼写错误或者词不达意。为了能让用户用精炼而准确的检索词汇找到契合需求的信息资源，上述这些功能非常有必要。而在一项对 18 个政府或商业健康信息网站的调研研究发现，33% 的网站都没有提供拼写检查功能，只有一个网站提供了词汇自动完成功能。特别值得一提的是检索式推荐这个功能，在系统最初投入使用时，检索式推荐可以根据用户在检索框内输入的词汇，自动推荐与该词汇相关的词汇,以减少检索式所代表的需求的不确定性。但是明显的局限就是检索词并不是任何一个中心词,这就需要系统学习用户的检索表达,完善推荐机制。

其次,系统处理检索式时,可扩大索引范围,将检索词汇的关联词汇也纳入索引范围,扩大查全率,当然在检索结果排序时,这类结果应相对靠后。该功能对于检索结果很少这类情况非常有帮助。例如在糖尿病的"病因病理"中,"胰岛素"和"分泌""抵抗"分别形成了两个特征词对,而在"治疗"主题下,"胰岛素"则分别和"口服""药物""aspart"形成了特征词对,如果消费者键入"胰岛素"作为检索关键词,可以将"分泌""抵抗""口服"等一系列关联词引入检索范围。

6.4.2 为提升公共图书馆健康信息服务提供借鉴

公共图书馆作为社会文化教育机构,有责任和义务向大众提供多样化的健康信息服务,以便公众加强对自身健康信息素养的教育。我国的医学模式已经由"临床-生物"模式过渡到"预防-康复-自我保健"模式,而公众图书馆作为大中获取健康信息的重要平台,将会成为这一模式成功转变发挥巨大作用。

健康信息服务是指利用现代信息技术来为消费者提供健康方面的信息服务,帮助消费者提高自身健康水平。目前健康信息服务越来越受到国内外政府、研究机构以及医疗机构的重视。在国外,已经有很多公共图书馆开展了健康信息服务,而我国的公共图书馆的健康信息服务还处于起步阶段,虽然已经有一些公众图书馆在这方面做出了有益尝试,但是往往面临着很多障碍。最大的障碍就是用户的健康信息需求不明确,表达模糊,实践中遭遇的这种障碍直接阻碍着公众图书馆提供个性化多样化的健康信息服务。

本章构建的健康信息知识图谱,从消费者角度出发,归纳出他们所关注的信息主题,以及表达这些主题时所用到的具体词汇,对消费者健康信息需求有一定程度的揭示,这有助于图书馆在提供健康信息服务时有所借鉴和参考。

例如,在线上提供的虚拟参考咨询服务的时候,可以借鉴知识图谱中主题和不同主题下的特征词,在设计问题表单时,可以充分细化问题,这样有利于专家对于用户提出的问题进行快速而准确的响应。

另外,在线下开展的健康讲座培训时,从 6.3 节的分析中可以充分发现消费者的信息素养的不足,并从消费者目前的健康信息素养入手,有针对性地提供健康讲座,一方面,讲座内容贴近消费者的实际情况,更利于消费者对健康知识的理解和吸收。另一方面,随着讲座的不断开展,从长期来看,可以提升大众的健康信息素养。

6.4.3 为消费者健康信息相关研究提供理论基础

确认消费者对健康信息关注的主题和健康知识结构是把握消费者健康信息需求,并在此基础上进行深入研究的拓展的先决条件。国外学者已经在消费者健康信息的研究上有了成熟的研究体系,国内对于消费者健康信息的研究尚在起步阶段,大多数研究仍是对国外健康信息研究的介绍、比较和总结等综述文献等。本章通过对 3 种常见疾病的主题分析、特征词分析和知识图谱绘制,并从多角度对主题、主题间关系、特征词及特征词间关系进行了探讨。这些都是在中文方面对消费者健康信息的有益尝试,对消费者健康信息需求的有益启示。可以作为其他更深入的研究(例如消费者健康信息搜寻行为的研究)的理论和研究基础。

6.5 本章总结

本章以来自 4 种社交媒体平台的 3 种疾病数据来作为具体的数据来源,结合使用开放式编码和特征词抽取的方法,采用面向数据和应用场景的不同策略,对 3 种疾病的数据一一作了主题提炼和主题下特征词与特征词间关系提取。最终使用图数据库对主题及特征词等数据进行存储,实现了知识图谱绘制和展现。为健康知识图谱的绘制提供了一种解决思路。

在健康知识图谱绘制完成之后,从主题词、主题词间关系、特征词、特征词间关系 4 个层面对知识图谱进行了分析,得到以下主要结论。

(1) 每种疾病主题词的冷热程度均由疾病本身特点所决定。

(2) 综合 3 种疾病来看,"日常管理"和"预防"、"诊断"和"症状"是两对最为密切的主题对,拥有最多的共同特征词。

(3) 每种疾病的特征词特点都由消费者本身的健康信息素养以及来源的社交媒体平台特点决定。

(4) 特征词通过彼此之间建立联系,将能构成语义网络,更能明确地指向消费者健康知识结构体系。

在这些结论的基础上延伸和探讨了 3 种应用启示,为完善健康信息系统设计提供解决思路,为提升公共图书馆健康信息服务提供借鉴,为消费者健康信息相关研究提供理论基础。

参考文献

[1] 叶鹰,张力,赵星,等. 用共关键词网络揭示领域知识结构的实验研究[J]. 情报学报,2012,31(12):1245 - 1251.

[2] JOHNSTON A C, WORRELL J L, DI GANGI P M, et al. Online health communities:An assessment of the influence of participation on patient empowerment outcomes[J]. Information Technology & People, 2013, 26(2):213 - 235.

[3] 社交媒体[EB/OL].[2016 - 1 - 4]. https://zh. wikipedia. org/wiki/%E7%A4%BE%E4%BC%9A%E5%8C%96%E5%AA%92%E4%BD%93.

[4] 中国抗癌协会. 第十三届全国乳腺癌会议召开[EB/OL]. [2016 - 1 - 13]. http://www. caca. org. cn/system/2014/11/21/011187588. shtml.

[5] 中国新闻网. 中国"自闭症"患者超千万,发病率逐年攀升[EB/OL]. [2016 - 1. 13]. http://news. sina. com. cn/o/2015 - 04 - 02/150431675271. shtml.

[6] TRIVISON D. Term co-occurrence in cited/citing journal articles as a measure of document similarity [J]. Information processing & management, 1987, 23(3):183 - 194.

[7] 吴光远,何丕廉,曹桂宏,等. 基于向量空间模型的词共现研究及其在文本分类中的应用[J]. 计算机应用,2003,23(Z1):138 - 140.

[8] 赵文清,侯小可. 基于词共现图的中文微博新闻话题识别[J]. 智能系统学报,2012,7(5):444 - 449.

第七章

UGC 在线健康信息质量评价研究

UGC 在线健康信息的创作者和阅读者都是网络用户,本章从用户的视角进行研究和分析信息质量,与以往研究的专家视角相比更能反映网络用户的特点、用户的需求和实际情况。同时,将构建的网络 UGC 信息质量评价指标体系进行了实证运用,考察了目前不同 UGC 平台以及不同疾病之间在信息质量上的差异。

7.1 UGC 在线健康信息质量评价指标选取

7.1.1 指标体系构建的原则

遵循合理的评价指标体系设计原则是保证评估效果科学性的重要前提[1],因此,设计评价指标体系需符合一定的原则[2]。本章研究中的评价指标体系的设计坚持以下基本原则。

(1)科学性原则 科学性原则主要体现在理论与实际相结合,以及采用科学合理的评价方法等方面。首先要有正确的理论基础,同时又要能反映出评价对象的客观实际情况。评价体系应是理论与实际相结合的产物,必须有一定的理论作为基础,但又不能够脱离实际。科学性还反映适度的简单,由于评价因素的复杂性,不可能穷尽所有因素,但又不能过于简单,要反映其先进性,必须充分利用现代科学技术手段,利用计算机的优势。指标体系中指标的选择、指标权值的确定、数据的选取以及计算必须以公认的科学理论统计理论、决策科学的理论等为依据,同时,必须对网络信息的揭示、标引及各方面的相互关系做出准确、全面的描述和分析,综合考虑网络信息的诸多方面,使指标体系既满足全面性和相关性要求的同时,又要避免指标间的重复或重叠[3]。

(2)系统性原则 网络信息质量的评价是对"系统行为"的综合把握。由于系统行为的广泛性、复杂性,必须用若干指标来衡量。同时每个指标可能相互有联系,又相互制约。但是在实际评价中,每个指标又必须是独立的,不能相互包容,也就是说必须要考虑到指标体系的层次性和系统性[4]。

(3)客观性原则 建立的指标体系应该是符合实际、客观可信的,应力求准确地反映评价的真实水平。在指标标准的制定上必须考虑当前网络信息的总体水平,反映出不同个体

[1] 曾祥麒. 网络信息资源评价指标体系研究[D]. 南昌:江西财经大学,2006.
[2] 许梅华. 我国人文社会科学成果评价指标体系研究[D]. 上海:华东师范大学,2012:32-33.
[3] 马海群,吕红. 网络信息资源评价指标体系及其动态模糊评价模型构建研究[J]. 情报科学,2011,31(2):166-171.
[4] 周慧. 医学网站信息资源评价指标体系设计[J]. 中华医学图书情报杂志,2006,15(3):35-37.

的差异,如果标准都能达到或都难以达到则说明指标标准严重地脱离了现实。评价指标是评价总目标的具体体现,是评价目标的具体分解。每个指标都应从一定的角度或侧面反映评价目标,与评价目标紧密相关,同时指标总体对目标应具有足够的覆盖面,与评价目标保持高度的一致性[1]。

（4）发展性原则　在评价中,还必须坚持发展性。网络信息具有很强的动态性,以快速发展变化的事物为评价对象的评价标准也必须是动态和发展的。当标准和指标能随着被评对象的改变而调整时,它的适应性才更强,更能体现出它的科学性。对网络信息资源长远发展的问题,要在指标的权重和分值上予以区分,以体现其导向作用。评价指标应能充分考虑信息资源所特有的个性并能将其揭示出来。因此,在选用评价指标评价某类信息时,应避免千篇一律的简单化,应达到与被评价信息特点充分相符的适用性。

（5）可操作性原则　科学合理的评价体系应是可行的、操作方便的。可行性、可操作性对整个评价体系是非常重要的,否则体系再好不能够实现也是纸上谈兵。这就要求指标体系的设置避免过于烦琐,还要考虑指标体系所涉及指标的量化及数据获取的难易程度和可靠性,在评价网络信息质量时,注意选择能够反映网络信息质量发展状况的综合指标和具有代表性的指标。即指标作为具体的目标,其内容应能通过直接或间接测量获得明确的结果。在采取测量手段时,凡是能量化的指标尽可能量化,不能量化的可进行间接测量。

（6）实用性原则　建立的指标体系是否实用可行,是不容忽视的问题。一般来说目标分解越细,评估也越精确。但条目过细过繁不仅给评价的实施带来困难,而且容易出现主次难分,评价重点被弱化的问题,影响评价工作的执行效率和质量。

7.1.2　指标的选择和解释

根据上述指标体系构建的原则以及以往研究,本章研究初步选取了如表7-1所示指标。

表7-1　初步指标选择

一级指标	二级指标	指标解释
信息内容	准确性	信息是否正确无误,是否有明显有悖于常识、常理的地方
	客观性	信息是否客观、公正、无偏见
	全面性	信息是否包含用户想了解的各个方面
	创新性	信息是否新颖
信息表达	可理解性	信息是否是用户可以理解、易于理解的
	文明性	信息表达文明、不含脏话、尊重别人、不歧视别人
	适量性	信息中需要表达的观点和实际的信息是否相当,是否存在较多重复信息,是否存在冗余
信息效用	相关性	信息内容是否和用户需求相关
	时效性	信息是否包含过时或失效的内容
	有用性	信息对用户来说是不是有所帮助的

---

[1] 王知津,李明珍. 网站评价指标体系的构建方法与过程[J]. 图书与情报,2006,8(3)：45-52.

一级指标	二级指标	指标解释
信息来源	原创性	信息是否为发布者原创
	权威性	信息是否为医学专业人员、机构发布
	参考文献	是否标明了信息来源和参考文献
健康特征客观性指标	治疗方法可操作性	信息中治疗方法和就医推荐是否具有实际可操作性
	病史经历	信息是否为发布者的真实经历,而不只是依据自己所了解的常识所得出的
	健康风险性	信息中提到的治疗方法是否具有健康风险
	商业性	信息内容是否包含显性或隐性的药物或医疗器械的广告
健康特征主观性指标(情感支持)	鼓励和支持	信息中是否包含对他人的同情、鼓励、安慰和支持
	移情或换位思考	用户是否有相似的经历,容易引起共鸣
	幽默感	该信息发布者极具幽默精神,所提供的信息是否有趣

1. 通用指标

首先根据文献中提出的信息质量评价模型选取了信息质量评价通用指标,包括信息内容、信息表达、信息效用、信息来源 4 个方面。

(1)信息内容维度,包括准确性、客观性、全面性、创新性　准确性(accuracy)是信息内容质量中最重要的部分。没有医学专业背景的普通的网络用户在确定信息的专业医疗保健的准确性上可能有一些困难,但对一些比较夸张的、明显有悖于常理的信息应该持怀疑态度,可留意文章的内容是否违反了基本的科学标准。检索文章有拼写和语法错误,文字流畅。此外,如果统计表格或图片的文章清晰,没有任何神秘的词语和表述。客观性(objectivity)是指按事物本来面目去考察信息,与一切个人感情偏见或意见都无关。信息反映的事实总是某个客观事物或系统的某一方面的属性,其本身具有客观性。如果反映的不真实,那么依据其所做出的决策、控制方法和管理措施就不能达到预期的目的,因而客观性就成为评价信息内容质量的重要指标。信息内容的客观性要求信息内容不含有某些个人的主观偏见,在很多情况下,信息提供者、采集者总是带有自己的偏好和利益,在采集和提供信息时,就会偏重于从自己的偏好和利益出发,从而导致信息的不客观。全面性(comprehensiveness)指信息对一个论题的论述应该是全面的、均衡的,包括正反两个方面的依据,不应该遗漏一些关键的信息。全面的信息利于用户从一个较为全面的角度理解信息内容,同时也为用户信息搜寻提高了效率,不全面的信息可能会导致用户需要多次搜寻以达到其信息需求。创新性(innovation)包括两个方面:一是指具体信息内容的独创性或新颖性,信息内容涉及的主题、作者表达的思想和观点及研究过程中所运用的方法是否新颖独特;二是信息在学科范围、形式、手段等方面是否有独到或创新之处。

(2)信息表达维度,包括可理解性、文明性、适量性　可理解性(understandability)是指信息必须是用户能够理解且易于理解的。如果用户无法理解,那么信息的用途就会丧失。可理解性首先要看信息本身的表达方法,其次对于不同的用户群其理解力和知识前提不同,同样的信息他们的理解程度也是不同的。因而在对信息进行表达时对用户群进行分析是非常必要的。在考虑到信息用户的理解力因素之后，可理解性要求表达信息符号的编码格式简写形式等要有明确的解释，以便于用户理解。文明性（civility）是指信息的表达是文明、不含脏话、尊重别人、不歧视别人的，不会让用户感到生理上或心理上的不适，这在信息互动性很强的今天，对于网络信息来说是很重要的。适量性（information amount）是指信息量应该尽可能适当，信息量不足会使用户得不到所需的详细信息；而信息过量一方面会产生大量的信息冗余，浪费信息系统的处理资源，另一方面也迫使用户在大量的信息内容中寻找对自己有用的部分，造成用户信息获取上的困难。

（3）信息效用维度，包括相关性、时效性、有用性　相关性（relevancy）是指信息内容与用户需求的相关程度，也表现在信息标题与信息内容的相关程度，因为用户一般通过标题检索信息，如果标题与内容相关程度偏离较大，那么很可能信息内容本身与用户的需求并不相关。时效性（timeliness）是指信息有明显的时间限制，超出这一时间限制的信息将失去价值。尤其对于网络健康信息，医疗健康技术发展迅速，过时的信息可能对用户没有参考价值，甚至可能会起到反作用。有用性（usefulness）是指只有用户认为有用的信息才是好的信息。信息的有用性体现了设计的信息内容与用户期望的信息内容之间的差距。为了确保信息的有效性，就必须在信息设计阶段与用户进行密切联系，清楚地定义该信息的目标服务对象的信息需求，尽量使信息内容最大限度地满足用户需求。

（4）信息来源维度：包括原创性、权威性、参考文献　原创性（originality）是指信息是否为信息发布者自己创作撰写或总结分析的，而不是直接复制转载他人的成果，人们使用网络UGC 信息很大的原因就是它能提供传统互联网网页信息无法涵盖的、储存在人脑中信息，扩大信息可获取的范围。原创信息越多，信息就越丰富。权威性，有的也称为可信度（reliability/credibility），是网络信息基本的评价指标。主要通过作者的身份、职业、经验等来判断，通常具有相关专业知识背景或多年相关从业经验的人创作的信息更具有权威性和可信度。参考文献（reference）是指信息中是否标明了其中某些内容的来源，例如网页链接、参考文献等，这些标明了来源的信息更具依据，方便用户进行查证。

2. 健康特征指标

以 DISCERN 工具中有关健康信息和治疗方案的问题为基础，结合健康信息的特点，本研究提出了一些健康特征指标，分为客观性指标和主观性指标。

（1）客观性指标，包括治疗方法可操作性、病史经历、健康风险性及商业性治疗方法可操作性（treatment operability），是指网络健康信息中涉及的治疗方法和就医推荐是否具有实际的可操作性，是否是用户可以实际去尝试的。病史经历（authenticity）是指网络健康信息中是否包含经历、经验的分享，是否为创作者真实经历的，而不是仅根据自己的知识给出的建议或仅为描述他人的经历，因为描述他人的经历可能产生一定的信息偏差，对用户造成误导。健康风险性（risk）是指信息中包含的治疗方法、就医推荐等是否具有一定的健康风险，比如是否会有不良反应，比如一些未经临床实验的民间偏方，很可能对用户造成伤害。商业性（advertisement）是指信息中是否包含显性或隐形的广告，此类带有一定商业目的的信息很可能干扰用户的判断，虚假的广告甚至可能会延误治疗，给用户的健康带来危害。

（2）主观性指标（情感支持），包括鼓励和支持（encouragement）、移情或换位思考（empathy）、幽默感（humor）。有研究表明，情感因素是用户评价 UGC 在线健康信息的重要因素[1]。一些患者倾向于寻找和他们有相似经历的人,认为彼此能够感同身受并且分享相关度高的有用信息[2]。在一些互动性比较强的信息中,例如问答类社区、论坛等,信息发布者与用户的良好互动也是信息质量评价的重要因素,包含正面的鼓励、支持等情感因素更容易使用户心理上得到安慰,而具有相似经历的用户则比较容易产生共鸣。

7.2 用户问卷调查及统计分析

7.2.1 用户问卷调查

(1) 问卷设计 根据 7.1.2 节初步选取的指标设计了用户调查问卷(完整问卷见附录)。问卷分为两部分,第一部分为基本信息,包括性别、年龄、职业、学历、是否使用 UGC 在线健康信息等基本问题,以便进行数据筛选和剔除;第二部分使用利克特七分量表[3]的形式让用户对每项指标的重要程度进行打分,评分 1~7 代表重要程度(1:非常不重要 2:不重要 3:比较不重要 4:中立 5:比较重要 6:重要 7:非常重要)。为确保用户可以理解指标的含义,在问卷中的每项指标后都标明了解释,并进行了小范围的预发放,询问他们是否有不理解的地方然后进行了相应的修正。

(2) 问卷发放回收及预处理 本章研究使用问卷星网站建立了问卷,进行了线上投放。为了保证样本来源的多样性,采用了问卷星的收费服务和朋友之间扩散发放的方式,2 周内共收回 760 份问卷。剔除了全部打分相同(例如评分全部为 4)的问卷、选择了不使用或不会参考 UGC 在线健康信息的问卷之后,共剩余 603 份有效问卷。理想问卷样本数量应为测度项数量 10 倍以上,本文的测度项为 20 项,因此研究的问卷样本数是符合要求的[4]。各个指标在问卷中的题号见表 7-2。

表 7-2 各指标对应问卷题号

信息内容	Q8	准确性	健康特征	Q21	治疗方法可操作性
	Q10	客观性		Q22	病史经历
	Q11	全面性		Q23	健康风险性
	Q16	创新性		Q24	商业性
信息表达	Q9	可理解性	情感特征	Q25	鼓励和支持
	Q19	文明性		Q26	移情
	Q20	适量性		Q27	幽默感
信息效用	Q12	相关性	信息来源	Q15	原创性
	Q13	时效性		Q17	权威性
	Q14	有用性		Q18	参考文献

[1] KIM S, OH S. Users' relevance criteria for evaluating answers in a social Q&A site[J]. Journal of the American Society for Information Science and Technology, 2009, 60(4): 716-727.

[2] SILLENCE E, BRIGGS P, HARRIS P R, et al. How do patients evaluate and make use of online health information? [J]. Social Science & Medicine, 2007, 64(9): 1853-1862.

[3] 申卫星,张国荣,徐明. 利克特量表——五分量表与七分量表在服务质量定量测量中的比较研究[C]//首届亚洲质量网大会暨第 17 届亚洲质量研讨会. 2003.

[4] HOYLE R. Statistical Strategies for Small Sample Research[J]. SAGE-USA, 1999.

7.2.2　描述性统计分析

603份问卷中男女比例为180∶423,为了均衡性别比例,对填写者为女性的问卷进行了随机抽样,最终男女比例为180∶202,最终样本数量为382。表7-3为问卷中第一部分基本信息的统计结果,从统计结果来看,各个性别、年龄、教育程度、职业等人群均有分布,占比例最大的20～40岁、大学本科及以上学历、学生和企业员工这几类人群也为如今互联网用户的主要人群,因此研究的调查样本是比较合理的。

表7-3　问卷描述性统计分析

题　　目	选　　项	数　　量	比例/%
Q1 性别	男	180	47.12
	女	202	52.88
Q2 年龄	20 岁以下	31	8.12
	20～30 岁	218	57.07
	30～40 岁	107	28.01
	40～50 岁	25	6.54
	50 岁以上	1	0.26
Q3 受教育程度	初中及以下	1	0.26
	高中	15	3.93
	专科	86	22.51
	大学本科	221	57.85
	硕士研究生	57	14.92
	博士研究生	2	0.52
Q4 职业	在读学生	101	26.44
	科研人员/教师	40	10.47
	企业员工	163	42.67
	事业单位/公务员	61	15.97
	个体	9	2.36
	其他	8	2.09
Q5 是否具有专业医疗背景	是	121	31.68
	否	261	68.32

7.2.3　信度分析

信度(reliability)即可靠性,它是指采用同样的方法对同一对象重复测量时所得结果的一致性程度。信度指标多以相关系数表示,大致可分为三类:稳定系数(跨时间的一致性),等值系数(跨形式的一致性)和内在一致性系数(跨项目的一致性)。信度分析的方法主要有以下四种:重测信度法、复本信度法、折半信度法、克朗巴哈系数法(Cronbach's alpha)。研究使用 SPSS19.0 中可靠性分析的克朗巴哈系数法进行问卷信度分析。克朗巴哈系数取值0～1,经验上,如果克朗巴哈系数大于0.9,则认为量表的内在信度很高;如果克朗巴哈系数大于 0.8 小于 0.9,则认为是可以接受的;如果克朗巴哈系数大于 0.7 小于 0.8,则可以认为量表设计存在问题,但是仍有一定参考价值;如果克朗巴哈系数小于 0.7,则认为量表设计上存在很大问题应该重新设计[1]。从表 7-4 和表 7-5 中可以看出,本研究的 382 个样本都是有效的,整个调查问卷信度的克朗巴哈系数值为 0.848,其结果是可信的。

表 7-4　案例处理汇总

案　例		N	%
	有效	382	100.0
	已排除	0	0
总　计		382	100.0

表 7-5　案例处理汇总

克朗巴哈系数	基于标准化项的克朗巴哈系数	项　数
0.848	0.849	20

通过项已删除的克朗巴哈系数还可检验各个测度项的信度。项已删除的克朗巴哈系数是指将某个评估项目剔除后的总体克朗巴哈值。如果剔除的克朗巴哈系数较剔除前的总体克朗巴哈有显著的提高,则说明所剔除的评估项目与其他项目的相关性较低,正是由于剔除了该项目才使得其他项目的总体信度系数得以提高。表 7-6 各指标信度检验显示了各测度项和指标的信度检验结果,可以看出大部分测度项已删除的克朗巴哈值相较于总体的克朗巴哈值并没有大幅度的提高,是可信的。Q16(创新性)和 Q27(幽默感)从量表中删除后,剩余测度项克朗巴哈值有所提高,未能通过信度检验,因此将这两项删除。

表 7-6　各指标信度检验

题　号	均　值	标准偏差	项已删除的刻度均值	项已删除的刻度方差	项已删除的克朗巴哈值
Q8	5.51	1.172	99.67	174.863	0.844
Q9	5.51	1.263	100.67	173.719	0.845
Q10	5.49	1.172	99.68	172.842	0.841
Q11	5.34	1.352	99.83	166.261	0.836
Q12	5.42	1.222	99.75	171.488	0.840
Q13	5.26	1.335	99.92	166.119	0.835
Q14	5.66	1.270	99.52	169.395	0.839
Q15	4.75	1.659	100.43	164.004	0.839
Q16	**4.60**	**1.549**	**99.58**	**186.701**	**0.850**
Q17	5.32	1.421	99.86	165.693	0.836
Q18	5.03	1.488	100.14	162.969	0.834
Q19	5.47	1.271	99.70	176.671	0.847

〔1〕张虎,田茂峰.信度分析在调查问卷设计中的应用[J].统计与决策,2007,23(21):25-27.

续表

题　号	均　值	标准偏差	项已删除的 刻度均值	项已删除的 刻度方差	项已删除的 克朗巴哈值
Q20	5.27	1.203	99.91	170.527	0.839
Q21	5.52	1.199	99.65	170.416	0.839
Q22	5.63	1.216	99.54	170.170	0.839
Q23	5.59	1.173	99.59	174.023	0.843
Q24	5.41	1.442	100.77	172.452	0.847
Q25	5.11	1.377	100.07	170.368	0.842
Q26	4.97	1.369	100.21	170.558	0.842
Q27	**4.33**	**1.671**	**99.85**	**182.565**	**0.857**

7.2.4　效度分析

效度(validity)即有效性,它是指测量工具或手段能够准确测出所需测量的事物的程度。效度分为 3 种类型:内容效度、准则效度和结构效度。效度分析有多种方法,其测量结果反映效度的不同方面。本研究使用 SPSS19.0 进行了结构效度分析。因素分析法是目前研究结构效度最常用的一种实证方法。依使用目的而言,因素分析可分为探索性因子分析(exploratory factor analysis, EFA)与验证性因子分析(confirmatory factor analysis, CFA)。简单地说,探索性因子分析所要达到的目的是建立量表或问卷的结构效度,而验证性因素分析则是要检验此结构效度的适用性。

1. 探索性因子分析

首先要对本研究进行调查问卷时选取的样本合适性,即 KMO 和 Bartlett 球形检验进行分析,判断所选取的测度项之间是否适合进行因子分析。KMO(Kaiser-Meyer-Olkin)统计量是取值在 0 和 1 之间。当所有变量间的简单相关系数平方和远远大于偏相关系数平方和时,KMO 值接近 1。KMO 值越接近于 1,意味着变量间的相关性越强,原有变量越适合作因子分析。通常 KMO 取值以 0.5 为分界点,0.5 以上说明可以进行因子分析,0.5 以下则说明不太适合做因子分析,本研究中的问卷 KMO 和 Bartlett 球形检验结果见表 7-7。

表 7-7　KMO 和 Bartlett 的检验

取样足够度的 KMO 度量		0.868
Bartlett 的球形度检验	近似卡方	2 377.26
	df	190
	Sig.	0.000

其中 KMO 值远大于 0.5,Bartlett 的球形度检验 Sig. 值小于 0.001,较为显著,证明可以对样本数据进行因子分析。

本章研究运用 SPSS19.0 软件将搜集到的数据经过主成分分析最大方差正交旋转,抽取了特征值超过 1 的 5 个因子,总共解释了 60.439% 题量。为了更好地显示出因子与测度项的关系,采用最大方差法来测量各测度项的荷载值。对测度项的荷载值进行分析,选取 0.6 作为分界点,测度项荷载值大于 0.6 表示显著。各项成分荷载见表 7-8。

表 7-8　成分矩阵

题 号	成　分				
	1	2	3	4	5
Q8	0.675	−0.520	−0.164	0.148	−0.113
Q9	0.130	−0.168	0.660	0.269	0.495
Q10	0.691	−0.309	−0.135	0.020	−0.187
Q11	0.671	0.047	−0.158	−0.135	−0.091
Q12	0.685	−0.159	0.104	−0.097	0.102
Q13	0.660	−0.036	0.134	0.177	0.076
Q14	0.664	−0.250	−0.003	0.060	0.162
Q15	0.428	0.613	−0.128	−0.045	−0.047
Q17	−0.045	0.661	−0.240	−0.085	0.100
Q18	0.225	0.640	−0.265	−0.167	0.131
Q19	0.217	0.180	0.660	0.189	−0.543
Q20	0.628	0.221	0.143	0.362	−0.281
Q21	0.031	−0.126	0.048	0.632	0.365
Q22	−0.299	−0.091	0.025	0.628	0.027
Q23	−0.048	−0.317	0.158	0.645	−0.326
Q24	0.044	0.172	−0.478	0.763	0.115
Q25	0.383	0.136	0.147	−0.071	0.648
Q26	0.395	0.255	0.107	−0.055	0.048

提取方法:主成分。a. 已提取了 5 个成分。

探索性因子分析有一些局限性。第一,它假定所有的因子(旋转后)都会影响测度项。在实际研究中,往往会假定一个因子之间没有因果关系,所以可能不会影响另外一个因子的测度项。第二,探索性因子分析假定测度项残差之间是相互独立的。实际上,测度项的残差之间可以因为共同方法偏差、子因子等因素而相关。第三,探索性因子分析强制所有的因子为独立的。这虽然是求解因子个数时不得不采用的方法,却与大部分的研究模型不符。因此,需要验证性因子分析来检验修改后模型的拟合度。

首先根据探索性因子分析的结果并结合指标的实际可用性进行了指标删除和结构重组。Q26 在各个因子上的荷载都比较小,说明其效度不好,因此予以删除。其余的第一类为 Q8、Q11、Q10、Q11、Q12、Q13、Q14、Q20,第二类为 Q15、Q17、Q18,第三类为 Q9、Q19,第四类为 Q21、Q22、Q23、Q24,第五类为 Q25,可以看出探索性因子分析的结果跟最初的模型结构有些出入,信息内容和信息效用指标都被归为了第一类,这个结果在实际情况中也可以理解,本节的分类更为细致,因此保留原来的模型分类,将 Q8、Q10、Q11 命名为信息内容指标,Q12、Q13、Q14 命名为信息效用指标,Q20 虽被归为第一类,但仍和 Q9、Q19 一起命名为信息效用指标,Q15、Q17、Q18 命名为信息来源指标,原模型分类中的情感指标只剩下 Q25,因此将其与 Q21、Q22、Q23、Q24 一起归为健康特征指标中,见表 7-9。

表 7-9　调整后的指标体系

分　　类	一　级　指　标	二　级　指　标
通用指标	信息内容	准确性
		客观性
		全面性
	信息表达	可理解性
		文明性
		适量性
	信息效用	相关性
		时效性
		有用性
	信息来源	原创性
		权威性
		参考文献
健康特征指标	健康特征	治疗方法可操作性
		病史经历
		健康风险性
		商业性
		鼓励和支持

2. 验证性因子分析

验证性因子分析(confirmatory factor analysis)的强项正是在于它允许研究者明确描述一个理论模型中的细节。在 EFA 的前提下确定存在几个因子及各实测变量与各因子的关系,结合相关理论形成假设,提出一个结构模型,并用实际数据拟合特定因子模型,进行检验,评价结构设计是否合理。

根据上面修改后的模型,使用 AMOS 最大似然模型估计进行了运算,得到表 7-10 模型拟合指数,各指数均达到检验要求,模型拟合度良好。

表 7-10　模型匹配度指数

CMIN/DF	GFI	AGFI	NFI	IFI	TLI	CFI	RMSEA
2.288	0.915	0.846	0.887	0.914	0.894	0.912	0.056
<3	>0.9	>0.8	>0.8	>0.9	>0.8	>0.9	<0.08
良好	优秀	良好	良好	优秀	良好	优秀	良好

表 7-11 为模型的路径系数或载荷系数进行统计显著性检验结果,CR(critical ratio)。CR 值是一个 Z 统计量,使用参数估计值(estimate)与其标准差(S. E.)之比构成;同时,P(显著性)的概率值若是小于 0.001,则会以 *** 显示,表示模型达到显著水平。结果显示上述模型显著性良好。

表 7 - 11　路径系数统计显著性检验

			Estimate	S. E.	C. R.	*P*
B1	<---	A	1.621	0.268	6.055	***
B4	<---	A	1.376	0.251	5.481	***
B5	<---	A	0.602	0.180	3.351	***
B2	<---	A	1.021	0.193	5.283	***
B3	<---	A	1.474	0.261	5.639	***
Q8	<---	B1	1			
Q10	<---	B1	1.001	0.105	9.530	***
Q11	<---	B1	1.197	0.121	9.913	***
Q9	<---	B2	1			
Q19	<---	B2	1.463	0.184	7.960	***
Q20	<---	B2	0.993	0.137	7.277	***
Q12	<---	B3	1			
Q13	<---	B3	1.545	0.134	11.492	***
Q14	<---	B3	1.511	0.131	11.512	***
Q15	<---	B4	1			
Q17	<---	B4	1.135	0.064	17.721	***
Q18	<---	B4	1.048	0.061	17.207	***
Q21	<---	B5	1			
Q22	<---	B5	0.602	0.067	8.953	***
Q23	<---	B5	1			
Q24	<---	B5	1.341	0.124	10.822	***
Q25	<---	B5	1.090	0.105	10.380	***

7.3　层次分析法计算指标权重

7.3.1　重要性得分计算

在进行重要性得分计算前先对 7.2 中形成的指标体系进行分层标示,见图 7 - 1。

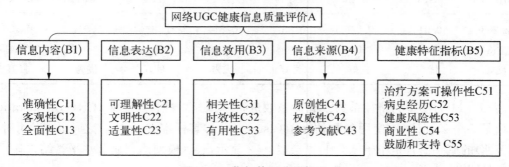

图 7 - 1　指标体系分层标示

首先根据问卷统计结果,计算每一层每个指标的得分,K_n 为指标重要性分值,$K_1 = 1$,$K_2 = 2$,$K_3 = 3$,$K_4 = 4$,$K_5 = 5$,$K_6 = 6$,$K_7 = 7$。每层每个指标的综合重要性得分按以下公式计算:

$$L_i = \sum_{n=1}^{7} X_n \times K_n$$

其中 X_n 代表针对该指标,选择不同重要性得分的人数占总人数的比例。由此公式计算出一级指标和二级指标各指标的分数见表 7 - 12 和表 7 - 13。

表 7 - 12 一级指标得分

项	B1	B2	B3	B4	B5
得分	5. 447 644	5. 416 230	5. 345 899	5. 280 279	5. 430 314

表 7 - 13 二级指标得分

项	分 数	项	分 数
C11	5. 507 853 403	C41	4. 890 052 356
C12	5. 492 146 597	C42	5. 319 371 728
C13	5. 342 931 937	C43	5. 031 413 613
C21	5. 507 853 403	C51	5. 520 942 408
C22	5. 471 204 188	C52	5. 630 890 052
C23	5. 269 633 508	C53	5. 589 005 236
C31	5. 421 465 969	C54	5. 353 403 141
C32	5. 259 162 304	C55	5. 107 329 843
C33	5. 657 068 063		

7.3.2 得分转换与判断矩阵的建立

1. 重要性得分转换

在层次分析法(AHP)中,指标权重的确定需要运用判断矩阵的方式,按照某个指定的准则,将指标进行成对比较。这里判断矩阵是根据人们对递阶层次结构中的每一层中的各因素相对重要性给出判断数值列表而形成的。在成对方式比较矩阵中,具体使用数字来代表一个元素针对准则超越另一个元素的相对重要性,一般使用 Saaty 1 - 9 标度值[1],见表 7 - 14。

表 7 - 14 Saaty 1 - 9 数字标度

标 度	含 义
1	表示两个因素相比,同等重要
3	表示两个因素相比,一个比另一个稍微重要

---

[1] 常建娥,蒋太立. 层次分析法确定权重的研究[J]. 武汉理工大学学报:信息与管理工程版,2007,29(1):153 - 156.

标　度	含　义
5	表示两个因素相比,一个比另一个明显重要
7	表示两个因素相比,一个比另一个特别重要
9	表示两个因素相比,一个比另一个极端重要
2,4,6,8	上述判断两相邻判断的中间值

然后将得分转化,上述指标分数最高为 5.630 89,最低为 4.890 1,将最高值和最低值的差值(0.092 6)评分为 8 个区间,对应转化为 Saaty 1-9 标度值,见表 7-15。

表 7-15　指标重要性得分差值转化

重要性得分差值	Saaty 1-9 标度值
0	1
0~0.092 6	2
0.092 6~0.185 2	3
0.185 2~0.277 8	4
0.277 8~0.370 4	5
0.370 4~0.463	6
0.463~0.555 6	7
0.555 6~0.648 2	8
0.648 2~0.740 8	9

2. 单层权重计算与一致性检验

根据层次分析法,建立各判断矩阵,按照左上角的准则,依次比较左侧第一列指标与最上行的各个指标,然后再比较第二列与最上行指标,依此类推。其中比较的依据即为各对应指标之间的差值落入的"Saaty 1-9 标度值"中相应的标度值。最后得到判断矩阵 A。根据判断矩阵得到其最大特征值所对应的特征向量 W,归一化处理后就得到其权重。计算判断矩阵的最大特征根 $\lambda_{\max}$,

$$\lambda_{\max} = \sum_{i=1}^{n} \frac{(AW)_i}{nW_i}$$

其中 $(AW)_i$ 表示向量 AW 的第 i 个元素。

计算一致性偏差

$$CI = \frac{(\lambda_{\max} - n)}{n - 1}$$

然后计算随机一致性比率

$$CR = \frac{CI}{RI}$$

(RI 取值见表 7-16)若 $CR \leqslant 0.10$,则该矩阵满足一致性检验。

表 7-16　判断矩阵 RI 值对照表

	1	2	3	4	5	6	7	8	9	10
RI	0	0	0.58	0.90	1.12	1.24	1.32	1.41	1.45	1.49

按照 Saaty 1-9 标度法对每一层指标按得分进行了两两比较,构造了判断矩阵,并使用 MATLAB 进行了矩阵运算,得出权重 W 并进行了一致性检验,各层判断矩阵和权重计算结果如下。

（1）对于目标 B1 的判断矩阵见表 7-17。

表 7-17　B1 判断矩阵

B1	C11	C12	C13	W
C11	1	2	3	0.527 8
C12	1/2	1	3	0.332 5
C13	1/3	1/3	1	0.139 7

B1 判断矩阵 $CR = 0.046\,2 < 0.1$,通过一致性检验。

（2）对于目标 B2 的判断矩阵见表 7-18。

表 7-18　B2 判断矩阵

B2	C21	C22	C23	W
C21	1	2	4	0.546 9
C22	1/2	1	4	0.344 5
C23	1/4	1/4	1	0.108 6

B2 判断矩阵 $CR = 0.046\,1 < 0.1$,通过一致性检验。

（3）对于目标 B3 的判断矩阵见表 7-19。

表 7-19　B3 判断矩阵

B3	C31	C32	C33	W
C31	1	3	1/4	0.217 6
C32	1/3	1	1/6	0.091 4
C33	4	6	1	0.691

B3 判断矩阵 $CR = 0.046\,2 < 0.1$,通过一致性检验。

（4）对于目标 B4 的判断矩阵见表 7-20。

表 7-20　B4 判断矩阵

B4	C41	C42	C43	W
C41	1	1/6	1/3	0.088 1
C42	6	1	5	0.717 2
C43	3	1/5	1	0.194 7

B4 判断矩阵 $CR = 0.081 < 0.1$,通过一致性检验。

（5）对于目标 B5 的判断矩阵见表 7-21。

表 7-21 B5 判断矩阵

B5	C51	C52	C53	C54	C55	W
C51	1	1/3	1/2	3	6	0.181 2
C52	3	1	2	4	7	0.410 2
C53	2	1/2	1	4	7	0.281 6
C54	1/3	1/4	1/4	1	4	0.090 1
C55	1/6	1/7	1/7	1/4	1	0.036 9

$CR = 0.044\ 4 < 0.1$，通过一致性检验。

单层各指标判断矩阵均通过了一致性检验。

3. 总排序权重计算及一致性检验

单层排序只是对应一个准则下的个元素相对重要性的排序，而层次分析法求解的最终目的是层次总排序，即最低层次所有元素对应于目标层次的相对重要性排序，计算方法是在单层排序的基础上，根据低阶层次结构，从最高层开始，采用逐层叠加的方法，由高到低进行合成排序，从而得到最终结果。

首先对于目标 A，由上文中的一级指标得分构造判断矩阵并计算权重，见表 7-22。

表 7-22 A 判断矩阵

A	B1	B2	B3	B4	B5	W
B1	1	2	3	3	2	0.328 9
B2	1/2	1	2	3	1/2	0.189 9
B3	1/3	1/2	1	2	1/2	0.120 7
B4	1/3	1/3	1/2	1	1/3	0.109 1
B5	1/2	2	2	3	1	0.251 4

$CR = 0.029 < 0.1$，通过一致性检验。

计算层次总排序权值时，每递推一层，就要进行一次一致性检验，见表 7-23。假设 B_i 所支配的 B 层元素构成的判断矩阵一致性偏差为 CI_i，相应的平均随机一致性指标为 RI_i，则 B 层总排序随机一致性比率为

表 7-23 总排序一致性检验

	B1	B2	B3	B4	B5
CI	0.046 2	0.046 1	0.046 2	0.081	0.029
RI	0.58	0.58	0.58	0.58	1.12
WBi	0.328 9	0.189 9	0.120 7	0.109 1	0.251 4

$CR = 0.063\ 8 < 0.1$，因此总层次排序结果也通过了一致性检验。

$$CR = \frac{\sum_{i=1}^{n} W_{Bi} \times CI_i}{\sum_{i=1}^{n} W_{Bi} \times RI_i}$$

其中 W_{Bi} 为 Bi 的单层权值。

最终的评价指标体系及其分层权重、合成权重见表 7 - 24。

表 7 - 24　指标体系及其权重

	一级指标(w 权重)	二级指标	权　重	合成权重
UGC 在线健康信息质量评价(A)	B1 信息内容(0.328 9)	C11 准确性	0.527 8	0.173 6
		C12 客观性	0.332 5	0.109 4
		C13 全面性	0.139 7	0.045 9
	B2 信息表达(0.189 9)	C21 可理解性	0.546 9	0.103 9
		C22 文明性	0.344 5	0.065 4
		C23 适量性	0.108 6	0.020 6
	B3 信息效用(0.120 7)	C31 相关性	0.217 6	0.026 3
		C32 时效性	0.091 4	0.011 0
		C33 有用性	0.691	0.083 4
	B4 信息来源(0.109 1)	C41 原创性	0.088 1	0.009 6
		C42 权威性	0.717 2	0.078 2
		C43 参考文献	0.194 7	0.021 2
	B5 健康特征指标(0.251 4)	C14 治疗方法可操作性	0.181 2	0.045 6
		C15 病史经历	0.410 2	0.103 1
		C16 健康风险性	0.281 6	0.070 8
		C17 商业性	0.090 1	0.022 7
		C18 鼓励和支持	0.036 9	0.009 3

7.3.3　权重计算结果分析

（1）用户对健康信息特性指标较为关注　从最终得出的指标体系权重来看，信息内容、信息表达和健康特征指标的权重最高，这表明用户对于 UGC 在线健康信息的内容以及在健康方面的效用是十分关注的，他们希望能从 UGC 在线健康信息中获取对他们有用的信息，能够解决他们的问题和诉求。用户希望能从 UGC 在线健康信息中尤其是网友的真实经历中获取实际可用的建议和解决方法，并且由于健康信息涉及人的健康和生命安全，用户对于 UGC 在线健康信息的健康风险性的关注也比较高。而情感指标在本次的研究结果来看，影响不是特别大。

（2）用户对信息来源的关注度不高　信息来源(B4)的权重较低，可见用户对于 UGC 在线健康信息来源缺乏重视，用户对于信息的权威性比参考文献来源要高很多，说明普通用户都比较相信一些相对权威的信息发布者,这些信息发布者发布的信息可能信息质量相对较高,但这也可能造成盲目迷信权威的现象,这与用户本身甄别信息质量的能力有关,总的来说体现了一般网络用户的基本信息素养还不够高。

7.4 UGC 在线健康信息质量评价指标体系应用

7.4.1 UGC 平台选择

目前 UGC 平台形式十分丰富,为了保证研究的连续性和充分利用数据,本节实证应用部分的 UGC 平台选择参考第六章的数据集,即博客社区、网络论坛、社会化问答社区和社交网络。同时,为了避免与第六章数据集完全重合,在具体实例选择上略作调整,见表 7 - 25。

表 7 - 25 UGC 网站来源选取

类　别	实　例	网　址
博客社区	新浪博客	http://blog.sina.com.cn/
网络论坛	北京自闭症论坛	http://www.bjzibizheng.com/
	甜蜜家园	http://bbs.tnbz.com/forum.php
	粉红丝带	http://www.xuelun520.com/
社会化问答社区	百度知道	http://zhidao.baidu.com/
	知乎	http://www.zhihu.com/
社交网站	新浪微博	http://weibo.com/

各个 UGC 来源及分疾病种类的数据样本采集策略见表 7 - 26~表 7 - 29。

表 7 - 26 数据来源一览表

	博客社区	网络论坛	社会化问答社区	社交网络
糖尿病	新浪博客	甜蜜家园	百度知道 & 知乎	新浪微博
乳腺癌	新浪博客	粉红丝带	百度知道 & 知乎	新浪微博
自闭症	新浪博客	北京自闭症论坛	百度知道 & 知乎	新浪微博

表 7 - 27 糖尿病样本采集策略

类　型	实　例	采　集　策　略	内　容	样本量
博客社区	新浪博客	以"糖尿病"为关键词,并按相关性进行排序	博客标题、正文	200
网络论坛	甜蜜家园	甜蜜家园糖尿病专科各个子论坛	帖子内容及回帖内容	200
社会化问答社区	百度知道、知乎	以"糖尿病"为关键词进行检索	提问及回答	200
社交网络	新浪微博	以"糖尿病"为关键词进行检索	微博内容	200

表 7-28 乳腺癌样本采集策略

类　　型	实　　例	采 集 策 略	内　　容	样本量
博客社区	新浪博客	以"乳腺癌"为关键词,并按相关性进行排序	博客标题、正文	200
网络论坛	粉红丝带	粉红丝带休闲灌水区	帖子内容及回帖内容	200
社会化问答社区	百度知道、知乎	以"乳腺癌"为关键词进行检索	提问及回答	200
社交网络	新浪微博	以"乳腺癌"为关键词进行检索	微博内容	200

表 7-29 自闭症样本采集策略

类　　型	实　　例	采 集 策 略	内　　容	样本量
博客社区	新浪博客	以"自闭症"为关键词,并按相关性进行排序	博客标题、正文	200
网络论坛	北京自闭症论坛	北京自闭症论坛家长交流板块	帖子内容及回帖内容	200
社会化问答社区	百度知道、知乎	以"自闭症"为关键词进行检索	提问及回答	200
社交网络	新浪微博	以"自闭症"为关键词进行检索	微博内容	200

7.4.2 疾病类型选择

本章研究中构建的 UGC 在线健康信息质量评价指标体系的使用者为无专业医学背景的普通用户,在应用实证方面,通过对采集的数据进行评分对指标体系的应用进行示范。对于每个 UGC 在线健康信息,根据 7.1.2 得出的指标进行打分,1~3 代表信息在这个指标上的优劣程度,1 代表差,2 代表中等,3 代表优。

各类疾病的健康信息特点不同,如果仅选择某一种具体疾病,根据其 UGC 信息得出的信息质量评估结果将缺乏代表性和通用性,但健康领域太过庞大,也不可能所有都涵盖,因此综合考虑之后,确定了 3 种常见疾病,糖尿病、乳腺癌以及自闭症。选择这三种疾病原因与 6.1.2 节中"2. 疾病选择"内容类似,故不再累述。这 3 种疾病发病群体覆盖了主要的人口群体,疾病种类涵括了生理疾病和心理疾病,且发病增长率都较高,治疗难度都较大,是目前比较常见的、普通消费者讨论度比较高的难点疾病,因此将这 3 种疾病的不同 UGC 来源的信息作为 UGC 在线健康信息质量评价的评价对象较为合理。

7.4.3 不同 UGC 平台数据的评价结果

根据 7.1.2 得出的 UGC 在线健康信息评价指标体系,取不同 UGC 平台各指标的平均分并乘以相应权重,得到一级指标得分和二级指标得分见表 7-30 和表 7-31。

表 7-30 不同 UGC 平台一级指标得分

UGC 平台	信息内容	信息表达	信息效用	信息来源	健康特征	总　分	排　名
百度知道	2.024 1	2.334 1	2.088 1	1.937 0	2.128 4	2.107 4	3
知乎	2.557 3	2.490 1	2.409 1	2.268 6	2.376 9	2.449 8	1

续表

UGC 平台	信息内容	信息表达	信息效用	信息来源	健康特征	总　分	排　名
新浪博客	2.291 1	2.372 1	2.106 3	2.176 0	2.160 4	2.238 7	2
网络论坛	1.915 7	2.292 0	1.995 6	1.840 1	2.334 5	2.093 8	4
微博	2.023 1	2.345 9	1.940 1	1.877 2	2.097 5	2.077 2	5

表 7 - 31　不同 UGC 平台二级指标得分

二级指标	百度知道	知　乎	新浪博客	网络论坛	微　博
准确性	1.813 3	2.570 0	2.246 7	1.723 3	1.856 7
客观性	2.336 7	2.523 3	2.390 0	2.223 3	2.333 3
全面性	2.076 7	2.590 0	2.223 3	1.910 0	1.913 3
可理解性	2.316 7	2.446 7	2.313 3	2.336 7	2.436 7
文明性	2.436 7	2.656 7	2.533 3	2.230 0	2.270 0
适量性	2.096 7	2.180 0	2.156 7	2.263 3	2.130 0
相关性	1.966 7	2.506 7	2.083 3	1.896 7	1.893 3
时效性	2.236 7	2.396 7	2.233 3	2.096 7	2.203 3
有用性	2.106 7	2.380 0	2.096 7	2.013 3	1.920 0
原创性	2.060 0	2.243 3	2.190 0	2.153 3	2.056 7
权威性	2.033 3	2.286 7	2.216 7	1.896 7	1.956 7
参考文献	1.526 7	2.213 3	2.020 0	1.490 0	1.503 3
可操作性	2.116 7	2.296 7	2.230 0	2.196 7	1.970 0
病史经历	2.133 3	2.396 7	2.063 3	2.490 0	2.116 7
风险性	2.206 7	2.413 3	2.306 7	2.253 3	2.146 7
商业性	1.793 3	2.320 0	2.013 3	2.110 0	2.063 3
鼓励和支持	2.353 3	2.413 3	2.140 0	2.450 0	2.220 0

从总分来看,不同的 UGC 平台的信息质量水平有一定的差距,其中知乎在各个指标的得分都比较高,总分位列第一,说明其信息综合质量水平最高;网络论坛和微博的得分相对较低,位列最后两名,说明其信息综合质量水平较低。

根据不同 UGC 来源各个一级指标得分,结合在评分中对各个不同 UGC 平台健康信息的观察,从不同维度进行讨论,见图 7 - 2。

(1)信息内容维度。在这个维度上,知乎和新浪博客的得分较高,这两个平台相对来说比较正规,内容较为准确、客观、全面,尤其知乎中的内容最为全面,而微博由于字数的限制,全面性会较为差一些。

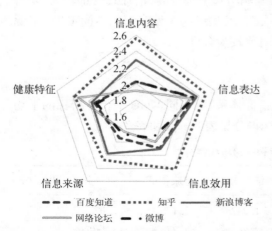

图 7 - 2　不同 UGC 来源一级指标得分雷达图

（2）信息表达维度。在信息表达上，知乎的得分依旧比较高，其特点表现为内容贡献者的文字表达能力和组织能力都比较强，论述时层次分明，逻辑性强。但知乎中的很多内容贡献者为行业专家，因此有时候论述会有比较强的专业性，这对普通用户的理解和接受能力有一定要求。而百度知道、论坛和微博等中的信息表达上则更为口语化，易于理解和接受。在文明性上，知乎的信息表达最为专业，而百度知道和论坛上则较为随意，偶尔会出现一些不文明的现象。

（3）信息效用维度。在信息效用方面，UGC信息表现出了质量参差不齐的特点，在知乎和博客等相对正规的平台，其信息效用方面表现更为优秀。百度知道存在大量答案与问题不符的信息，而论坛中则有许多无效的灌水信息等。微博则是简短的评论和新闻、科普比较多，实际可用性不是很强，但更新速度快，时效性强。

（4）信息来源维度。在信息来源上，知乎和新浪博客的原创性内容相对较多，即使不是完全原创的内容，也是经过了一定的加工整理，而知乎中的大部分内容则会标明一些信息来源以及作者的身份。百度知道和论坛则普遍存在信息复制的现象，也很少标明信息来源。

（5）健康特征维度。除知乎外，百度知道、新浪博客、论坛和微博都存在较为严重的商业性广告植入现象，知乎和论坛中分享自己真实病史经历的相对较多，论坛中的情感支持表现最为强烈。

7.4.4　不同疾病数据的评价结果

3种不同健康领域的一级指标及二级指标得分见表7-32和表7-33。从总分来看，自闭症排名第一，乳腺癌排名第二，糖尿病排名第三，但分数差距不是很大。这说明在不同的健康领域UGC健康信息质量存在差异，但差异不是很明显。

表 7-32　不同健康领域得分

疾　病	信息内容	信息表达	信息效用	信息来源	健康特征	总　　分	排　名
糖尿病	2.080 9	2.355 5	2.116 0	2.115 3	2.270 2	2.175 6	3
乳腺癌	2.175 3	2.392 8	2.102 9	1.973 5	2.186 5	2.188 7	2
自闭症	2.230 6	2.352 3	2.104 5	1.970 6	2.201 9	2.202 9	1

表 7-33　不同健康领域二级指标得分

二 级 指 标	糖 尿 病	乳 腺 癌	自 闭 症
准确性	1.920	2.090	2.116
客观性	2.350	2.312	2.422
全面性	2.048	2.172	2.208
可理解性	2.368	2.372	2.370
文明性	2.394	2.506	2.376
适量性	2.170	2.138	2.188
相关性	2.016	2.082	2.110
时效性	2.278	2.160	2.262

续表

二级指标	糖尿病	乳腺癌	自闭症
有用性	2.126	2.102	2.082
原创性	2.166	2.120	2.136
权威性	2.218	2.020	1.996
参考文献	1.714	1.736	1.802
可操作性	2.292	2.164	2.030
病史经历	2.354	2.176	2.190
风险性	2.214	2.248	2.334
商业性	2.016	2.038	2.126
鼓励和支持	2.282	2.308	2.356

结合评分过程中的观察,糖尿病相较于其他两个疾病更为普通和常见,讨论的人比较多,因此信息数量更多、更繁杂,质量难以保证。乳腺癌和自闭症由于一个是较为严重的肿瘤疾病,一个是相对少见但难以治疗的心理疾病,其信息会相对质量高一些,见图 7-3。

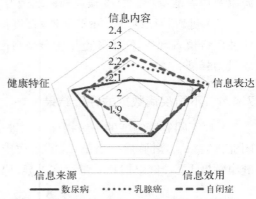

图 7-3　不同健康领域一级指标得分雷达图

7.5　本章总结

本章根据网络信息质量评价的方法和指标体系,结合 UGC 健康信息的特性构建了 UGC 在线健康信息质量评价指标体系。通过网络用户问卷调查打分的方式获得了用户对于这些指标的重要性评分,进行了相关统计分析,并对其中一些指标进行了讨论,得出了最终的网络 UGC 健康信息质量评价指标体系。通过实证评价应用得出的 UGC 在线健康信息质量评价指标体系对不同 UGC 来源的三种常见疾病(糖尿病、乳腺癌、自闭症)的影响,发现不同 UGC 来源的信息质量具有一定差距,不同的健康领域之间的信息质量在不同维度也具有一定差异性。在此基础上也对促进网络健康信息发展提出了下列几点建议。

(1) 加强 UGC 网站的建设和质量控制　网络 UGC 信息的发布相对来说较为自由,需要网站进一步完善质量控制机制,人工审查和自动化筛选相结合,过滤掉虚假信息错误信息等低质量信息,优化推荐算法,为用户推荐准确、实用性高的高质量信息。同时,应更加注重网站互动机制的设计,鼓励用户多创造优质的原创内容,丰富网络健康信息资源。

(2) 加强公民健康素养和信息素养教育　如今我国人口基数大但医疗健康资源紧缺,如果人们能正确、有效地利用网络信息,则对国家来说能一定程度上缓解医疗资源的压力,对普通民众来说则能更好地进行疾病预防、自我诊断,更好地进行自我健康管理。而从上文本研究的结果来看,普通的民众对网络上的信息还是缺乏一定的鉴别能力,人们往往比较关心信息的实际效用,而不是很关心信息的来源和权威性,这就给人们在使用 UGC 在线健康信息时带来了一定的隐患,很有可能带来不良后果。因此加强对普通民众的健康素养和信息素养教育迫在眉睫。UGC 网站、政府机构和民间组织都有承担起这项工作的责任。

(3)加快推进网络健康信息质量评价专业性评估　对网络健康信息质量进行评估,提高网络健康信息服务水平,政府具有义不容辞的责任。国外已经有很多国家的政府开始成立相关项目进行网络健康信息质量评估的工作。然而,这项工作量大、涉及的范围广、操作难度大、医疗健康信息网络更新换代十分迅速,这迫使需要加快这项工作的推进过程。鉴于此,政府相关部门和机构应该根据具体的疾病,尤其是慢性疾病常见的品种,由政府机关、事业单位和其他部门为主体的专门机构成立评估工作组、设计权威评价工具和评价指标体系并将这项工作纳入常规程序。

参考文献

[1] Neo4j[EB/OL]. [2015 - 2 - 3]. http://neo4j.com/.

[2] 曾祥麒. 网络信息资源评价指标体系研究[D]. 南昌:江西财经大学,2006:20 - 21.

[3] 许梅华. 我国人文社会科学成果评价指标体系研究[D]. 上海:华东师范大学,2012:32 - 33.

[4] 马海群,吕红. 网络信息资源评价指标体系及其动态模糊评价模型构建研究[J]. 情报科学,2011,31(2):166 - 171.

[5] 周慧. 医学网站信息资源评价指标体系设计[J]. 中华医学图书情报杂志,2006,15(3):35 - 37.

[6] 王知津,李明珍. 网站评价指标体系的构建方法与过程[J]. 图书与情报,2006,8(3):45 - 52.

[7] KIM S, OH S. Users' relevance criteria for evaluating answers in a social Q&A site[J]. Journal of the American Society for Information Science and Technology, 2009, 60(4):716 - 727.

[8] SILLENCE E, BRIGGS P, HARRIS P R, et al. How do patients evaluate and make use of online health information? [J]. Social Science & Medicine, 2007, 64(9):1853 - 1862.

[9] 申卫星,张国荣,徐明. 利克特量表——五分量表与七分量表在服务质量定量测量中的比较研究[C]// 首届亚洲质量网大会暨第 17 届亚洲质量研讨会. 2003.

[10] HOYLE R. Statistical Strategies for Small Sample Research[J]. SAGE-USA, 1999.

[11] 张虎,田茂峰. 信度分析在调查问卷设计中的应用[J]. 统计与决策,2007,23(21):25 - 27.

[12] 常建娥,蒋太立. 层次分析法确定权重的研究[J]. 武汉理工大学学报:信息与管理工程版,2007,29(1):153 - 156.

[13] 中国女性乳癌发病率为最高[EB/OL]. [2016 - 4 - 20]. http://sh.qq.com/a/20150312/034686.htm.

第八章

比较和综合视角下的在线健康信息分析

第三章到第七章分别对 UGC 模式下的在线健康信息的内容特征、需求模型、交流模式、主题分析和质量评价等方面进行了研究,本章节通过不同视角在前文采集的不同 UGC 平台数据的基础上进行延伸性的应用研究。通过中外数据对比了解不同用户在疾病的认识、应对、发展上存在的异同,并为今后的研究发展提供借鉴。通过对国内不同数据源的深入发掘分析,进一步揭示不同 UGC 平台数据中健康信息需求、主题特征、影响因素等方便的内容。

8.1 基于社会化问答社区的自闭症问答知识服务

8.1.1 问答知识库设计

据统计,在过去近四十年,自闭症的发病率呈稳定增长趋势[1]。在 2014 年 CDC 的自闭症普查中,美国发病率高达 68∶1。并受 2014 年 4 月 2 日以"科学干预·合理治疗·平等发展"为主题的第七个世界自闭症日的影响,关爱自闭症患者的呼声越来越高。虽然近年来随着研究的不断深入,对自闭症的流行、发病机制、诊断和治疗等方面的研究取得了诸多进展,但是地区、国家之间的研究状况却存在较大差异。尤其我国和发达国家相比,研究进展严重落后。本节利用国外主流的社会化问答社区数据,以自闭症为例,构建问答知识库,为用户提供有针对性、高价值的知识服务,避免了用户在搜索引擎中盲目地寻找有用信息,提高了检索效率,同时增强自闭症患者对自闭症疾病的认识,满足其信息需求。

1. 明确知识库需求

知识库的职能是根据用户提问利用已有的相关的回答给予用户回馈,达到向公众提供信息服务,普及知识的目的。而本文的研究分析客观上需要围绕知识库平台的信息资源展开,因此知识库构建的合理性和有效性直接影响着是否符合研究需求,即知识库的构建应为任务导向型。鉴于此,在构建知识库前期,就首先应该明确知识库主要的任务导向,明确信息需求,并在此基础上设定合理的信息采集渠道、知识库管理和服务方案,形成集中、有序的知识集成,使得用户可以有效便捷地利用该知识库。

2. 知识库的数据采集与管理

结合知识库的构建目标,知识库的数据来源应具备针对性、准确性和应用普遍性的特

〔1〕BARON C S, SCOTT F J, ALLISON C, et al. Prevalence of autism spectrum conditions. UK school based population study[J]. The British Journal of Psychiatry, 2009, 194(6):500-509.

点,因此知识库的问答数据来源值得认真寻找。此外,利用已有的问答记录构建问答知识库来提供自动问答的信息服务关键在于对用户输入的问句信息的合理组织和整理,准确、快速地为用户作出回答。为达到这一目的,本文首先依据问答知识的使用频次构建了一个高频访问知识库,称为 eFAQ(extended Frequently Asked Questions)库,此外把其他问答信息即非高频访问知识库作为基础知识库,并旨在通过 eFAQ 和基础知识库的构建来为用户提供更加完善的知识服务。

3. 知识库的知识服务流程

基于问答知识库的知识服务的实现主要经历以下 5 个步骤。

步骤 1:问句匹配:当用户输入一条问句 A,系统首先将问句 A 与 eFAQ 知识库进行快速匹配,如果直接匹配则直接返回其对应的数据,进入步骤 5,如果没有匹配则进入步骤 2。

步骤 2:问句预处理:当问句 A 到来之后,系统先对问句 A 进行处理,包括剔除停用词和同义词转换等,以方便步骤 3 的进行。

步骤 3:问句相似度计算:用处理好的问句 A 依次和基础知识库内处理好的问句计算相似度,寻找与问句 A 最相近的问句,若问句之间表现为相似即大于已设定的阈值则,返回其系统内相应的数据,否则进入步骤 4。

步骤 4:相关推荐:利用处理好的问句 A 的信息到网络寻求相关信息,并用网络爬虫对其网面内容进行抽取,返回其内容和链接,为用户提供服务,再进入步骤 5。

步骤 5:答案返回:将已解决的问句 A 的答案,做可视化处理,在系统中返回,呈现给用户可用的信息。

将一般的知识库构建与自动问答的需求和实现流程相结合,得到问答知识库构建框架图,见图 8-1。

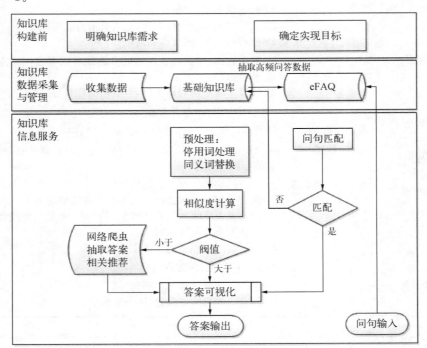

图 8-1　问答知识库构建框架图

8.1.2 问答知识库构建

1. 基础知识库和 eFAQ 知识库构建

为满足广大用户的多方面的需求,基础知识库的建立最重要的就是覆盖面广、信息全面和信息准确。根据 PubMeb Health(http://www.ncbi.nlm.nih.gov/pubmedhealth/PMH－0002494/)和美国自闭症 & 阿斯博格综合征协会(US Autism & Asperger Association,http://www.usautism.org/tv/)对自闭症的描述与分类,进一步完善出了一个更加具体的分类体系,见表 8－1。根据这个分类体系,选取合适的问答数据构建基础知识库,在此基础上,本章利用自闭症领域专家对这些问题进行判断,分别从上述 10 类中选取常见问题,收录进高频访问知识库 eFAQ。

表 8－1 自闭症类目体系及分类策略

类 目	子 类 目	划 分 策 略
1. 病因和基础知识		1) 自闭症病因 2) 自闭症的基础知识,基本原理,器官知识等
2. 病症		1) 问及自闭症症状,以及要求描述症状 2) 已知自闭症,问某些特殊的症状是不是常见
3. 确诊和可能性		1) 通过描述症状或者某些指标,直接询问是否得了自闭症 2) 不直接问是否可能得了自闭症,只是描述症状,询问身体情况,而答案中往往涉及回答道自闭症 3) 提到家里有自闭症史,自己得病的可能性
4. 检查		各种检查,包括是否得病的检查,以及得病后例行检查
5. 治疗	5.1 药物治疗	1) 问及药物的服用注意事项,用量,以及能否和其他药物混用 2) 问及一些药物的功能
	5.2 疗法	1) 问及医生、医院信息 2) 问及自闭症的治疗方案,是否有治愈的可能性 3) 刚得病不久,问及该如何做
6. 饮食和健康		1) 饮食控制,包括问及具体的食物或者适合自闭症患者的食物和食谱等 2) 问及平时锻炼身体控制,包括生活作息等
7. 并发症		问及自闭症的一些并发症
8. 生活	8.1 保险	问及医疗保险、各种救助保障或救助机构
	8.2 情感	问及情绪以及心理方面的问题,得病后的心理状态,或者来自社会的心理压力等
	8.3 社会生活	1) 一般得病后社交上的问题 2) 问及自闭症患者能否做某些工作或影响学习 3) 问及家人或朋友得了自闭症,该如何与他们相处或者照顾他们 4) 异性朋友之间的问题 5) 得了自闭症能不能过正常人的生活
9. 预防		问及如何避免、预防自闭症
10. 教育和研究		1) 问及自闭症儿童教育问题 2) 问及一些自闭症信息,用于实验研究

2. 问句预处理

问句预处理具体包括两个方面:一方面是剔除停用词,即去除没有实际意义的词或标点符号,比如 the、a、an、is、am、are 等。但是根据本文处理的对象是英文短句的特殊性,停用词表的去除的词不满足本文的需要,所以本文使用的自己编制的停用词表。另一方面是同义词的替换,对于英文文本,由于文本词语受时态、人称、数量等的影响会存在不同的表现形式,增加了计量空间维度,降低了计算效率。为秉承科学严谨性需要对多种形态的词进行统一替换成同一种表现形式。

3. 相似度计算

经过问题数据的预处理,进而计算两个问句之间的相似度。首先需提取每个问句的关键词并赋予相应的权重,本次选择经典的词频[term frequency,TF 是对词数(term count)的归一化,以防止它偏向长的文件,受到文章长度的影响。]算法,计算方式参见公式(1),TF 表示词条 i 在问句 q_j 中出现的频率。

$$TF_{i,j} = \frac{n_{i,j}}{\sum_k n_{kj}} \qquad 公式(1)$$

以上式子中

- $n_{i,j}$ 是该词在问句 q_j 中的出现次数;
- 分母则是在问句 q_j 中所有字词的出现次数之和。

在此基础上,可以构建问句 i 和问句 j 的关键词集合即 K_i 和 K_j。

问句相似度顾名思义就是问句之间的相似程度,本文中计算问句之间的相似程度是基于问句的关键词并采用夹角余弦(cosine)算法来计算的,如公式(2)。

$$C_{ij} = \frac{\sum_{k=1}^{n} f_{ik} \times f_{jk}}{\sqrt{\left(\sum_{k=1}^{n} f_{ik}^2 \times \sum_{k=1}^{n} f_{jk}^2\right)}} \qquad 公式(2)$$

其中 i 和 j 分别代表问句 i 和 j,k 代表关键词,且 $k \in ki$,$k \in kj$。可以计算得到问句之间的相似度。

8.1.3 问答知识服务应用实例

1. 自闭症问答数据准备

近年来,Yahoo! Answers 因其庞大的规模和丰富的高质量信息交流成为众多研究者搜集数据的热门来源。本节采用于第三章相同的数据源,选择 Yahoo! Answers 中 health 板块下自闭症(Autism)目录,按 Autism/Autistic 的检索式,收集了 2013/01/01~2013/10/01 的数据,并筛选了其中 1 000 条相关数据,见表 8-2。

表 8-2 Yahoo! Answers 中自闭症的采集数据分布

类目/Category	子类目/Subcategory	问题记录数
1. 病因和基础知识		68
2. 病症		93
3. 确诊和可能性		271

类目/Category	子类目/Subcategory	问题记录数
4. 检查		30
5. 治疗	5.1 药物治疗	52
	5.2 疗法	93
6. 饮食和健康		31
7. 并发症		55
8. 生活	8.1 保险	30
	8.2 情感	120
	8.3 社会生活	111
9. 预防		24
10. 教育和研究		32
总计		1 000

以上 1 000 条数据就构成了基础信息知识库,在此基础上,本研究邀请自闭症专家在这些数据中按类别共筛选出了 50 条常见的自闭症提问数据构成 eFAQ 知识库。

2. 实例演示及分析

在构建问答知识库的基础上,本研究创新性地实现了三级信息服务即常见问答、自动问答和引申推荐。如假设一个用户在系统中输入一个问题"what is autism?",系统将首先到 eFAQ 知识库中匹配,当用户的问题在 eFAQ 知识库中匹配则该系统会将库中的答案反馈给用户,提高了系统的检索效率。这也是该系统的一级信息服务的体现,如图 8-2 所示。

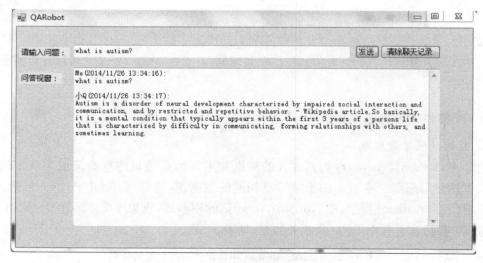

图 8-2　一级信息服务: 常见问答

若用户提问的问题不在 eFAQ 知识库中,该系统则会自动到基础知识库中查找并反馈最为相关的答案,如用户在系统中输入"What do you think the worst mental illness to have is?",该系统同样率先到 eFAQ 知识库寻找答案,但是没有匹配,然后系统将进入到基础信息知识库中查找,在找到了相似度最高并大于阈值的问句时将其答案反馈给用户,为将此功能与一级信息服务区别开,系统在会在实现这层功能的时候显示"Congratulations！we have found the answer for you from knowledge base",这也是该系统信息服务的二级机制的体现,如图8-3所示。

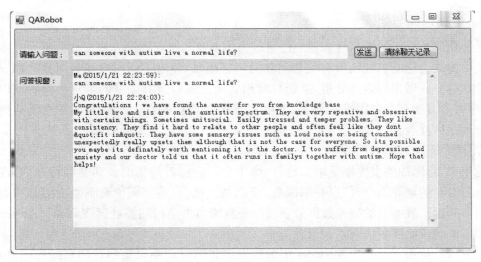

图8-3　二级信息服务:自动问答

若用户输入的问题即不包括在 eFAQ 中,也在基础知识库中找不到相似的问题(即相似度小于阈值),那么系统则会到网络中抓取相关回答。如用户输入"can you help me?",系统同样将先进入到 eFAQ 中匹配,没有匹配到就转入基础信息知识库中查找,但是最大的相似度小于了阈值即系统判定库中没有与之相似的问答记录,所以系统会进一步进入到网络中为用户查找相关信息,并反馈网络中相关网页的部分内容和网页链接,为了与其他功能区别,系统在实现该部分功能的时候提示"The issues have not been included,but we find the relevent anwers for you from the Internet！",这也是该系统信息服务的三级机制的体现,如图8-4所示。

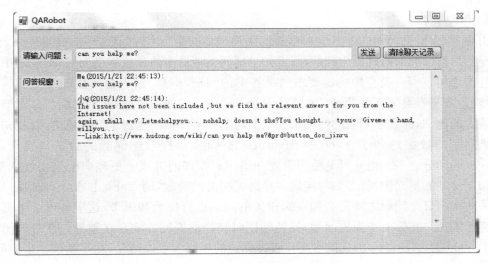

图8-4　三级信息服务:引申推荐

213

8.2 基于社会化问答社区的中美自闭症信息分析

8.2.1 数据选择与处理

社会化问答社区的匿名性和便利性可以为患者及其家庭提供方便交流的平台。本节通过对比中美社会化问答社区中有关自闭症的问答记录,针对不同用户在自闭症认识、应对、发展存在的异同做出探索性分析,从而总结出自闭症患者及其家庭的信息检索特征以及在情感、疗育等方面存在的困难和需求,为相关措施的实施提供理论基础,以便自闭症群体能够更好地融入社会。

1. 样本选择

近年来,自闭症的发生率呈增长趋势,由于自闭症患者病情的长期性和特殊性,许多患者得不到专业的辅导治疗,信息获取困难,难以融入社会,其家属也面临经济困难和心理压力等诸多问题。故本节的研究数据分别选择来自国内外热门问答社区 Yahoo! Answers 和百度知道中的自闭症板块问答记录。

本节研究使用 Yahoo! Answers 中的数据源和第三章中采集的自闭症问答记录相同,一共获得包含最佳答案的问答记录 1 742 条。百度知道采用同样的方法,最终获得包含最佳答案的问答记录共 367 条。

鉴于两个问答社区实际获得的问答数据量的不同,为了确保可比性,本研究所选取的 Yahoo! Answers 样本是按照从上述 1 742 条数据集中随机抽取问答记录 367 条,并对其提问和最佳答案按照预先设计好的编码规则进行标注。

2. 编码规则

本节研究采用与第三章 3.1 节相同的编码方案,编码方案分类主要包括提问类型、提问者与患者关系、提问内容和最佳答案质量的评价指标,具体编码方法请参见 3.1 节。

8.2.2 中美结果对比分析

1. 问题类型

由表 8-3 可见,Yahoo! Answers 提问类型最多的是事实性问题,即先描述某一个具体的情况然后再以此为基础提出问题,百度知道提问类型最多的是枚举型问题,即问题中包含描述性的语句较少一般直接提出要求列举答案的问题,例如"成人自闭症的常见症状有哪些?""陕西哪里看自闭症好?"等。在 Yahoo! Answers 的提问中,事实型问题和探索型问题占了最大的比例,而百度知道的提问中枚举型问题和事实型问题占了最大比例,百度知道上定义型问题的数量达到了 Yahoo! Answers 的两倍,而探索性问题的数量只有 Yahoo! Answers 的四分之一。由此可见使用百度知道用户在提问方式上更倾向于采用枚举型、事实型和定义型的提问类型,咨询与疾病本身高度相关的问题,而 Yahoo! Answers 用户则除了会关注疾病日常问题之外还会和疾病相关的问题进行探索和思考,这里体现了中美社会化问答社区用户在第一步提出问题,描述问题时选择的提问方式存在差异。在对自闭症的认识上 Yahoo! Answers 的提问者要比百度知道的提问者更加清楚,除了就事论事提问,还会对一些尚未有明确解决方案的相关问题进行探索式的讨论和思考,并且倾向于一题多问。

百度知道的提问者习惯于提出一个问题,希望回答者通过枚举的方式尽可能多的提供答案内容。

表 8-3　提问类型统计表

数据来源/提问类型	事实型(%)	枚举型(%)	定义型(%)	探索新(%)	共　　计
Yahoo! Answers	196(53.4%)	55(15%)	17(4.6%)	99(27%)	367
百度知道	124(33.8%)	185(50.4%)	34(9.3%)	24(6.5%)	367

从提问方式的不同上可以看出中美两国人民在思维方式上的不同,美国人偏向直线式思维,习惯于直接切入主题,解决问题,同时也偏好分析思维,将完整的对象分解为各组成部分,逐一进行考察研究;中国人则较多偏好曲线式思维和整体思维,习惯于围绕某一中心主题,从不同方面来迂回靠近主题的思维方式,同时偏向从一个问题中可以将事物的各方面都结合起来考虑,得到一个完整的认识。

2. 提问者和患者关系

两个社会化问答社区提问者和患者的关系有极大的不同,见表 8-4。在 367 条问答记录中,Yahoo! Answers 提问中 62.9% 的提问者本身就是患者,其次和患者是亲戚关系或者是身边的朋友、同事。百度知道的提问者很大部分(76.7%)没有说明和患者的关系,从百度知道提问中有明确表明关系的统计数据来看,提问者和患者是亲戚关系的人数要多于提问者是患者本身。通过查看提问原文得知,Yahoo! Answers 上提问者即是患者本人或者与患者是亲友关系的用户大多是青年及成年人,如果和是患者是亲戚关系,则包括子女、父母、祖父母、叔侄、兄弟姐妹等多种关系。而百度知道知道的提问用户基本都是成年人,除了为本人提问之外,如果是为亲戚提问,患者都是提问者的子女且处于 1~3 岁的婴幼儿时期,这个年龄是自闭症怀疑和确诊的高峰时期。对于提问者和患者是朋友、同事关系或者周围的人的数量上看,百度知道知道提问者的数量要远低于 Yahoo! Answers,但是百度知道知道上未表明提问者和患者关系的提问数量是 Yahoo! Answers 的 5 倍之多。

表 8-4　提问者与患者关系统计表

数据来源/病患关系	本人(%)	亲戚(%)	朋友/同事(%)	周边人(%)	其他(%)	共计
Yahoo! Answers	231(62.9%)	48(13.2%)	32(8.7%)	6(1.6%)	50(13.6%)	367
百度知道	24(6.5%)	58(15.8%)	2(0.55%)	2(0.55%)	281(76.6%)	367

3. 提问内容涉及方面

由于用户在一次提问中有可能会涉及多方面的问题,研究中会对提问进行分解,尽量将一个问题中涉及的各方面提问都标注统计,所以提问内容的总数量会超过提问本身的总数(每个社会化问答社区各 367 条提问)。研究将在提问标题和正文中涉及的问题都作了统计(标注 2、3),Yahoo! Answers 有涉及提问内容 698 条,百度知道则有 585 条,提问内容数量都超过了本身的提问数,说明很多提问者倾向于在提问时候采用一题多问,不过相对而言Yahoo! Answers 的每个提问中包含的问题更加复杂多样。接下来将对两个社会化问答社区中提问的内容做进一步的分析,见图 8-5。

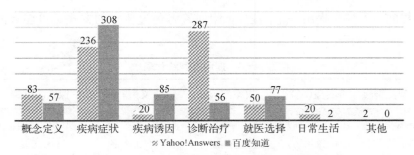

图 8-5　Yahoo！Answers、百度知道提问内容分析图

由图 8-5 可知，Yahoo！Answers 用户提问最多的问题是有关自闭症的治疗方法（287），其次是疾病症状（236），对于疾病诱因（20）较少涉及。百度知道用户提问最多的是有关自闭症的症状表现（308），其次是疾病诱因（85），对于治疗方法（56）的提问相对较少。而在自闭症患者日常交友、就业和生活等方面的提问数量上 Yahoo！Answers 是百度知道的 10 倍。值得一提的是，在抽样的问答数据中 Yahoo！Answers 里还有 2 条有关宠物自闭症方面的提问（Others），而在百度知道中并未有涉及。

4. 提问描述详略程度

由图 8-6 可见，Yahoo！Answers 用户在提问中对于自闭症的治疗方法和症状表现描述程度最详细（标记 2、3），根据前文提问内容涉及方面的分析，这两方面也是他们最关注的内容。提问者往往会在提问的标题或者正文中明确表达出提问的内容甚至对已经采用的治疗方法和疾病症状加以描述以便能更清晰地说明情况，相对而言，他们对于疾病诱因和生活相关的问题提问描述最简洁。

相较而言，百度知道用户对于自闭症的症状询问程度最详细（标记 2、3），其次是疾病诱因，这也和前文提到百度知道提问者最关注这两方面的内容相一致。但是百度知道的提问者倾向于在提问的标题中明确写明提问内容或者在正文有简单地提及，详细程度不如 Yahoo！Answers，百度知道中提问描述详细程度达到 3 级标准的共有 112 次，而 Yahoo！Answers 达到 479 次。对于疾病概念、就医选择和治疗方法的提问都比较简单，对于生活相关的问题提问描述最少、最简洁，只有 2 条而且都只是在标题中提到，没有在正文里加以描述，这个数量是 Yahoo！Answers 的 1/10。

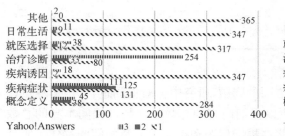
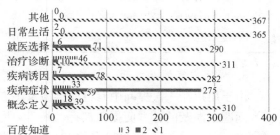

图 8-6　Yahoo！Answers 和百度知道提问描述详略分析图

5. 最佳答案中各指标出现的频率

把表 8-4 中设定的最佳答案各个评价指标被标记为 2 或 3（表示最佳答案中包含该指标）的出现频次合并作了统计，见表 8-5。

表 8-5　最佳答案评价指标频次统计表

排序	Yahoo! Answers		百度知道	
	评价指标	频　次	评价指标	频　次
1	清晰性	365	清晰性	361
2	准确性	364	完整性	361
3	完整性	361	准确性	359
4	可操作性	359	可操作性	359
5	信任	261	鼓励	85
6	鼓励	247	担忧/关心	78
7	担忧/关心	241	信任	77
8	移情	117	权威性	60
9	权威性	36	移情	15
10	创新性	15	创新性	2

从排名顺序上看,在两个社会化问答社区的最佳答案中出现频次最多的前四项指标相同,从出现的次数上来看这 4 项指标也很接近,清晰性、准确性、完整性和可操作性是评价答案质量最重要的指标,这 4 项指标在最佳答案中出现比例达到了 97.8％以上,几乎每一条最佳答案中都包含了这几个因素。创新性在两个社会化问答社区的最佳答案中都是出现频次最低的,说明大部分的最佳答案都比较中规中矩,缺少出乎意料、创新性高的回答,但相对而言,Yahoo! Answers 的最佳答案具有的创新性还是远高于百度知道。其他五项评价指标在 Yahoo! Answers 和百度知道上的排名顺序差异不大,但是出现的频次却有很大的不同。从表 8-5 可知,信任、鼓励、担忧和移情这 4 项社会情感因素指标在 Yahoo! Answers 的最佳答案中出现的次数都超过 100 次,远高于百度知道,说明 Yahoo! Answers 的最佳答案内容中包含更多的社会情感因素,回答者往往在答案中会流露出关心、鼓励等情感给予提问者支持。而权威性在百度知道的最佳答案中出现的次数是 Yahoo! Answers 的两倍,通过逐条阅读问答记录发现,百度知道中的最佳答案部分内容雷同,都是从某些专家或健康网站的回答中复制而来,缺乏回答者个人的独特性,由此可以看出中国网络上有关自闭症的信息还比较匮乏。

6. 各评价指标在最佳答案的分布情况

多维尺度分析(multidimensional scaling)是分析研究对象的相似性或差异性的一种多元统计分析方法。采用 MDS 可以创建多维空间感知图,图中的点(对象)的距离反映了它们的相似性或差异性。对 Yahoo! Answers 和百度知道的最佳答案的评价指标做了多维尺度分析,从而来观察哪些指标的相似度高,哪些指标的差异性较大,见图 8-7 和图 8-8。

由图 8-7 和图 8-8 可知,Yahoo! Answers 和百度知道的用户对于最佳答案的筛选标准既有相似之处也有不同的地方。首先,对于 Yahoo! Answers 和百度知道的提问者而言,一个令人满意的答案,往往都要具备清晰性、准确性、完整性和可操作性这四个因素,它们之间相互关系密切。其次,在这两个社会化问答社区的最佳答案中,担忧和鼓励往往一起出现的可能性较大,回答者在答案中如果对提问的内容流露出担忧的情绪,一般都会给予提问者鼓励支持。

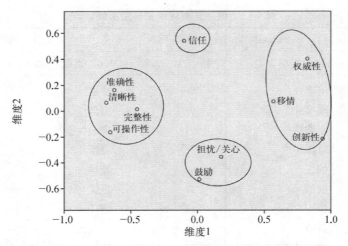

图 8-7　Yahoo! Answers 最佳答案评价指标多维尺度图

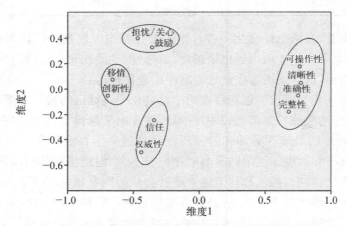

图 8-8　百度知道最佳答案评价指标多维尺度图

　　提问者往往是出于对回答的信任而将其选为最佳答案,所以此处重点观察信任指标和哪些指标的距离比较接近,即答案中出现哪些指标时候更容易让提问者信任并且采纳为最佳答案。图 8-7 表明,在 Yahoo! Answers 中提问者的信任离其他指标都有一定的距离,说明 Yahoo! Answers 的提问者对于最佳答案的判断没有收到某一指标因素特别大的影响。而图 8-8 表明,在百度知道中如果答案的权威性越高,获得提问者的信任的可能性也就越大,两者之间的联系较为紧密,这和中国用户比较崇尚权威的心理特点也不无关系。

8.2.3　讨论与建议

　　通过对两个社会化问答社区随机抽取的 2013 年自闭症问答数据的分析比较,总结归纳出中美社会化问答社区用户在自闭症认识、应对、发展存在的异同。

　　1. 对于自闭症的认知

　　通过前文的数据分析可知,Yahoo! Answers 的用户提问最多的问题是有关自闭症的治疗方法(41%),对于疾病诱因(3%)较少涉及。百度知道用户提问最多的是有关自闭症的症状表现（53％），对于治疗方法（10％）的提问相对较少。而在自闭症患者日常交友、就业和生活等方面的提问数量上 Yahoo! Answers 是百度知道的 10 倍。百度知道的提问者倾向于在提问的标题中明确写明提问内容或者只在正文有简单地提及，详细程度不如 Yahoo! Answers。

这些数据体现了中美两国人民对自闭症的认知水平不同，以及两国社会对自闭症患者的关心程度不同。美国大众对自闭症接触、认识的时间要早于中国，美国是对自闭症研究比较早的国家之一，1943 年美国约翰·霍普金斯大学的 Leo Kanner 教授发表论文[1]，首次对自闭症作出描述定义，我国是在 1982 年才有儿童精神病专家陶国泰[2]首次正式在专业文献上首次报道了 4 例自闭症。

临床记录表明，自闭症一般在儿童 2 岁左右可以通过行为观察做出诊断[3]。在阅读实际的问答记录中也印证了大部分的患者都是儿童或者在婴幼儿时期被诊断出患有自闭症。Dawson[4]等通过研究认为，如果对学龄前的自闭症儿童能够进行两年以上的早期干预，将会在语言、认知能力和社交能力上取得很大成效。尽早发现和治疗是使早期干预效果最大化的关键因素，一旦确诊就应该采取交流、认知、语言发展等方面的早期干预措施。

目前，美国诊断体系（DSM－Ⅳ）[5]和国际疾病分类标准（ICD－10）[6]中关于自闭症的界定，作为对自闭症进行诊断的两个独立标准已经普遍应用于诊断与科学研究中。美国自闭症协会一直致力于提高美国民众对于自闭症的认识和关注，宣传自闭症的早期症状并且鼓励及时就医[7]，公众可以通过网络等各种渠道获得详细的疾病相关信息。因此，美国提问者一般对自闭症的概念、症状和病因有一定的了解，不需要回答者给出疾病基本常识方面的解释，当孩子表现出类似症状时候他们会给予足够的重视并会积极、迅速寻求帮助，他们现在最关心的是否能够治愈自闭症。中国提问者对于自闭症的认识程度还较浅，目前中国大陆没有确立本土化的自闭症儿童早期诊断标准制度，公众获取信息的渠道相对闭塞，即使是在互联网上也缺少正规、全面的信息源，民众仍需要接受该疾病的基本信息普及。中国自闭症患者的母亲对于孩子早期的病症发作、危险行为以及语言、交流等认知方面的问题有些没有给予足够的认识，有些家长虽然对孩子患病产生了极大的苦恼和不安，但是仍然不知所措。美国用户除了关心自闭症患者的个体属性之外，对其交友、就学、就业等社会属性也十分关心，更加关注患者的生命质量。

我们需要通过多种渠道让公众了解自闭症，关心自闭症患者，为自闭症患者及其家庭提供信息交流的平台。这样一方面可以缓解自闭症家庭的心理压力，一方面也可以让公众通过实际案例来结实了解疾病。

〔1〕KANNER L. Autistic disturbances of affective contact[J]. Nervous Child，1968，35(4)：217－250.

〔2〕陶国泰，杨晓玲. 走出孤独的世界——儿童孤独症释疑[M].北京：人民卫生出版社，2000.

〔3〕尤娜，杨广学. 自闭症诊断与干预研究综述[J]. 中国特殊教育，2006,13(7)：26－30.

〔4〕DAWSON G. Early behavioral intervention，brain plasticity and the prevention of autism spectrum disorder[J]. Dev Psychopathol，2008，20(3)：775－803.

〔5〕APA (American Psychiatric Association) Diagnostic and Statistical Manual of Mental Disorders (DSM-Ⅳ). 4th ed. Washington，DC：APA，1994.

〔6〕WHO (World Health Organization). ICD-10 Classification of Mental and Behavioral Disorders. Geneva：WHO，1993.

〔7〕ANDY S，MICHAEL R，SIMON W，et al. Autism Speaks Global Autism Public Health Initiative：Bridging gaps in autism awareness，research and services around the world[J]. Journal of Peking University (Health science)，2009，41(4)：389－391.

2. 对于自闭症的应对

问答记录显示,中美两国对于自闭症的应对方法都做了大量的研究和实验,常见的治疗方法有药物治疗、行为疗法、同伴疗法等,但是这些都只能在一定程度上缓解症状,目前还没有办法完全治愈自闭症,这对自闭症患者家庭而言无疑是很大的打击。

百度知道的问答记录中提到,家庭经济困难和精神压力给患者家庭造成了极大的负担。通过问答记录得知中美两国对于自闭症患者的教育方式有所不同。美国为自闭症患者提供了很多服务机构,一些轻度自闭症患者可以继续在普通学校中接受教育,受到正常人的待遇。反观在中国大陆,自闭症儿童上幼儿园就学很困难[1]。一项调查表明有 33.8% 的中国自闭症患者家庭希望社会能提供自闭症患者的教育帮助,很多自闭症儿童因为找不到合适的机构去获得治疗和教育。另一个调查显示,由于中国自闭症儿童很难进入普通学校学习,部分家长会选择让孩子去民办教育机构接受辅导,但是研究同时发现,家长由于对治疗效果不满意而选择退学的例子也不少[2],很多患者母亲最终会选择全职在家照看孩子。造成这一情况的原因主要有三点:一是因为目前我国特殊教育体系不健全,普通学校不接受自闭症儿童,民办培训机构的师资水平良莠不齐。二是在中国,儿童的医疗保障体系还不完善,自闭症儿童在法律上不属于障碍儿童,不能获得障碍儿童家庭补助,医疗费用将对患儿家庭造成很大的负担,致使该群体拒绝治疗或对社会产生绝望情绪。三是家长对于教育治疗效果期望太过急迫,把孩子症状的改善都寄望于医生、教师,没有充分了解治疗自闭症的方法,无视了自身在教育矫治孩子的发展中的关键作用,因此没有形成长期的良性发展。

其实,对于自闭症的应对措施,说到底还是要推让社会大众认识到疾病的普遍性和危险性,提供更多的资源来治疗疾病和关心患者家庭。在自闭症的应对措施上,美国有许多地方值得学习。首先是坚持理念先行,形成社会共识,推动舆论,形成一个友好的外部社会环境。美国教育部门在 20 世纪 80 年代的全纳教育改革运动中呼吁建立特殊教育与普通教育的新型合作关系,旨在在普通教育中创造更多个别教育的机会,最大限度地满足所有学生的需要,鼓励将残疾儿童包含在正常教育体系之内。同时通过全纳教育改革大力推动网络教学的普及,即使是身处各地的患者都可以通过互联网来获取平等教育的机会。

政府主导推进是对完善医疗体系提供了法律保障。2006 年美国克林顿总统签署的《抗击自闭症法》是一部专门针对自闭症患者康复、社会融合、教育干预的系统法案,并提供了 10 亿美金的联邦基金用于支持对自闭症的研究和治疗,这一措施极大地增加了美国公众对自闭症的认识,并为促进自闭症群体与社会融合的发展起到了巨大的推动作用[3]。

除了理念宣传、法律保障之外,如何切实有效地贯彻落实方案是保证自闭症患者群体利益的重要一环。美国采用以项目推进的方式开展研究,通过寻求可利用的资源来支持可持续发展。美国的一项"对自闭症患者需求的保护和支持项目"专门用来记录患者的需求并且以此设置款项,为患者提供包括康复与服务信息、对患者及家人的支持、提供法定代理人及特殊帮助等服务,让患者家人充分参与到疾病的治疗过程之中,了解到自己所能提供的协助。我国也可以借鉴这个方法,通过项目来推动研究和治疗,为患者及其家人提供一系列的

---

[1] 焦青. 自闭症儿童教育干预中的几个问题[J]. 特殊教育研究,1996,3(4):10-13.
[2] 吕晓彤,高桥智. 自闭症儿童母亲在养育儿童过程中的需求调查[J]. 2005,12(7):47-53.
[3] 林晨昕. 美国自闭症儿童的社会融合及对我国的启示[D]. 上海:华东师范大学,2012:48-49.

需求分析、技术培训和信息服务以保证治疗效果,带动教育和医疗的良性发展。

3. 对于自闭症的支持

一种疾病只有得到足够多的社会关注和支持,才能使患者及其亲属在治疗的过程中获得更多的资源和鼓励,以便提高治疗效果。从研究数据来看,除了前文提到的经济压力和精神压力,自闭症患者家庭还要面临来自家庭及社会的压力。通过分析提问者与患者关系以及问答记录的质量可以反映出中美在自闭症的社会支持上存在的差异。

首先,提问者与患者关系的不同可以反映出一些问题。Yahoo! Answers 上提问者大多是青年及成年人,如果他们和是患者是亲戚关系,则包括子女、父母、祖父母、叔侄、兄弟姐妹等多种关系。而百度知道的提问用户基本都是成年人,如果是为亲戚提问,患者都是提问者处于婴幼儿期的子女,百度知道上未表明提问者和患者关系的提问数量是 Yahoo! Answers 的 5 倍多。这些可以从侧面体现出自闭症在中国的接受程度比美国低,很多美国人已经把自闭症当作一个常见的疾病,愿意大方在网络上讨论交流,而中国人会出于避讳而不愿意透露自己与患者的关系。中国的自闭症家庭要承受来自外部社会环境的巨大压力,目前社会普遍对精神病患儿存在偏见,由于精神病患儿在就学、择业、婚姻、社交等方便都受到一定程度的歧视和排斥,家属也常受到不应有的歧视和冷遇,使其感到羞耻、屈辱等负面情绪。因此,为了避免周围人群的歧视,许多家庭不愿透露子女患病信息,甚至求助。当孩子的表现与社会标准有冲突时,他们要么抱怨孩子,要么暗自神伤,一直将孩子养在家里,很少会有勇气带来孩子面对社会,为孩子争取机会[1]。

除了外部的社会压力之外,家庭内部的压力也会给自闭症患者家庭带来很大的困扰。例如,患者父母和其他家庭成员在照顾观念不一致会引起争执,长辈因过分注重“遗传”因素而指责家庭成员,进而引发矛盾等。

其次,从最佳答案的评价指标结果来看,对于绝大部分提问者而言,答案条理清晰、结构完整、内容符合需求且操作性强是可以认为是质量比较好的回答。但美国用户在回答中包含更多社会情感支持指标,一方面回答者本身是患者或者身边亲友是患者的比例较高,更容易体会到患者及其家属的感受,因此在回答中他们会更加倾向于描述自己的感受并且对提问者给予情感支持。另一方面,这也印证了上一段提到的美国社会给自闭症患者提供更加友好的外部环境,人与人之间的交流更加注重使用情感纽带。结合调研文献得知,自闭症患者家庭会通过运用来自医院、机构的正式社会支持和来自家人、亲友和互联网的非正式社会支持来应对压力和困难。目前,在正式社会支持中,医院主要起到诊断、治疗和鉴定的作用,机构提供康复和教育的帮助。在非正式社会支持中,家人和亲友主要提供精神安慰和情感支持,互联网起到一定的信息渠道的作用。

对于自闭症的支持需要线上和线下两部分相互结合,线下需要政府制定政策,完善体系,各部门做好自闭症知识的宣传和普及工作,提供更多的医疗、教育场所,形成良好的社会氛围。我国互联网技术发展迅速,普及程度较大,有效地利用互联网资源可以不仅为疾病提供信息支持,也能提供社会情感支持,促进线下活动更好的落实。线上支持即需要发挥网络的丰富资源,为用户提供多元化的信息,并且建立一个安全、可靠的交流平台,社会化社会化问答社区无疑是一个人员集中、信息流动迅速、互动性强的好选择。虽然不同机构也建立了

---

[1] 王安莲,刘志荣. 自闭症研究现状[J]. 安徽预防医学杂志,2013,19(5)：367-372.

一些自闭症相关网站,但存在信息滞后、交互性低、难以满足用户信息需求等缺点,社会化问答社区则可以很好地避免这些问题。通过匿名登录可以保护用户的隐私,降低提问者的心理压力使之可以真实地描述病情;而线上的实时沟通也便于交流疗育经验,避免了由于时空限制造成信息滞后;社会化社会化问答社区允许公众可以自由的表达情感,通过这个虚拟社区的良性互动,既可以让公众切实了解自闭症群体的问题和处境,也能增加自闭症患者家庭获得情感支持,增加对社会的归属感,最终促进自闭症群体与社会的融合。此外,通过对于社会化社会化问答记录的数据分析,研究者可以充分了解不同自闭症患者及其家庭的需求,针对性地提供工具性、信息性和情感性等支持服务。

8.3 社会化问答社区中健康信息需求可视化分析

8.3.1 数据集与编码设计

由于糖尿病需要长时间进行自我管理,所以除了报纸、健康刊物、医疗卫生站等传统信息来源外,糖尿病消费者往往更加依赖于提供大量丰富信息的互联网[1]。为了缩小消费者健康信息需求和网络可提供健康信息资源之间的差距,增强消费者获取健康信息资源的可达性,本节以社会化问答社区内的糖尿病问答记录为例,用可视化的手段分析展现了糖尿病消费者在表达健康信息需求时的语用习惯和词汇特征。

本节采用于第三章相同的数据源,选择 Yahoo! Answers 中 health 板块下糖尿病(diabetes)目录分类 2013 年全年的已解决问题,共 8 762 条带有回答的记录。一般而言,一条问答记录包含问题及其相应的答案。本节研究为了聚焦健康信息需求,故而只选用问题数据,将回答排除在外,有关提问与回答的研究见 8.4 节。

本节研究依据文献[2],将其 12 个类目定为初始的分类标准,在编码过程中,参考PubMed 和美国糖尿病协会的分类体系,结合提问数据的实际内容,不断进行分类微调,增加新类、删去不太适合的类目,例如,初始 12 个类目中的 Affect 类目(包含 Emotion 和Feeling),实际数据中仅有 28 条涉及,故而命名为 Emotion 并合并到 Life 类目下;初始Nutrient 类目,在实际提问中涉及的并不多也不全面,统一调整到了 Diet & Fitness 类目下。最终形成了如表 8 - 6 所示的 10 个大类,加上小类共 14 个类目,见表 8 - 6。

表 8 - 6　糖尿病类目体系及分类策略

类　　目	子类目	判断依据和策略
1. 病因和基础知识		a) 糖尿病病因 b) 糖尿病的基础知识,基本原理,器官知识等
2. 病症		问及糖尿病症状,以及要求描述症状

〔1〕NORDFELDT S, JOHANSSON C, CARLSSON E, et al. Use of the Internet to search for information in type 1 diabetes children and adolescents: a cross-sectional study[J]. Technology and Health Care, 2005, 13(1): 67 - 74.

〔2〕ZHANG J, ZHAO Y. A user term visualization analysis based on a social question and answer log[J]. Information Processing & Management, 2013, 49(5): 1019 - 1048.

类　　目	子类目	判断依据和策略
3. 确证和可能性		a) 通过描述症状或者某些指标,直接询问是否得了糖尿病 b) 不直接问是否可能得了糖尿病,只是描述症状,询问身体情况,而答案中往往涉及回答道糖尿病 c) 提到家里有糖尿病史,自己得病的可能性
4. 检查		各种检查,包括是否得病的检查,以及得病后例行检查
5. 治疗	5.1 药物治疗	a) 问及药物的服用注意事项,用量,以及能否和其他药物混用 b) 问及一些药物的功能
	5.2 疗法	a) 问及治疗仪器,设备的获取 b) 问及医生、医院信息 c) 问及糖尿病的治疗方案,是否有治愈的可能性 d) 刚得病不久,问及该如何做
6. 管理	6.1 控制	a) 给出餐前餐后血糖指数,问身体状况 b) 得病后体重控制 c) 家中自我控制治疗、自我管理
	6.2 饮食和健康	a) 饮食控制,包括问及具体的食物或者适合糖尿病患者的食物和食谱等 b) 问及平时锻炼身体控制,包括生活作息等
7. 并发症		问及糖尿病的一些并发症
8. 生活	8.1 保险	问及医疗保险和各种救助保障
	8.2 情感	问及情绪以及心理方面的问题,得病后的心理状态,或者来自社会的心理压力等
	8.3 社会生活	a) 一般得病后社交上的问题 b) 问及糖尿病患者能否做某些工作 c) 问及家人或朋友得了糖尿病,该如何与他们相处或者照顾他们 d) 其他糖尿病相关问题
9. 预防		问及如何避免、预防糖尿病
10. 教育和研究		a) 问及作业、教育上的一些糖尿病问题 b) 问及一些糖尿病信息,用于实验研究

8.3.2　数据集文本处理

当数据编码完成后,每一条糖尿病相关提问数据都拥有了相对应的类目标记,本研究随后按照这 10 大类目及细节化的 14 个小类目,并形成了 14 个包含相关数据内容文档。利用 Python 的 NLTK 语言包对该 14 个文档进行预处理,预处理内容包括:引入停用词表,去除无意义的停用词;去除标点符号;对剩下的词进行词形还原。接着,将每个文档处理结果所剩下的词导入到 Excel 中,每个类目下的词形成一个 Sheet,进行进一步的处理,保留大部分实词,按照词频排序,并依据类目特点,去除低频词,提取出与类目最为相关的中心词。

本节研究采用上述的数据编码方法和文本处理方式出于两方面的考虑。第一,宏观上把握糖尿病健康信息需求。问题所涉及的词汇量与答案相比起来十分有限、不全面的。如果采用先文本处理后编码的方式,被打散后的提问语句变成了一个个独立的词汇,局限的词汇量其所代表的语义是比较模糊的,所以试图将这些词汇划分到对应的类目中具有操作难度。而且采用的分类标准也不是以往文献中常用的"认知""情感""行为"等,而是从糖尿病消费者需求出发,归结出分类体系,具有创新性。第二,为可视化奠定基础,过大的词量只会导致可视化结果不清、数据重叠显示。通过分类和每类中心词的提取,将更好地揭示出消费者的糖尿病健康信息需求。

对 8 762 条数据逐一进行编码分类,将与糖尿病不相关的数据标记为 unrelated(提问中没有提到 diabetes 相关词汇或表达的需求与糖尿病无直接关系的判断为不相关),其余相关数据按照分类策略进行编码。得到 5 898 条相关数据,2 864 条不相关数据,可能的原因是:在现有大多数的社区问答服务中,用户通常需要从一个预先定义好的类目层次中,为一个新的问题人工地选择一个类目标签,这个类目层次却通常包含着成千上万个类目[1],而这就增加了糖尿病类目下问题的随意性。因此,实际研究的对象即为这 5 898 条提问数据。

经过分类的数据,形成了 14 个 txt 文档,经过一系列预处理,按照均值法,每个类目下所有词出现总频次除以所有词的数目,将这个值作为阈值,保留大于这个阈值的词后,确定了代表各个类目的中心词,每个类的中心词数见表 8 - 7。需要指出的是,在确定每个类的中心词时,在文本处理时允许同一个中心词在多个类目中出现,例如:insulin 一词,在 cause&basics 类目中代表的是因胰岛素分泌不足,而产生糖尿病;而在 treatment 类目中,多数用来表示治疗糖尿病的外源性胰岛素。两者同时代表两个类目并不矛盾。

表 8 - 7　文本处理结果

类　　目		子　类　目	提问记录数	中心词数
1. 病因和基础知识(cause & basics)			516	56
2. 病症(symptom)			128	32
3. 确证和可能性(diagnosis & probability)			1 372	54
4. 检查(test)			363	48
5. 治疗(therapy)	5.1	药物治疗(medication)	363	46
	5.2	疗法(treatment)	607	42
6. 管理(management)	6.1	控制(control)	764	54
	6.2	饮食和健康(diet & fitness)	768	52
7. 并发症(complications)			356	55
8. 生活(social)	8.1	保险(insurance)	28	19
	8.2	情感(emotion)	59	18
	8.3	社会生活(social life)	413	56
9. 预防(prevention)			59	14
10. 教育和研究(education & research)			102	42
总计			5 898	588

---

[1] QU B, CONG G, LI C, et al. An evaluation of classification models for question topic categorization[J]. Journal of the American Society for Information Science and Technology, 2012, 63(5): 889 - 903.

8.3.3　可视化结果

利用 SPSS19.0 进行多维尺度分析来实现可视化,14 个类目得到了 14 个中心词-文档矩阵,用余弦相似度算法,将中心词-文档矩阵转化为相关矩阵。接着将相关矩阵作为 MDS 的输入数据,进行 MDS 可视化展现,得到的每个类目多维尺度结果的拟合优度都大于 0.8,且大部分类目的拟合优度都大于 0.9,证明本次实验所应用的多维尺度分析结果具有效力。

1. 病因和基础知识

MDS 结果的应力值(stress value)为 0.115 68,拟合优度值(RSQ)为 0.941 97,具体的可视化结果见图 8-9,56 个中心词被划分成了 3 个类,3 个类各 18、31、7 个中心词,详见表 8-8。

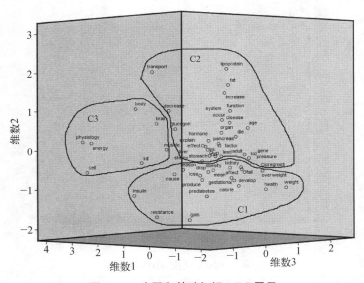

图 8-9　病因和基础知识 MDS 展示

表 8-8　病因和基础知识 MDS 结果

类	中　心　词
C1	病因,胰岛素,体重,健康,方法,影响,产生,抵抗,基因,增加,妊娠期的,发展,原因,糖尿病前期,超重,失败,肥胖,失去
C2	胰腺,增加,肾脏,疾病,解释,效果,饮食,系统,器官,怀孕,胖的,功能,联系,荷尔蒙,导致,年龄,孩子,发生,肝,压力,胰高血糖,运输,卡路里,降低,血脂蛋白,极瘦的,胃,不健康的,成人,下降,因素
C3	身体,细胞,能量,杀死,肌肉,大脑,生理学

根据图 8-9 和表 8-8 可知,C1 是关于糖尿病病因的相关词汇的集聚,例如,1 型糖尿病一般是由于自体免疫系统破坏产生(produce)胰岛素(insulin)的 β 细胞导致的;2 型糖尿病是由于组织细胞的胰岛素抵抗(resistance)、β 细胞功能衰退或其他多种原因引起的。妊娠期(gestational)糖尿病则与 2 型糖尿病相似,也是源于细胞的胰岛素抵抗,不过其胰岛素

抵抗是由于妊娠期妇女分泌的激素(荷尔蒙)所导致的。1 型或 2 型糖尿病均存在明显的遗传异质性(gene),且进食过多、体力活动减少导致的肥胖(weight、overweight、obesity)是 2 型糖尿病最主要的环境因素。

C2 则主要是与糖尿病的基础知识相关词汇的集聚。例如,问及胰腺、肾脏、肝脏等器官功能,青少年和成人发病率,胰高血糖素、血脂蛋白和糖尿病的关系。而 C3 是一般生理上的知识相关词汇的集聚,和糖尿病关系并不十分紧密。

2. 病症

MDS 结果的应力值为 0.146 10,拟合优度值(RSQ)为 0.826 09,具体的可视化结果见图 8-10,32 个中心词被划分成了两个类,每个类各 16 个中心词,详见表 8-9。

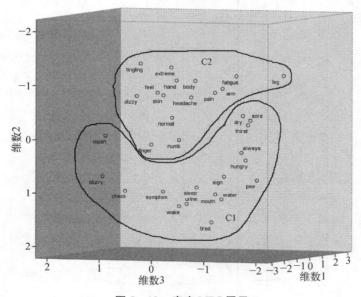

图 8-10 病症 MDS 展示

表 8-9 病症 MDS 结果

类	中 心 词
C1	症状,叹气,经常,口渴,犯困,检查,疲惫的,月份,口渴的,视力,模糊,醒来,疼痛的,饥饿的,小便,尿
C2	眩晕的,水,正常的,手臂,身体,击倒,头疼,皮肤,疼痛,手,极端的,疲劳,手指,腿,麻木的,刺痛的

由图 8-10 和表 8-9 可知,C1 主要是描述的是饥饿、口渴、多尿、视力模糊、易疲劳等糖尿病症状,而 C2 则主要是由糖尿病引发的身体上不适症状词的聚集,例如手指、手臂、腿、身体上各处的痛症。

3. 确证和可能性

MDS 结果的应力值为 0.056 28,拟合优度值(RSQ)为 0.987 32,具体的可视化结果见图 8-11,54 个中心词被划分成了 3 个类,每个类各 20、21、13 个中心词,详见表 8-10。

根据图 8-11 和表 8-10 可知,C1 集聚的主要是提问者在希望确认是否为糖尿病时,表

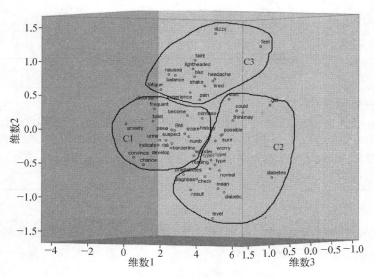

图 8 - 11　确证和可能性 MDS 展示

达的症状表现相关词汇。C2 则主要表达了提问者的想确认是否得了糖尿病的需求。C3 则主要代表与糖尿病相关的感官感受。

表 8 - 10　确证和可能性 MDS 结果

类	中　心　词
C1	焦虑,尿,小便,厕所,频繁的,成为,身体质量指数,困惑的,临界线,表明,疑似的,风险,历史,机会,证明,发展,麻木的,失调,惊吓的,怀疑
C2	糖尿病,获得,能,想,正常的,可能,糖尿病患者,开始,担心,可能性,检查,水平,1 型,2 型,方法,诊断,读数,确定,结果,糖尿病前期,类型
C3	感觉,眩晕的,头晕的,头昏眼花的,模糊,恶心,平衡,摇摆,疼痛,头痛,疲劳,疲惫的,经验

4. 检查

MDS 结果的应力值为 0.100 33,拟合优度值(RSQ)为 0.954 60,具体的可视化结果见图 8 - 12,48 个中心词被划分成了 3 个类,各含 4、26、18 个中心词,详见表 8 - 11。

从图 8 - 12 和表 8 - 11 中可以看出,C1 类主要是关于糖尿病检查的一些常用词,包括了各项指标读数(reading)、测量仪表(measure,meter,)、疾病确认(sure)。C2 主要是糖尿病的各项常用检测的词汇的集聚,例如 A1c、HBA1c、尿检等,还包括了检测时应该注意的情况,以及当下的情绪,这些都是人们在表达糖尿病检测需求时经常会用到的。C3 则更侧重在检查预约(office,

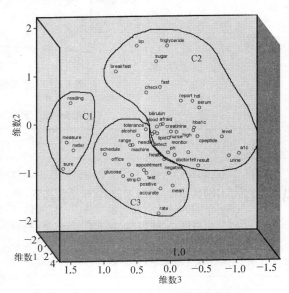

图 8 - 12　检查 MDS 展示

schedule，appointment)、检测结果的好坏(positive，negative，health)上。

表 8-11　检查 MDS 结果

类	中　心　词
C1	读数,测量,仪表,确定
C2	血,糖,血红蛋白,结果,尿,水平,检查,高的,早饭,C 肽,胆红素,糖化血红蛋白,脂质,甘油三酸酯,护士,《英国药典》,病历,医生,监控器,快的,说明,血清,害怕的,报告,肌酸酐,高密度脂蛋白
C3	测试,葡萄糖,方法,条状,健康,阳性,酒精,预约,范围,精确的,阴性,针,药物,办公室,探测,速率,计划,容忍

5. 药物治疗

MDS 结果的应力值为 0.121 38,拟合优度值(RSQ)为 0.949 56,具体的可视化结果见图 8-13,46 个中心词被划分成了 3 个类,各含 6、35、5 个中心词,详见表 8-12。

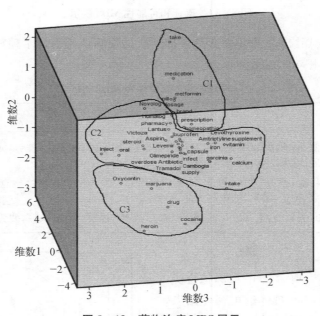

图 8-13　药物治疗 MDS 展示

表 8-12　药物治疗 MDS 结果

类	中　心　词
C1	获得,药物治疗,二甲双胍,药片,处方,顺势疗法的
C2	甘精胰岛素,胰岛素制剂,赖脯胰岛素,补充,阿米替林,剂量,左氧氟沙星,曲马朵,摄入量,注射,诺和平(地特胰岛素),药房,品牌,钙,格列苯脲,布洛芬,感染,铁,用药过量,提供,肌酸酐,二甲双胍,利拉鲁肽,维生素,抗生素,阿司匹林,藤黄,胶囊,释放,藤黄属植物,口服的,钾,诺美婷,类固醇
C3	药物,奥施康定,可卡因,海洛因,大麻

根据图 8-13 和表 8-12 可知：C1 集聚的是药物治疗的概况性词汇,服药、药片、处方

和治疗糖尿病非常常见的一种药物二甲双胍(metformin)。C2 包括了治疗糖尿病的一些常见的药物(Lantus，Novolog，Humalog)和使用方法(inject，intake，dosage，oral)的相关词汇。C3 则是在治疗糖尿病过程中涉及的一些镇痛的毒品、药剂，奥斯康定、可卡因、海洛因、大麻(Oxycontin，cocaine，heroin，marijuana)。

6. 疗法

MDS 结果的应力值为 0.142 66，拟合优度值(RSQ)为 0.911 00，具体的可视化结果见图 8-14，42 个中心词被划分成了 3 个类，各含 18、21、3 个中心词，详见表 8-13。

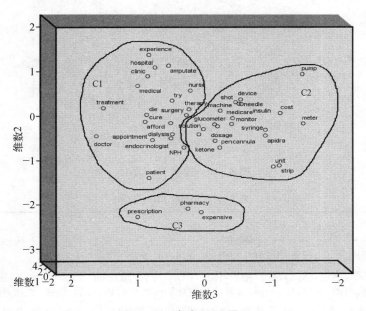

图 8-14　疗法 MDS 展示

表 8-13　疗法 MDS 结果

类	中　心　词
C1	医生，治疗，疗法，尝试，医院，患者，死亡，经验，预约，内分泌学家，手术，护士，提供，诊断，渗析，疗法，胰岛素，切断
C2	胰岛素，抽吸，射，仪表，花费，速效胰岛素制剂，单位，试纸，注射，笔，插管，酮，病疗保险，机器，血糖仪，针，医学的，剂量，监控仪，方法，装置
C3	处方，药房，昂贵的

从图 8-14 和表 8-13 中可知：C1 是糖尿病相关的人、物(例如患者、医生、护士、内分泌学家、医院、诊所)和一些主要的糖尿病治疗手段(例如，手术、透析)；C2 集聚的多为关于糖尿病治疗设备仪器的相关词汇(胰岛素泵、血糖仪、试纸、注射器、监测仪)。而 C3 是药物治疗的相关词汇的集聚。

7. 控制

MDS 结果的应力值为 0.101 75，拟合优度值(RSQ)为 0.943 29，具体的可视化结果见图 8-15，54 个中心词被划分成了 3 个类，各含 9、29、16 个中心词，详见表 8-14。

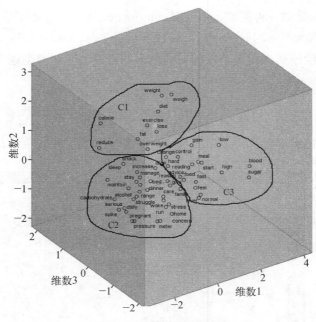

图 8 - 15   控制 MDS 展示

表 8 - 14   控制 MDS 结果

类	中 心 词
C1	体重,锻炼,失去,饮食,卡路里,超重,减少,胖的,重量
C2	给予,怀孕,建议,降低,范围,跑步,休息,醒来,晚餐,睡觉,增加,管理,家庭,家,仪器,血压,激增,关注,原因,零食,床,关怀,日常的,严格的,碳水化合物,压力,维持,酒,挣扎
C3	糖,血,水平,高的,低的,正常的,感觉,控制,快的,读数,膳食,开始,食物,获得,改变,困难的

从图 8 - 15 和表 8 - 14 可知：C1 主要为糖尿病患者体重控制的相关词汇的集聚（weight，lose，diet，calorie，overweight，reduce，fat，weigh）；C2 集聚的词汇主要代表了糖尿病患者在日常生活中进行自我管理（daily，home，manage，care），包括饮食、作息（dinner，snack，bed，sleep）；C3 则侧重于糖尿病患者血糖控制，维持血糖正常水平（blood，sugar，level，high，low，normal，control）。

8. 饮食和健康

MDS 结果的应力值为 0.110 33,拟合优度值（RSQ）为 0.950 56,具体的可视化结果见图 8 - 16,52 个中心词被划分成了 3 个类,各含 15、26、11 个中心词,详见表 8 - 15。

表 8 - 15   饮食和健康 MDS 结果

类	中 心 词
C1	饮酒,锻炼,水果,蔬菜,鱼,跑步,练习,牛奶,小麦,香蕉,大米,步行,苹果,谷物,蛋白质
C2	汽化器,食谱,糖果,零食,果汁,面包,巧克力,蛋糕,烹调,土豆,大豆,咖啡,奶油,甜品,烘焙,吸烟,酒精,生活方式,垃圾,甜品,花生,甜菊叶,可乐,百事,糖果,燕麦片
C3	吃,糖,饮食,食品,茶,蛋,膳食,肉,午饭,晚饭,素食者

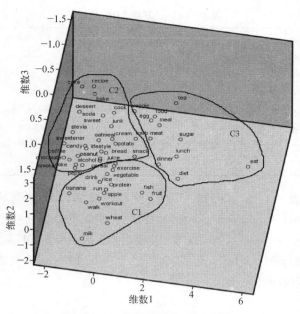

图 8 - 16　饮食和健康 MDS 展示

根据图 8 - 16 和表 8 - 15 可知：C1 集聚的主要是健康合理生活方式词汇，包括合理饮食（主食＋水果）和运动，均衡营养；C2 主要是糖尿病患者需要多加注意的饮食方式、生活习惯，甜品、果糖、垃圾食品、苏打汽水、巧克力这些都是容易发胖、增加血糖值的食物。C3 则是比较一般性的饮食词汇。

9. 并发症

MDS 结果的应力值（stress value）为 0.124 79，拟合优度值（RSQ）为 0.932 54，具体的可视化结果见图 8 - 17，55 个中心词被划分成了 4 个类，各含 7、10、29、9 个中心词，详见表 8 - 16。

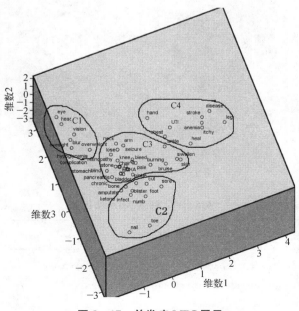

图 8 - 17　并发症 MDS 展示

表 8 - 16　并发症 MDS 结果

类	中 心 词
C1	eye, blur, eyesight, vision, head, blind, retinopathy
C2	foot, toe, cut, numb, bone, nail, amputate, sore, blister, infect
C3	lose, hypoglycemia, skin, complication, hair, swollen, bladder, ketone, stomach, bruise, stone, burning, arm, pancreatitis, DKA, hypothyroidism, seizure, ankle, bleed, gangrene, overweight, PCOS, thyroid, chronic, ketoacidosis, neck, pale, pinkie, knee
C4	hand, leg, anemia, UTI, chest, disease, heal, itchy, stroke

从图 8 - 17 和表 8 - 16 中可知：C1 代表着糖尿病眼睛方面的并发症（eye, blur, eyesight, vision, head, blind, retinopathy），C2 主要集聚的是糖尿病足部方面的并发症，C3 则多为糖尿病常见并发症，例如，糖尿病酮症酸中毒 DKA、甲状腺功能减退 hypothyroidism、低血糖 hypoglycemia、多囊卵巢综合征 PCOS，皮肤方面的并发症等。C4 则集聚了其他一些糖尿病并发症。

10. 保险

MDS 结果的应力值为 0.871 1，拟合优度值（RSQ）为 0.947 08，具体的可视化结果见图 8 - 18，17 个中心词被划分成了 3 个类，各含 9、5、3 个中心词，详见表 8 - 17。

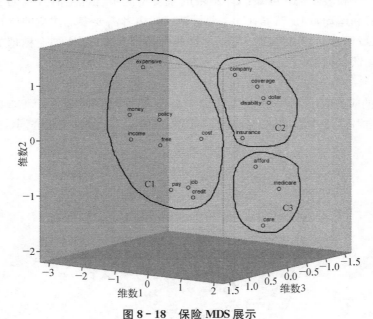

图 8 - 18　保险 MDS 展示

表 8 - 17　保险 MDS 结果

类	中 心 词
C1	job, pay, policy, cost, free, income, money, credit, expensive
C2	insurance, company, disability, coverage, dollar
C3	medicare, care, afford

由图 8-18 和表 8-17 可以发现：C1 主要代表的是关于保险相关政策以及个人收入的提问需求，C2 集聚的是保险公司相关词汇，C3 主要是能否承担医疗保障的费用的一些词汇。

11. 情感

MDS 结果的应力值为 0.083 69，拟合优度值（RSQ）为 0.940 39，具体的可视化结果见图 8-19，18 个中心词被划分成了 3 个类，各含 3、6、9 个中心词，详见表 8-18。

根据图 8-19 和表 8-18，可以得到：C1 表达的是愤怒和害怕的情绪，C2 主要表达的是由糖尿病带来的焦虑、压力以及调适心情的需求，C3 则主要表达由糖尿病引发的恐慌感、挫折感、厌恶感等负面情绪。

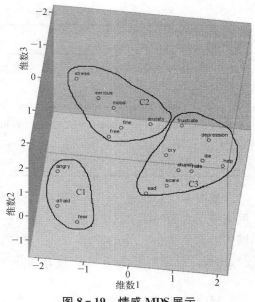

图 8-19 情感 MDS 展示

表 8-18 情感 MDS 结果

类	中心词
C1	angry，afraid，fear
C2	stress，serious，mood，free，fine，anxiety
C3	scare，help，depression，hate，die，cry，frustrate，sad，stupid

12. 社会生活

MDS 结果的应力值为 0.123 42，拟合优度值（RSQ）为 0.934 58，具体的可视化结果见图 8-20，56 个中心词被划分成了 4 个类，各含 7、19、7、23 个中心词，详见表 8-19。

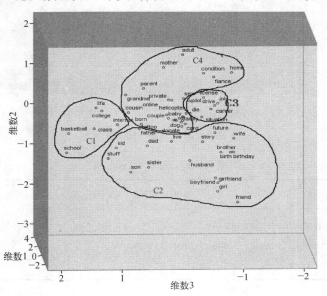

图 8-20 社会生活 MDS 展示

表 8 - 19　社会生活 MDS 结果

类	中　心　词
C1	life，college，school，class，basketball，internet，online
C2	father，dad，kid，sister，stuff，son，husband，live，story，future，wife，brother，birthday，book，birth，girl，girlfriend，friend，boyfriend
C3	license，pilot，drive，job，career，helicopter，situation
C4	mother，family，donate，baby，condition，die，parent，dog，born，sex，home，cousin，grandma，tattoo，card，couple，fiance，private，public，adult，cooky，police，web

从图 8 - 20 和表 8 - 19 可知：C1 主要表达了糖尿病患者社会生活中有关于学校生活、网络使用方面的需求，C2 则表达了糖尿病患者与其亲朋好友之间的生活方式，C3 代表了糖尿病患者从事的工作的需求，C4 主要是日常生活中其他一些相关需求，例如，可不可以文身、狗得了糖尿病怎么办，还有性方面的一些相关需求等。

13. 预防

MDS 结果的应力值为 0.092 44，拟合优度值（RSQ）为 0.923 66，具体的可视化结果见图 8 - 21，14 个中心词被划分成了 3 个类，各含 3、5、6 个中心词，详见表 8 - 20。

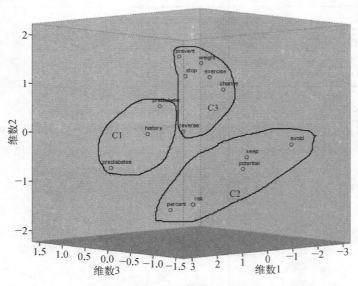

图 8 - 21　预防 MDS 展示

表 8 - 20　预防 MDS 结果

类	中　心　词
C1	pre-diabetes，pre-diabetic，history
C2	prevent，exercise，weight，stop，chance，reverse
C3	avoid，keep，potential，risk，percent

由图 8 - 21 和表 8 - 20 可知：C1 主要表达了糖尿病前期患者或者有家族糖尿病史的一

般人为提出预防糖尿病需求的主要人群,C2 则表达了希望通过运动减重等方法来预防糖尿病,C3 集聚的词汇主要代表了对于了解预防糖尿病的可能性的需求。

14. 教育和研究

MDS 结果的应力值为 0.146 72,拟合优度值(RSQ)为 0.898 60,具体的可视化结果见图 8-22,42 个中心词被划分成了 3 个类,各含 5、26、11 个中心词,详见表 8-21。

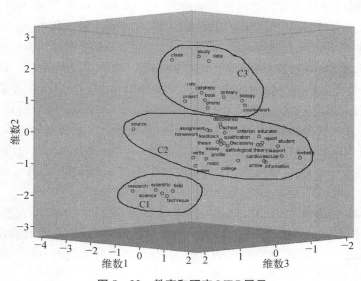

图 8-22 教育和研究 MDS 展示

表 8-21 教育和研究 MDS 结果

类	中 心 词
C1	research, scientific, science, field, technique
C2	write, assignment, theory, article, information, paper, website, homework, report, source, discovered, educator, pathological, profile, academy, cardiovascular, college, criterion, essay, feedback, major, qualification, school, student, support, thesis
C3	project, class, study, data, rate, statistic, book, phone, primary, biology, coursework

根据图 8-22 和表 8-21 可知:C1 集聚的词汇主要代表了提问者关于糖尿病科学研究方面的需求,C2 的词汇主要表达了提问者关于糖尿病的学术研究需求,主要集中于大学教育里面的任务或者论文,C3 则代表其他关于糖尿病的研究数据的需求。

8.3.4 讨论与启示

通过多维尺度分析将消费者的习惯用词聚成若干类目,这有利于揭示不同需求表达下消费者更加细微的信息需求以及相关的用户行为模式,本节研究有如下一些发现。

(1) 消费者最为关注的,也是糖尿病这类慢性疾病特有的需求点,便是如何在日常生活中对疾病进行管理。又主要可分为日常控制和饮食、健康控制。Control 需求下,可再细分为三个方面:第一个便是对于体重的控制,如 C1 集聚的 weight、exercise、lose、diet、calorie、overweight、reduce、fat、weigh 这些词汇,肥胖是胰岛素抵抗及糖代谢异常的典型外在表现。

积极的体重控制是控制糖尿病病情非常重要的一个方面。第二个是日常生活的治疗控制，糖尿病是慢性病，需要患者在家做一个长期的自我检测、治疗的过程，包括生活方式（饮酒、熬夜、压力等）的改变。第三个便是最基本的血糖控制，消费者往往给出餐前、餐后血糖指数，然后询问血糖控制情况。日常饮食控制则代表了消费者希望通过合理饮食和健身习惯来自我管理。

（2）消费者通过描述病症表达糖尿病确诊需求。Diagnosis & Possibility 类目下表达糖尿病症状和身体发出的信号的中心词（C1＋C3）有 33 个，而 Symptom 类目下总共也就 32 个中心词，这说明消费者在表述症状时，有非常大的可能是希望通过别人对于所产生的症状理解后给出诊断，而非单纯想要询问糖尿病症状。

（3）极少消费者主动关注糖尿病预防。在 Prevention 类目下，C1 主要表达了糖尿病前期患者或者有家族糖尿病史的消费者（pre-diabetes, pre-diabetic, history）为提出预防糖尿病需求的主要人群，只有前期患者和有病史的那一部分消费者才会对糖尿病提高警惕，希望可以预防和逆转糖尿病病情。而其实大部分人都是一开始觉得该病离自己很远，而只有出现了某些症状，才会开始关注糖尿病，这也就解释了为何 Diagnosis & Possibility 需求如此之大的原因。

（4）有糖尿病家族史的消费者是表达确诊和预防需求的主要人群。Diagnosis & Possibility 类目和 Prevention 类目下 history 一词都以高频出现，亲戚或朋友们是最经常被引用的信息来源之一，尤其是在有糖尿病史的家庭，患者会将他们的身体状况和自身的相关联，较早的产生警觉或防范意识。

（5）消费者密切关注着与糖尿病相关的社会生活的方方面面。例如，关注家人和朋友的身体状况（father, dad, kid, sister, stuff, son, husband, live, story, future, wife, brother, birthday, book, birth, girl, girlfriend, friend, boyfriend）；关注糖尿病患者工作限制情况（license, pilot, drive, job, career, helicopter, situation）；关注学校生活、信息资源获取（life, college, school, class. online）。说明消费者对糖尿病的关注不仅仅只是疾病辨别知识、控制治疗知识的获取，而且还有生活上经验的分享与交流，事无巨细。

（6）消费者组织信息需求的能力普遍低下，存在着错误拼写、医学专业知识缺乏、使用常见的医学缩略语等问题，导致需求表达不到位。例如，在病因和基本知识（cause & basics）类目中，1 型糖尿病一般是由于自体免疫系统破坏产生（produce）胰岛素（insulin）的 β 细胞导致的；2 型糖尿病是由于组织细胞的胰岛素抵抗（resistance）、β 细胞功能衰退或其他多种原因引起的。实际提问中主要使用的中心词主要包括 produce, insulin, resistance 这类词语，而稍稍专业一点的 β 细胞、免疫系统等词不会被提及。因此在组织信息资源时，用语用词应该尽量向大众习惯靠拢。例如 WebMD 网站中关于 Diabetes 的导航是 Type 1 Diabetes（1 型糖尿病），Type 2 Diabetes（2 型糖尿病），Gestational Diabetes（临界性糖尿病），Pre-diabetes（糖尿病前期），Diabetes insipidus（中枢性尿崩症），Support & Research（帮助和研究），nsipidus（尿崩症）并不是消费者的常用词汇，所以应该存在着进一步改善的空间。

通过上述可视化结果对网站的导航和检索设计如下两方面有所启示。

1. 对导航的启示

聪明的视觉导航界面，可以更系统地组织相关的信息和为用户访问内容提供更好的途径。因此，拥有一个优秀的导航界面，对于系统或者用户而言，都是非常关键的。

（1）编码形成的 14 个需求类目可以直接作为系统糖尿病导航部分的主导航节点，而其中与其他疾病共同的一些类目可以抽取出来，作为整个系统的主导航节点，例如 cause & basics、symptom、medication 等。

（2）每个类目下经 MDS 分析产生的代表性词簇的中心词或词组成为主导航节点的补充节点，作为主节点的补充，一方面丰富主节点的内涵，另一方面能细化主题，方便用户定位到更细微的需求点。例如，Control 主节点下，可以将 weight control、daily home management 和 blood sugar control 作为补充节点，对用户来说，这些补充节点用语既显得亲切无距离感（直接来自大众日常用语），又能很好地代表用户所关注的信息资源。

（3）各需求类目下重复的中心词可以作为各导航节点间相互联系的连接点。用户对于健康信息理解都有着自己的知识体系[1]，系统虽然将健康信息资源按照各导航节点加以分类组织，但是各节点间的界限并不明确或者绝对，不可避免存在一部分的重合。因此，这些重复的中心词恰好可将各节点联系起来，增加了导航功能的实用性和灵活性。例如，meter、machine 这类表示仪器设备的词既出现在 Test 类目下，又在 Treatment 类目下，用户无论从治疗角度还是检查角度出发查找，都能找到相关的资源。

2. 对检索的启示

良好实用的信息系统除了有优秀的导航界面外，强大的检索功能也必不可少。根据研究结果，对检索功能完善的启示有如下几点。

（1）帮助用户形成有效的检索式，包括词汇自动完成、拼写检查并提示正确拼写、检索式推荐等。医药医学相关词汇专业且复杂，用户很容易拼写错误或者词不达意。为了能让用户用精炼而准确的检索词汇找到契合需求的信息资源，上述这些功能非常有必要。而在一项对 18 个政府或商业健康信息网站的调研研究发现，33％的网站都没有提供拼写检查功能，只有一个网站提供了词汇自动完成功能[2]。特别值得一提的是检索式推荐这个功能，在系统最初投入使用时，检索式推荐可以根据用户在检索框内输入的词汇，自动推荐与该词汇相关的同一词簇中的词汇（来自 MDS 结果），以减少检索式所代表的需求的不确定性。但是明显的局限就是检索词并不是任何一个中心词，这就需要系统学习用户的检索表达，完善推荐机制。

（2）系统处理检索式时，可扩大索引范围，将检索词汇的各词性和时态也纳入索引范围，扩大查全率，当然在检索结果排序时，这类结果应相对靠后。该功能对于检索结果很少这类情况非常有帮助。

8.4 不同类型网络社区中的糖尿病主题特征分析

8.4.1 数据集方案

网络健康社区应用模式多种多样，那么不同类型的社区热点主题又会有哪些异同呢？

[1] LONGO D R, SCHUBERT S L, WRIGHT B A, et al. Health information seeking, receipt, and use in diabetes self-management[J]. The Annals of Family Medicine, 2010, 8(4): 334-340.

[2] ZHANG Y. A review of search interfaces in consumer health websites[C]//Proceedings of the Workshop on Human-Computer Interaction and Information Retrieval (HCIR). 2011.

本节研究在 8.3 节的基础上,以糖尿病为例,主要聚焦于两种主流的网络健康社区类型:社会化问答社区和含社会化标签的网络论坛,对这两种社区的主题特征加以提取,通过数据编码和文本处理的方法,得到了八大类主题,并比较了八大主题分布情况的异同。通过对主题分布加以比较,深入探讨两个平台出现差异化的原因,以此多角度地理解用户健康需求。

1. 数据来源与采集

因国内发展时间相对较短,服务内容和服务形式相对滞后,可供选择的实验数据没有国外的丰富,因此选择国外的英文健康社区中的数据作为实验数据,而由于网络社区形式的多样性和健康信息的复杂性,考虑到代表性,选择了综合性社会化问答社区中某疾病板块和针对某种疾病的网络论坛,同时在疾病的选择上,糖尿病这一典型的慢性疾病被选择为研究的疾病对象。

(1) Yahoo! Answers 中糖尿病类目下问答记录   Yahoo! Answers 由于其庞大的社区规模、多领域丰富的信息交流和相对高质量的回答,使得 Yahoo! Answers 成了研究者们在研究大众在线信息搜寻时的热门数据来源。因此,该综合类问答社区下的糖尿病类目中的问答记录被选择作为其中一个健康网络社区内容的代表。本节研究中 Yahoo! Answers 的糖尿病问答数据选择与第三章相同,即时间范围则限定在问题发布时间从 2013 年 1 月 1 日起到 2013 年 12 月 31 日(采集时间为 2014 年 1 月),与 8.3 节不同的是除了提问记录之外还包括了对应的回答记录,共计 8 762 条。

(2) Diabetic Connect 论坛中的社会化标签   Diabetic Connect 论坛是专门为糖尿病病友开设的一个交流社区,是世界上最大的面向糖尿病患者和家人的社交网站[1]。用户可以通过发布和评论帖子进行自由交谈、分享治疗经验、推送饮食建议等。在网站内容管理和组织方面,采用了可供用户自定义的社会化标签的形式,方便用户管理内容和通过标签快速查找需要的内容。而这些社会化标签不仅能较为全面地反映资源的内容,更能体现用户的个人思想、生活、情感、较为稳定的兴趣和偏好。因此,用该论坛中的社会化标签来表征用户所发的帖子的内容,采集范围限定在 Discussions 板块下,时间范围则限定在从 2008 年 3 月 13 日(第一个帖子日期)到 2014 年 12 月 5 日,共采集到 71 184 个标签。

2. 数据编码

数据编码方法能够将一系列的数据划分到各个子类中,使其有序化。研究者们在研究与社会化媒体中与内容相关的问题时常常用到该方法。数据编码一般有先编码后文本处理或先文本处理后编码两种方式[2]。针对问答记录时,提问者提出一个问题时常用一两个词概括"中心思想",表达最核心需求,因此选择了先编码后文本处理的方式,将所有相关提问数据划分成合理的若干类目,再统一进行每个类目的文本处理。针对社会化标签时,由于标签本身是由用户根据自己的知识结构自由添加的,不受词表和权限的控制,因此选择了先文本处理后编码的方式。另外,值得注意的是,由于一个提问内容是有一个或者几个句子组成,所以本研究假设每个提问内容只代表一个主题。而一个社会化标签仅由一个单词或者

---

[1] CHUANG J, HSIAO O, WU P L, et al. DiabeticLink: An Integrated and Intelligent Cyber-Enabled Health Social Platform for Diabetic Patients[M]//Smart Health. Springer International Publishing, 2014: 63 - 74.

[2] 赵一鸣,张进,黎苑楚. 基于多维尺度模型的潜在主题可视化研究[J]. 情报学报,2014,33(1): 45 - 54.

词组构成,因此假设每个社会化标签可表达一个或是多个主题。

　　3. 编码方案

　　本节研究采用和8.3节相似的编码方案,同时为了兼顾不同类型数据来源的文本表述特征,在编码操作过程中结合提问数据的实际内容分析归类,进一步优化了分类策略,最终形成糖尿病八个大类的主题特征,见表8-22。

表 8-22　糖尿主题体系及分类策略

主　　题	子类目	划　分　策　略
1. 病因及病理知识		a) 糖尿病病因;糖尿病的基础知识、基本原理、器官知识等 b) 糖尿病症状及要求描述症状
2. 诊断和检查		a) 通过描述症状或某些指标直接询问是否得了糖尿病 b) 不直接问是否可能得了糖尿病,只是描述症状,询问身体情况,而答案中往往涉及回答道糖尿病 c) 提到家里有糖尿病史,自己得病的可能性 d) 各种检查,包括是否得病的检查,以及得病后例行检查
3. 治疗	3.1　药物	a) 药物的服用注意事项,用量,以及能否和其他药物混用 b) 药物的功能
	3.2　医治	a) 治疗仪器,设备的获取 b) 医生、医院信息 c) 糖尿病的治疗方案,是否有治愈的可能性 d) 刚得病不久,问及该如何做
4. 疾病管理	4.1　控制	a) 给出餐前餐后血糖指数,问及身体状况 b) 得病后体重控制 c) 家中自我控制治疗、自我管理
	4.2　饮食及运动	a) 饮食控制,包括问及具体的食物或者适合糖尿病患者的食物和食谱等 b) 问及平时锻炼身体控制,包括生活作息等
5. 并发症		糖尿病的一些并发症
6. 生活	6.1　医疗保险	医疗保险和各种救助保障
	6.2　情感情绪	情绪及心理方面的问题,得病后的心理状态,或来自社会的心理压力等
	6.3　社交	a) 一般得病后社交上的问题 b) 糖尿病患者适合的工作 c) 问及家人或朋友得了糖尿病,该如何与其相处或者照顾 d) 其他糖尿病的相关问题
7. 疾病预防		如何避免、预防糖尿病
8. 教育和研究		a) 提到作业、教育上的一些糖尿病问题 b) 提到一些糖尿病信息,用于实验研究

　　4. 文本处理

　　无论是问答记录还是社会化标签,都是直接来自用户,带有词汇使用的不规范性,并且长尾现象明显。因此需要对两种内容对象进行文本处理,规范化用语并且保留与主题相关的关键词。对于问答社区的提问记录而言,在编码完成后,每一条问答数据都拥有了相对应的类目标记,依照这八大类目标记形成了八个包含相关数据的文档。利用 Python 的 NLTK

语言包对该八个主题八个文档进行预处理,包括引入停用词表、去除无意义的停用词、去除标点符号和对剩下的词进行词形还原。随后保留大部分实词,按照词频从高到低排序,去除低频词,提取出与主题最为相关的若干关键词。对于社会化标签而言,在正式编码前先做文本处理,包括词频统计、同义词归一、长尾去除等。再对已经处理完毕的社会化标签作逐一编码。

8.4.2 分析与比较

1. 问答社区的糖尿病主题分析

对所采集的每一条数据逐一进行编码分类后,将与糖尿病无关的数据标记为 unrelated,相关数据则按照分类策略进行编码,最后得到 5 898 条相关数据作为实际研究对象。经过分类的数据经合并最后形成了 8 个 txt 文档,经过一系列预处理后按照均值法确定中心词。即每个类目下所有词出现总频次除以所有词的数目,将这个值作为阈值,保留大于这个阈值的词,确定了代表各个类目的中心词,见表 8 - 23。需要指出的是,在确定每个主题下的关键词时,允许同一个关键词在多个主题类目中出现。

表 8 - 23 问答社区糖尿病主题编码结果

主　　题	子　　主　　题		提 问 记 录 数	关 键 词 数	占比/%
1. 病因及病理知识			644	58	10.9
2. 诊断和检查			1 735	102	29.4
3. 治疗	3.1	药物	363	45	16.4
	3.2	医治	607	42	
4. 疾病管理	4.1	控制	764	54	26.0
	4.2	饮食及运动	768	52	
5. 并发症			356	55	6.0
6. 生活	6.1	医疗保险	28	19	8.5
	6.2	情感情绪	59	18	
	6.3	社交	413	56	
7. 疾病预防			59	14	1.0
8. 教育和研究			102	42	1.7
总计			5 898	557	100.0

2. 含有社会化标签的论坛糖尿病主题分析

从初始的 71 184 个糖尿病标签,经过词频统计,共有 8 899 个不同的标签,而其中包括大量的标签长尾(仅频次为 1 的标签数目达 4 554 个),这些长尾出现频次很低,往往是用户极为少数的标注情况,错误拼写和意义不明的单词或者词组很多。考虑到两种来源数据的可比较性,因此在处理时保留了与社会化问答社区中的主题词词汇量相当的 586 个标签(频次大于等于 4)作为实际编码的对象。同样地,与糖尿病不相关的词汇标记为"不相关",例如 off topic,new to site 等。最终编码结果如表 8 - 24 所示。这里每个主题下的标签即代表了每个主题的关键词。总计数(547)不等于 586 是因为一个标签可以属于一个或多个主题。

表 8－24　含有社会化标签论坛糖尿病主题编码结果

主　题		子　主　题	标签数（关键词数）	占比/%
1．病因及病理知识			46	8.4
2．诊断和检查			78	14.3
3．治疗	3.1	药物	34	16.1
	3.2	医治	54	
4．疾病管理	4.1	控制	57	24.1
	4.2	饮食及运动	75	
5．并发症			41	7.5
6．生活	6.1	医疗保险	13	24.5
	6.2	情感情绪	57	
	6.3	社交	64	
7．疾病预防			4	0.7
8．教育和研究			24	4.4
总计			547	100.0

3．不同类型社区中健康主题分布异同分析

从两种类型社区中提取的主题来看，大致的主题分布是相近的，都比较集中在"疾病管理""诊断和检查""治疗""社会生活"等几个方面。但从各个主题的内容分布上来看，两个网络社区中的主题侧重点差异较大。为了更深入探索不同类型社区在健康主题分布上的差异，本次研究将八大主题按照百分比标准化后（具体百分比值分别见表 8－23 和表 8－24），并使用雷达图将两个社区的八大主题可视化表现出来，如图 8－23 所示。

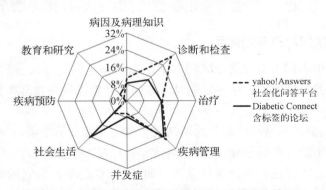

图 8－23　两种类型网络社区中八大主题分布情况

（1）两种网络社区中，八大糖尿病主题中的 6 个主题的分布较为相近。"疾病管理"是两种类型网络社区中共同的热门健康主题（26.0%，24.1%），并且该主题的规模在两种社区中都大于"治疗"（16.4%，16.1%）。这种现象出现的原因是由糖尿病的自身特点所决定的。糖尿病是典型的慢性疾病，疾病的特点决定了糖尿病的治疗并不需要手术、化疗等过多医护人员的治疗操作，主要依靠患者长期的自我调理。因此用户对于疾病日常的管理和饮食控制的关注度要比如何治疗高出许多。所以，即便在两种类型完全不同的网络社区中，在这一

点上两者的表现是共通的。在较为冷门的主题中,在两种社区中用户都较少关注的主题包括"疾病预防"(1.0%,0.7%)、"并发症"(6.0%,7.5%)、基本病理知识"病因及病理知识"(10.9%,8.4%)和"教育和研究"(1.7%,4.4%)。这些主题相对比较"冷门"是由疾病的特点和社区类型共同决定的。如果是个专业的疾病知识科普性网站,那么病理知识和疾病并发症以及如何预防可能会成为热点主题。如果是学术性网站,那么学术研究的相关内容可能会被广泛地讨论。

(2)不同类型的网络社区所提供的健康信息服务以及用户群体的差异化直接导致了两种类型网络社区的最热门的健康主题的不同。在 Yahoo! Answers 问答社区中,最为显著的主题是"诊断和检查"(29.4%),而在含有标签的 Diabetic Connect 论坛中,该主题仅占到14.3%;Yahoo! Answers 问答社区通过用户之间的问答互动来提供信息服务,面向的用户群体是所有的网络用户,即便是在特定的糖尿病板块下,发出提问的用户绝对不仅仅是糖尿病患者、家人,更有很多关心糖尿病的普通用户。他们通过提问的方式来获取关于糖尿病的相关信息。最为普遍的提问模式即为介绍自己的症状,或者提到去医院的检查来确认患有糖尿病的概率。在含有标签的 Diabetic Connect 论坛中最为突出的热点主题则是"社交"(24.5%),相反地,该主题在问答社区中仅占 8.5%。由于 Diabetic Connect 论坛的用户群体相较于 Yahoo! Answers 问答社区,要狭窄的多。会经常在该类专门性疾病论坛上活跃的用户往往便是疾病患者或者患者的亲友、护理专家等疾病相关者。且该论坛通过用户发表不同主题的帖子,并互相评论来提供健康信息服务。因此,对这些帖子的标签进行编码提取主题后,最为热门的主题便是关于糖尿病的社会生活中的方方面面,包括社交、情绪表达和管理、医疗保险等。也因此,"诊断和检查"主题在该论坛中的热门度并不高。

(3)同一种疾病在不同社区上总体的信息需求是相吻合的。且具体到用户来表达信息需求的用词用语也是相近的。虽然社会化问答社区上的用语相对于社会化标签用语而言,比较非正式和不规范。但是在经过文本处理之后,大部分关键词都是吻合的。

8.4.3 对在线健康信息服务的启示

本节对互联网中不同类型网络社区的健康信息主题进行了深入分析,并探讨了它们之间的异同以及产生差异的原因。这些发现对于如何更好地提供在线健康信息服务有以下几点启示。

首先,对于提供健康网络社区服务的网站或者系统开发人员来说,对健康主题进行明确以及不同类型之间主题分布的差异,有助于网站导航和健康信息资源组织的改善,为用户提供更人性化的服务。在完成一个健康信息系统时,最重要的要素是它的设计和内容来自消费者真实的想法和需求[1]。而在健康信息系统实践中,系统设计却更多依赖于设计者对消费者健康需求的主观理解,而非真正的需求评估[2]。因此,本节研究通过明确和区分不同类型健康社区中的主题热门程度分布,能够对网站或者开发人员在设计系统和提供相关信息服务时有重要启示作用。例如,能够促进优化导航界面。网站导航界面的分类体系只有

[1] EVANGELISTA L S, STRÖMBERG A, WESTLAKE C, et al. Developing a Web-Based Education and Counseling Program for Heart Failure Patients[J]. Progress in cardiovascular nursing, 2006, 21(4): 196-201.
[2] KESELMAN A, LOGAN R, SMITH C A, et al. Developing informatics tools and strategies for consumer-centered health communication[J]. Journal of the American Medical Informatics Association, 2008, 15(4): 473-483.

遵循用户使用习惯才能发挥其真正的作用,编码形成的八大主题类目可以直接作为系统糖尿病导航部分的主导航节点,而其中与其他疾病共同的一些类目可以抽取出来,作为整个网站的主导航节点,例如"病因及病理知识""疾病管理""治疗"等。并且,可以根据网站类型和主题热门度排序,来设置导航节点的位置。

其次,对于网络社区用户而言,不同类型网络社区中健康主题的提取以及冷热程度的划分有助于用户迅速找到感兴趣的话题并参与讨论之中。社会化标签作为有用户直接产生的元数据,虽然能够独特反映用户需求及其变化,但是由于用户知识结构和用语习惯的差异,存在着不同标签表达相近主题的普遍现象,不利于用户快速定位和管理信息资源。因此,通过对直接来自用户的问题、标签等文本加以主题词的形式将用户需求加以呈现,是比较好的一种解决方案。

最后,对于网络健康信息服务的研究人员来说,本研究通过比较两种不同类型的网络社区以及提供的健康信息服务的差异,分析了糖尿病相关健康主题特征,进而揭示了用户健康信息需求和行为特征,为其他社区发展或者健康信息服务的深入研究提供了一定借鉴。

8.5　附加情感特征在社会化问答社区的信息质量评价

8.5.1　自动化研究设计

社会化问答社区信息质量问题近年来成为研究热点,这方面的研究包括信息质量评价影响因素、人工评价和自动化评价几个方面。第七章中采用人工评价的方式对指标体系进行了实证分析。在前几章的研究中发现情感因素在社会化问答社区的问答数据中具有较为显著的特征,为了更全面地对社会化问答社区信息质量进行评价,本节采用机器学习的方法,从更加客观的角度对其进行自动化评价,本节研究提取了以往研究中的一些文本及用户特征,又附加了情感分析特征,以考察情感特征在社会化问答社区信息质量评价中的作用和影响。主要步骤包括数据采集与预处理、自动化提取特征(包括各类基本特征及情感特征)、划分训练集和测试集、比较和选择分类算法、使用基本特征训练分类器并分类预测和添加情感特征考察分类结果变化,见图 8-24。

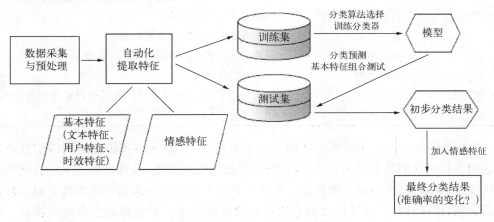

图 8-24　自动化研究设计步骤图

8.5.2　数据采集与特征提取

1. 数据采集与预处理

本节采用于第三章相同的数据源,选择 Yahoo! Answers 中 health 板块下过敏症 (allergic)目录分类 2013 年全年的已解决问题的答案以及回答者的用户信息数据,并从中筛选出回答数量在两个以上的问题的答案共 10 424 条。其中最佳答案选择方式分为两种,一种为提问者选择(asker),一种为其他用户投票得出(voter),数据情况见表 8 - 25。

表 8 - 25　数据概况

类　型	回答总数	最佳答案数
提问者选择	2 424	953
用户投票	8 000	3 046

由于考虑到情感特征主要是提问者在选择答案时会考虑的因素,因此最终的实验样本为最佳答案选择方式为提问者选择的回答信息共 2 424 条。而关于用户投票与提问者选择的差异将在未来后续研究中进一步分析探讨。

2. 基本特征提取

综合以往研究中提取过的特征,兼顾自动化处理时的效率和难度,利用程序首先提取了以下一些基本特征,见表 8 - 26。

表 8 - 26　基本特征列表

类　别	特　征	解　释
文本特征	字符数	答案包含字符个数
	单词数	答案包含单词个数
	标点符号占比	标点符号与字符数的比
	句子数	答案包含句子个数
	不同单词数	答案包含不重复的单词个数
	停用词数	对照英文停用词表,统计答案中包含的停用词个数
用户特征	最佳答案采纳率	回答者最佳答案采纳率
	提问数量	回答者在问答社区中提问的数量
	回答数量	回答者在问答社区中回答问题的数量
	用户等级	回答者的等级
时效特征	回答次序	同一问题下,答案按回答时间先后进行排序所得的次序,如第一个回答,则回答次序为 1

(1) 文本特征　社会化问答社区的信息主要是文本,因此一些传统的网络信息质量特征也适用于社会化问答社区信息质量的评价,受技术发展的限制,计算机还无法自动判断文本的可读性、有效性等,目前只能通过一些简单的文本特征来探索其一定程度上对反映信息质量的影响,以往社会化问答社区信息质量评价的研究中一般也都会包含此类特征。本文利用程序自动化提取了答案包含字符数、单词数、标点符号占比,句子数、不同单词数、停用

词数量等文本特征。

（2）用户特征　社会化问答社区最大的特点在于用户自发的参与和互动，而用户的知识程度和经验是参差不齐的，这些用户的特征一定程度上可以代表其专业程度、参与度，因此在数据采集时，也采集了包括最佳答案采纳率、提问数量、回答数量、用户等级等用户相关的信息。

（3）时效特征　社会化问答社区中的信息是有很大时效性的，提问者往往是需要在一定时间内得到答案，解决问题。从图 8-25 可以看出，在 953 个被选为最佳答案的答案中，绝大部分是前三个回答的。

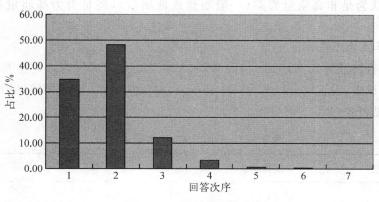

图 8-25　回答次序分布

3. 情感特征提取

根据上文所述，用户在选择最佳答案时社会情感因素是非常重要的一类影响因素，提问者评估答案时，不仅会考虑答案的价值，还会考虑回答者的态度、个人经历、情感支持等社会情感因素。本文首次提出基于情感分析的特征，由于本次数据主要为短文本，且是一个初步的探索和尝试，因此选择最简单的基于词的情感分析，利用知网发布的情感分析用词语集中的英文情感分析用词语集进行自动化查询匹配，若包含词表中的情感词，则标注为 1，认为其是具有情感倾向的，若不包含，则标注为 0，认为其不具有情感倾向。将提问者选择的最佳答案视为高质量的答案，其他答案认为是非高质量答案（一般质量或低质量），情感标注在高质量答案与非高质量答案中的分布结果见图 8-26。

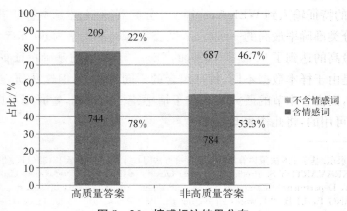

图 8-26　情感标注结果分布

由图 8-26 可见,高质量答案近 80% 都包含情感词,而非高质量答案则不到 50%,证明提问者选择的高质量答案更具有情感特征,因此情感特征在信息质量评价中具有一定的区分作用。

8.5.3 效果测评与分析

本节分类实验的工具为基于 JAVA 开发环境的开源机器学习软件 WEKA,其提供了多种分类算法。为了实现完全自动化的评价,将提问者选择的最佳答案视为高质量的答案,其他答案认为是非高质量答案(一般质量或低质量),将是否为高质量答案作为分类变量。

1. 不同算法的比较

首先将所有特征导入 WEKA,利用 WEKA 自动划分训练集测试集功能将数据集划分为训练集和测试集,设置划分比例为训练集 80%,测试集 20%,对几种常见的分类算法进行了测试,结果见表 8-27。

表 8-27　不同分类算法的分类结果

算　　法	准确率/%	召　回　率	ROC
J48	69.278 4	0.687	0.632
Naive Bayes	67.010 3	0.67	0.713
Random forest	66.185 6	0.662	0.703
Logistic	69.072 2	0.691	0.741
SMO	68.041 2	0.68	0.63
SVM	60.206 2	0.602	0.499

从表 8-27 可见,J48 在对测试集的分类结果中准确率最高,因此选择 J48 算法进行下面的实验。J48 即决策树 C4.5 算法,是一种常用的分类决策树算法,其核心算法是 ID3 算法,是 ID3 算法的改进。其优点是产生的分类规则易于理解,准确率较高。其缺点是:在构造树的过程中,需要对数据集进行多次的顺序扫描和排序,因而导致算法的低效[1]。

2. Baseline 特征选择

将上述提取的特征输入到 WEKA,选择 J48 分类器,对上述基本特征进行不同特征的组合测试后,得出分类准确率最高的一组特征,见表 8-28,准确率为 69.485 4%。在以往研究中,分类准确率最高的达到了 92%[2],最低的 72%[3],本次的基础特征集得出的分类准确率偏低,这可能是由于样本数据不同,特征组合的不同造成的,但这些研究的特征集都比较庞大且计算复杂,而由于本节的研究重点在于情感特征的影响,暂时不考虑复杂特征,因此认为这个结果是可用的,将此作为 baseline。

〔1〕程克非,程蕾,黄永东. 基于 J48 决策树算法的水质评价方法[J]. 计算机工程,2012,38(11):264-267.

〔2〕CAI Y Z, CHAKRAVARTHY S. Predicting Answer Quality in Q/A Social Networks:Using Temporal Features. Technical Report,Department of Computer Science and Engineering University of Texas at Arlington,2011.

〔3〕TIAN,Q,ZHANG P,LI B. "Towards Predicting the Best Answers in Community-Based Question-Answering Services." Seventh International AAAI Conference on Weblogs and Social Media. 2013.

表 8 - 28　baseline 特征组合

文本特征	字符数、标点符号占比、句子数、停用词数
用户特征	最佳答案采纳率、问题数、回答数
时效特征	回答次序

3. 加入情感特征观察分类结果

在 baseline 特征组合加入情感特征后,分类准确率变为 72.164 9%,上升接近 3%,可见情感特征对于问答社区信息质量自动化评价具有一定作用,附加情感特征能够提高分类预测的准确率,见图 8 - 27。

```
=== Evaluation on test split ===
=== Summary ===

Correctly Classified Instances        350               72.1649 %
Incorrectly Classified Instances      135               27.8351 %
Kappa statistic                         0.4036
Mean absolute error                     0.3875
Root mean squared error                 0.447
Relative absolute error                81.1238 %
Root relative squared error            91.4092 %
Total Number of Instances             485

=== Detailed Accuracy By Class ===

              TP Rate  FP Rate  Precision  Recall  F-Measure  ROC Area  Class
              0.816    0.422    0.747      0.816   0.78       0.722     n
              0.578    0.184    0.673      0.578   0.622      0.722     y
Weighted Avg. 0.722    0.328    0.718      0.722   0.717      0.722

=== Confusion Matrix ===

   a   b   <-- classified as
 239  54 |   a = n
  81 111 |   b = y
```

图 8 - 27　加入情感特征后 WEKA 分类结果

为了进一步考察各个特征集对分类结果的影响和贡献,又将加入情感特征后的特征组合作为 baseline,依次剔除每个特征集之后观察准确率变化,见表 8 - 29。

表 8 - 29　各类特征集对分类准确率的影响

特 征 集	准确率/%	准确率变化率/%
文本特征	65.773 2	−6.391 7
用户特征	68.866	−3.298 9
时效特征	70.103 1	−2.061 8
情感特征	69.485 4	−2.679 5

* Baseline：72.164 9%.

本节研究在最终加入情感特征后的分类准确率达到 72.16%,虽然并不是特别高,但模型比较精炼,能在达到这个准确率尚在可接受范围之内。准确率不够高的原因可能一是样本数据本身存在差异;二是由于本次研究的目的是实现完全自动化的评价,将用户选择的最佳答案作为分类变量,与一些采用人工标注的研究相比,数据特征分散程度较大。

在特征分类和选择上,综合了以往研究中普遍运用的基本特征,例如文本特征、用户特征、时序特征,并在原始特征集的基础上进行了组合测试,最终得到分类准确率最高的一组特征集,加入情感特征后观察分类准确率的变化。最后还通过逐个剔除几类特征观察各个特征集对分类结果的影响。

从实验结果可以看出文本特征对分类结果的影响最大,去掉文本特征后分类准确率降低了 6.39%,其次是用户特征,降低 3.29%。这两类特征也是以往研究中一般都会提取的特征,在现有技术水平下,较为容易实现自动化提取和采集。文本特征一定程度上反映了信息本身的质量,而用户特征则能反映回答来源的专业度和权威性。

8.6 本章总结

第八章采用不同视角,通过实例对不同数据源的 UGC 在线健康信息作了比较分析,并且通过吸收国外的成熟经验,为我国 UGC 在线健康信息发展提供了参考和建议。

从自闭症研究发展来看,问答知识库采取结合已有的问答数据和广泛的网络资源的构思将会成为现实的必然选择。8.1 节基于我国目前自闭症落后的研究现状和已有的研究成果,通过对自闭症问答知识库的简单实现和对其所实现的信息服务进行分析,提出了问答知识库的构建流程,并为自闭症的网络服务研究提供了一条新的研究方向。虽然构建的知识库还存在着诸多不足,但是所提出的充分利用网络资源实现知识服务的思想却值得借鉴,同时在自闭症的知识服务上还任重而道远,但是通过不懈的努力终会实现对自闭症患者的在线支持的目标。

通过 8.2 节的研究了解到中美社会对于自闭症等类似精神性疾病患者的教育、医疗、就业体系的建设水平存在一定的差异。希望社会、政府能针对不同疾病患者提供更多行之有效的支持和帮助。首先,应加强疾病知识的普及教育,让人们对疾病能更加了解,从而面对患者时知道如何采用恰当的措施给予帮助。其次,应完善教育和医疗体系,尤其是为类似自闭症患者提供更多接受医疗、教育、就业的机会。再次,应提高整个社会对于疾病患者的关怀度和包容度,除了物质、信息上的帮助之外,也要注意为疾病患者家庭提供社会情感方面的支持,鼓励他们与疾病抗争。

通过 8.3 节的研究对于糖尿病消费者的健康信息需求有一个直观且全面的认识,揭示出糖尿病消费者在表达具体的健康信息需求时用词习惯、词汇间的语义关联等。同时,在网站的导航和检索两方面也有所启示。一个优秀的视觉导航界面,可以更系统地组织相关的信息和为用户访问内容提供更好的途径,因此,拥有一个优秀的导航界面,对于系统或者用户而言,都是非常关键的。除此之外,强大的检索功能也必不可少,系统处理检索式时,可扩大索引范围,将检索词汇的各词性和时态也纳入索引范围,扩大查全率。

现今互联网中存在很多类型迥异的网络社区,单一的网络社区类型所体现的健康主题具有片面性。8.4 节综合两种不同类型的网络社区,按照统一的编码方案,分析统计糖尿病的健康主题,并对两者呈现出的主题分布的异同加以比较分析。得到的结论是两种网络社区中糖尿病主题冷热分布大体趋于一致,而在最为用户所关注的主题上两类社区则各有侧重,分别是"诊断和检查"和"社会生活"。

8.5 节研究重点关注的是情感特征对社会化问答社区信息质量自动化评价的影响,从实验结果可见,情感特征在社会化问答信息质量自动化分类预测中是具有一定作用的。其中高质量答案与非高质量答案在情感特征上的区别,提问者选择与用户投票产生的高质量答案在情感上的差异等,还需要在后续的研究中对更多不同文本数据进行实验,完善特征模型,针对情感特征方面采用更具体的情感分析方法进行更加深入的研究和讨论。

参考文献

[1] 中国新闻网. 中国"自闭症"患者超千万,发病率逐年攀升[EB/OL]. [2016 - 4 - 20]. http://news. sina. com. cn/o/2015 - 04 - 02/150431675271. shtml.

[2] BARON C S, SCOTT F J, ALLISON C, et al. Prevalence of autism spectrum conditions: UK school based population study[J]. The British Journal of Psychiatcy,2009,194(6): 500 - 509.

[3] 程克非,程蕾,黄永东. 基于J48决策树算法的水质评价方法[J].计算机工程,2012,38(11): 264 - 267.

[4] CAI Y Z, CHAKRAVARTHY S. Predicting Answer Quality in Q/A Social Networks: Using Temporal Features. Technical Report, Department of Computer Science and Engineering University of Texas at Arlington, 2011.

[5] TIAN, QIONGJIE, ZHANG P, LI BAOXIN. "Towards Predicting the Best Answers in Community-Based Question-Answering Services. " Seventh International AAAI Conference on Weblogs and Social Media,2013.

[6] NORDFELDT S, JOHANSSON C, CARLSSON E, et al. Use of the Internet to search for information in type 1 diabetes children and adolescents: a cross-sectional study[J]. Technology and Health Care, 2005,13(1): 67 - 74.

[7] ZHANG J, ZHAO Y. A user term visualization analysis based on a social question and answer log[J]. Information Processing & Management, 2013, 49(5): 1019 - 1048.

[8] QU B, CONG G, LI C, et al. An evaluation of classification models for question topic categorization [J]. Journal of the American Society for Information Science and Technology, 2012, 63 (5): 889 - 903.

[9] http://www. webmd. com.

[10] LONGO D R, SCHUBERT S L, WRIGHT B A, et al. Health information seeking, receipt, and use in diabetes self-management[J]. The Annals of Family Medicine, 2010, 8(4): 334 - 340.

[11] ZHANG Y. A review of search interfaces in consumer health websites[C]//Proceedings of the Workshop on Human-Computer Interaction and Information Retrieval (HCIR). 2011.

[12] CHUANG J, HSIAO O, WU P L, et al. DiabeticLink: An Integrated and Intelligent Cyber-Enabled Health Social Platform for Diabetic Patients[M]//Smart Health. Springer International Publishing, 2014: 63 - 74.

[13] 赵一鸣,张进,黎苑楚. 基于多维尺度模型的潜在主题可视化研究[J].情报学报,2014,33(1): 45 - 54.

[14] EVANGELISTA L S, STRÖMBERG A, WESTLAKE C, et al. Developing a Web-Based Education and Counseling Program for Heart Failure Patients[J]. Progress in cardiovascular nursing, 2006,

21(4)：196-201.

[15] KESELMAN A，LOGAN R，SMITH C A，et al. Developing informatics tools and strategies for consumer-centered health communication［J］. Journal of the American Medical Informatics Association，2008，15(4)：473-483.

[16] KANNER L. Autistic disturbances of affective contact[J]. Nervous Child，1968，35(4)：217-250.

[17] 陶国泰,杨晓玲.走出孤独的世界——儿童孤独症释疑[M].北京：人民卫生出版社,2000.

[18] 尤娜,杨广学.自闭症诊断与干预研究综述[J].中国特殊教育,2006,13(7)：26-30.

[19] DAWSON G. Early behavioral intervention, brain plasticity and the prevention of autism spectrum disorder[J]. Dev Psychopathol，2008，20(3)：775-803.

[20] APA（American Psychiatric Association）Diagnostic and Statistical Manual of Mental Disorders (DSM-Ⅳ). 4th ed. Washington,DC：APA，1994.

[21] WHO（World Health Organization）. ICD-10 Classification of Mental and Behavioral Disorders. Geneva：WHO，1993.

[22] ANDY S, Michael R, Simon W, et al. Autism Speaks Global Autism Public Health Initiative：Bridging gaps in autism awareness, research and services around the world［J］. Journal of Peking University (Health science)，2009，41(4)：389-391.

[23] 焦青.自闭症儿童教育干预中的几个问题[J].特殊教育研究,1996,3(4)：10-13.

[24] 吕晓彤,高桥智.自闭症儿童母亲在养育儿童过程中的需求调查[J].2005,12(7)：47-53.

[25] 林晨昕.美国自闭症儿童的社会融合及对我国的启示[D].上海：华东师范大学,2012：48-49.

[26] 王安莲,刘志荣.自闭症研究现状[J].安徽预防医学杂志,2013,19(5)：367-372.

第九章

结　束　语

9.1　主要结论

健康信息,作为日常生活中一个非常重要的信息范畴已经越来越受到人们的重视,它的推广普及将利于提高人们的生活水平和生活质量。

本书研究的目的是为了通过 UGC 在线健康信息探究消费者对网络健康类信息需求的内容特征、需求模型、交流模式、主题分析和质量评价等方面,同时通过对多元数据的综合比较来探讨如何取长补短,将理论研究更好地运用到实际中。从而为如何更好地为消费者提供有效的健康信息,提高信息的接受率和利用率,以及为患者创造友好的社会环境和政策保障给予建议。本书研究的结论在实际运用中可以从以下几方面概括。

1. UGC 在线健康信息的内容特征

大部分的用户对于健康信息,尤其是常见疾病都有一定的基础知识,关注的重点是疾病的诊断、就医和治疗方面,对于疾病的预防工作还不够重视。提问者大多是替自己或亲友提问,对于不同疾病的信息需求有所不同。

提问者在选择最佳答案时候除了要求回答清晰准确之外,也倾向于获得一定的社会情感方面的支持,这对如何提高网络健康信息质量和促进互联网用户发挥集体智慧来更好地传播健康信息有一定的启发性。

研究显示,一些重大疾病或者精神类疾病患者及其家庭需要承受巨大的经济和精神压力,一方面需要社会机构加强健康知识普及教育,一方面也需要政府不断完善医疗、教育和就业制度,为患者的治疗和生活给予经济上的帮助和精神上的支持,从而更好地促进社会融合。

2. UGC 在线健康信息的需求模型

本书采用归纳法思想构建出一个消费者健康信息需求模型,该模型不仅仅适用于某类具体疾病,还能够满足所有疾病的健康信息需求。为了让模型更加完善并具有可拓展性,还对该模型的不足之处进行了优化。针对未将词语准确归为通用词语的问题,另外选取咳嗽(cough)提问文本信息作为优化数据源。针对部分需求类目缺少专有词语的问题,选取 Yahoo! Answers 问答社区中关于糖尿病文本信息的最佳答案(Best Answer)作为补充数据,优化消费者健康信息需求模型。两种优化结果均较为理想,如果之后增加更多的新疾病文本信息,能够更好地优化该模型,这有别于其他学者的定性研究方法,为后续关于消费者健康信息需求的研究提供了新的研究思路。

为了能够实现消费者健康信息需求模型的价值最大化,将理论研究转化到实际应用中,分别对改善公共图书馆健康信息服务、优化健康类网站的信息可用性、优化消费者健康信息搜寻行为这三种模型应用场景进行讨论。通过图书馆、政府机构、网络平台等各方努力,消费者的健康信息需求得到满足,自身的健康信息素养和健康水平也会相应提高,从而降低医疗费用开支,促进整个国家的医疗健康发展。

3. UGC 在线健康信息的交流模式

本书以专业性社会化网络论坛丁香园网站为例,利用社会网络分析、数理统计分析、可视化分析等多种分析方法,从交流主体、交流客体和交流方式三个角度出发,分析了用户的身份属性以及在社会化网络论坛中交流行为、交流内容和交流方式上的特点;基于实证分析的结果,探讨了社会化网络论坛中用户交流的几种模式,并分析了用户交流的特点及影响用户交流的主要因素。

研究发现,社会化网络论坛中用户认证比例高,认证用户对虚拟社区的贡献度大;发帖量、回帖量、被评量的分布均符合幂律分布;相比传统期刊文献,网络环境中用户的参与度更高;主题帖的回复量存在明显的长尾效应,主题帖板块的分布不均匀,同一主题的跨板块、跨科室交流明显;板块发展不均衡,在活跃度、议论热度或是人均贡献度方面都存在一定的差异。

社会化网络论坛在内容上除了专业性强以外,还具有内容丰富、可信度高、可获取性强、时效性较高等特点;在用户交流上,百家争鸣,交流时间跨度长,社会化网络论坛很好地促进了各类用户观点的自由表达;不同类型的内容引发的关注度不同,相对而言,讨论交流类的主题更容易引发热议。

学术身份越高的用户其知识输出和知识影响都较大,跨板块交流能力越强;不同学科的用户在虚拟环境下的知识输出、知识影响以及跨板块交流也存在一定差异。社区中小团体交流明显,既有小范围高强度的交流,也有较大范围高强度的交流,领域内小团体数量较多,跨领域小团体数量较少。结合用户的学科属性发现,不同的学科处于不同的地位,核心学科往往起到了连接其他学科的桥梁作用,不同学科的用户群体也显示出了不同程度的凝聚力。跨领域交流模式是社会化网络论坛独具特色的一种交流模式,社会化网络论坛因其成员和交流内容的专业性,使得不同领域之间存在一定的交流屏障,而一些关键的"中介"节点成了领域之间的桥梁。

4. UGC 在线健康信息的主题分析

确认消费者对健康信息关注的主题和健康知识结构是把握消费者健康信息需求,并在此基础上进行深入研究和拓展的先决条件。健康领域的知识图谱构建与科学知识图谱构建存在着很大区别。目前社会化媒体上存在的 UGC 数据是非结构化的而且形式多样,消费健康信息主题不明朗,消费者健康知识体系网络不清晰。因此,如何从这些非结构化的数据中抽取蕴含着的健康信息知识并以知识图谱的形式进行可视化展现;在健康领域知识图谱构建中,用哪些数据才能最大程度展现消费者对于健康知识的理解;如何抽取代表健康主题的不同层次的特征词汇,如何将这些词汇可视化展现出来都是本书研究所关注的问题。

研究发现,每种疾病主题词的冷热程度均由疾病本身特点所决定;"日常管理"和"预防"、"诊断"和"症状"成对出现率高,拥有最多的共同特征词;每种疾病的特征词特点都由消费者本身的健康信息素养以及来源的社交媒体平台特点决定;特征词通过彼此之间建立联系,将能构成语义网络,更能明确地指向消费者健康知识结构体系。

5. UGC 在线健康信息的质量评价

本书对网络信息资源评价和网络信息质量评价的概念进行了区分和界定,总结介绍了网络信息质量评价的方法和指标体系,以此为依据结合 UGC 健康信息的特性构建了网络 UGC 健康信息质量评价指标体系,最后利用得出的网络 UGC 健康信息质量评价指标体系对不同 UGC 来源的 3 种常见疾病进行了实证评价应用。

研究发现,不同 UGC 来源和不同健康领域的信息质量都具有一定差距。在信息表达上,有些 UGC 平台内容贡献者的文字表达能力和组织能力都比较强,论述时层次分明、逻辑性强,有些则更为口语化,易于理解和接受。在信息效用方面,UGC 信息表现出了质量参差不齐的特点,有的时效性强,有的科普比较多,实际可用性不强,有的存在较多无效灌水信息。在信息来源上,有些 UGC 平台的原创性内容相对较多,会标明一些信息来源以及作者的身份,有些存在信息复制的现象,也很少标明信息来源。UGC 平台中的用户大多愿意分享自己真实病史,其中论坛中的信息包含的情感支持表现最为强烈。

6. UGC 在线健康信息的多视角研究

随着互联网的普及和医疗水平的提高,越来越多的人会选择通过网络来获取健康相关信息。通过多源数据的综合对比,了解到与发达国家相比,我国民众在疾病的认识、应对、发展方面都存在的异同,对于患者的教育、医疗、就业体系的建设水平也存在一定的差异。我国用户对于疾病的信息需求呈现多样化,但是国内的网络社区交流平台还未充分发挥功效,各类疾病信息的相关信息还远远满足不了民众的需求。因此,本书第八章做了进一步的探索,希望通过借鉴国外发展成熟 UGC 平台的经验,使社会和政府能针对不同疾病患者及其家庭提供更多行之有效的支持和帮助。

9.2 创新与不足

相对于已有的研究成果,本书研究的创新点主要体现在以下几个方面。

(1)从用户角度出发,通过真实的数据分析 UGC 在线健康信息用户对于答案选择的特点。发现用户在选择、采纳答案时候除了答案本身需要具备准确性、完整性、清晰性和可操作性这些客观的因素外,还会考虑社会情感支持的影响,多个指标间存在密切的相关性。研究结论可以从多方面给予健康信息提供者或者其他场景下的健康咨询者一些启示。信息提供者可以加以融合给予更好地社会情感支持。有助于对虚拟问答等相关学科领域的发展提供一定的理论依据。

(2)利用归纳法的思想构建了消费者健康信息需求模型,并对该模型进行了一定程度的优化,提出了模型的具体应用场景。从 UGC 应用平台角度,完善模块,优化用户体验。这对现实信息渠道和虚拟网站的内容设计都可以起到参考作用,以便更好地满足不同特征用户的信息需求,有助于更好地提供服务,从而增强消费者对平台的黏性。

(3)首次从交流主体、交流客体和交流方式三个维度全面地分析社会化网络论坛用户交流的特点,将用户属性、交互内容、交互行为作为一个有机整体,结合理论研究和实证研究探索用户交流模式及特点。除了研究用户之间显性的链接关系,还对用户之间的隐性链接关系(同回帖关系)以及板块之间的隐性链接关系(板块共现关系)进行研究,探索用户交流方式上的特点。针对社会化网络论坛用户交流的特殊性,提出了跨领域的交流模式,为后续的相关研究提供参考与借鉴。

（4）目前,对于国内健康类 UGC 网站上用户所表达出来的健康信息主题是如何呈现和分布的仍旧缺乏足够的研究,国外虽然已经有很多类似的研究,但是还是缺少综合多源 UGC 健康数据的研究,很多研究采用的数据来源仅有一种或者是一类。本书的实证研究综合来自形式多样的社会化媒体上的健康主题的用户生成(UGC)数据,尝试打破原有的信息组织模式,从消费者视角出发,抽取消费者健康信息主题,并在主题内部、主题之间构建消费者健康知识体系,最终以知识图谱的方法进行可视化。简而言之,就是要网络化由消费者产生的健康信息,形成消费者健康知识体系图谱。

（5）本书的研究聚焦于近年来网络用户使用频繁的 UGC 信息,丰富了网络健康信息质量评价这个研究领域的内容,通过问卷调查从用户的视角对指标体系进行修正使其更能体现用户需求、反映用户特点,在进行信息质量评价指标体系设计时,结合健康信息的相关特点,提出了一些指标,使得指标体系更具针对性。

本书研究的局限性主要体现在如下 3 个方面。

（1）样本的选择范围,本研究的调查样本只选择了个别几个具有代表性的 UGC 健康信息平台近年的数据,并且随机抽取了健康栏目下的几类疾病数据作为研究的对象。样本对象相对单一,时间跨度较短,未能进行纵向的对比和剖析,所以研究结果的普适性还有待进一步的考证。

（2）指标要素的判定,现有的研究中对于问答质量评价的参考指标有限,实证研究中虽然有专家组参与给出指导建议,但是数据的编码、模型的构建和评价指标的选择都由单人独立完成,因此存在一定的主观性,结果可能存在偏差。由于不同研究者对于概念的判断标准不同,这可能会带来阅读理解上的差异。虽然第八章中加入了机器自动化评价研究,但是实验数据样本较小,还有待进一步的分析论证。

（3）鉴于时间精力有限,本书中仅对模型的应用场景做了简要的探讨,没有深入将模型应用于实际场景中。还需要通过不同的研究方法和数据来对研究结果进行验证,研究结论与事实之间可能会存在一定的差距。

9.3　未来展望

鉴于本书研究存在的局限性,以及由研究结果所反映的结论上,未来在相关主题上的研究可以从以下几个方面展开更加深入的研究。

第一,扩大样本范围,丰富数据来源。未来的研究中可以考虑对更多不同 UGC 在线平台的健康信息进行对比分析,探究不同经济、文化、社会、地域环境下的用户的在线健康信息需求,进一步优化模型,为平台的建设相互提供借鉴。

第二,拓展研究对象范围。除了 UGC 在线平台的提问和回答记录外,可以将用户注册的个人信息,例如学历、性别、地区,以及各自的提问率、回答采纳率、注册时间等各因素进行多方面的综合研究,更加细化和深化数据分析结果。

第三,多种研究方法结合。可以通过问卷调查、访谈交流、多人编码等多种方法来分析数据,对研究结果做交叉验证。可以邀请医疗专家、普通用户、健康信息编辑等具有不同知识背景的人对 UGC 模式下的在线健康信息质量作出评价,进一步了解不同人群对于健康信息的认知差异。

Yahoo! Answers 部分问答原始记录

样本 1

Question ID	20121231211545AAGJtCW
Subject	*I have Autism: What kind of jobs could I get with this condition that I have?*
Content	*I am not saying that I want to work with the handicapped. Actually, I am the one who is handicapped: I have Autism. It is a mental disability. I was wondering what kind of employment an individual with a mental handicap could get (and no, just because someone is mentally handicapped doesn't mean that they would be good working with the mentally handicapped).*
Answer	*My brother does too! :) Well are you social? If so you can be pretty much anything if so here are some categories that might fit with your personality. No loud noises, not as social, Website designer, Architect, Clothing designer, Toy designer, Artist, Baker. More social, Teacher, Culinary artist, Basically anything you want. It is according to what your interests are, your hobbies, your motor skills, and how social you are. Reach for the stars I suppose! Good luck!*
Feedback	*OK, Thank you for your help! The answer is informative!*

样本 2

Question ID	20130612080653AAICf5l
Subject	*Why didn't my doctor suspect cancer?*
Content	*I'm a 21 year old woman and for last few days I've had recurring headaches like I had one on Friday, Sunday, Tuesday and slight muscle twitches it scares me, so I went to doctor saying that I was worried about cancer and she never suggested cancer, she thinks I'm a bit silly for saying that, why? Is it rare? I mean she thinks that they are caused by caffeine, lack of sleep, stress and anxiety which I suffer from, why didn't she think I have cancer?*
Answer	*Since you're 21, think about how many people your age actually have cancer. Now multiply that by the likelihood that a headache would be caused by cancer. Now that you've gotten 0, you understand why your doctor thinks you're crazy. They went to medical school for a reason, trust their experience.*
Feedback	*Thank u.*

样本 3

Question ID	20130918203156AA2ZOLj
Subject	*How much to train a pup for a kid with Diabetes?*
Content	*So my niece will be 11 years old and has Diabetes and her mom was telling me how there are people out there who can train a dog to be like a service dog for people with diabetes. So I was kind wondering does anyone know how much it cost to train?*
Answer	*I would venture it varies from place to place. You should do a search for diabetes alert dogs (below are 2 I found). These places may not be able to train just any dog but they might be able to give you a better insight into what the training entails and how one would go about training a service dog. Most places have contact info so you can email (to which you may never get a reply) or phone. They may be able to put you in touch with a training outfit closer to your home too since they often have a network of fellow service dog places to turn to.*
Feedback	*NULL*

样本 4

Question ID	20131115074546AA9w53I
Subject	*Why do my legs still itch after mosquito bites have gone?*
Content	*I went to Hong Kong for 3 months and frequently got mosquito bites all over my legs. When I got back to the UK, the bites healed … but I frequently have itchy legs. No rash, or eczema. It has been about 3 months since I've been back to the UK.*
Answer	*You should maybe check with your doctor. Take it easy dude.*
Feedback	*Ok, I'll go to see a doctor, thank you.*

样本 5

Question ID	20130126195730AAKmCZY
Subject	*Would you be nervous to marry someone who has autism and bipolar disorder in the immediate family?*
Content	*I am a little I have to admit. My boyfriend's dad and brother have autism, sister has bipolar disorder and he had an aunt who mysteriously died at 18. I think she had something too. Anyone out there with a similar experience?*
Answer	*I can understand your concern. We all have this image of our future family and it never involves someone who has Autism or Bipolar Disorder. I think it is very normal to feel the way you do. However; people who have Autism and Bipolar Disorder have plenty to offer to society. I know several individuals who have Autism and they are wonderful people who I can't image not being in my life. If you love this man marry him. Autism and Bipolar Disorder are not diseases that need to be cured. People's differences is what makes the world go round.*
Feedback	*Thank you.*

样本 6

Question ID	20130803045354AA1Fl8X
Subject	*I have blood cancer should I have any goal in my life?*
Content	*NULL*

Answer	*Yes, never give up. God can heal. He makes all things new. Stay strong and always believe that things can turn around. I will be praying for you. I care and I know JESUS does too. He loves you so much He died on a cross for your sins and to give you eternal life. If you just believe in Him. You have a purpose. You are important to him. He cares about every area of your life. Keep your head up. He put you here for a reason. God bless!*
Feedback	*Maybe you are right thanks.*

样本 7

Question ID	20130316194719AArIrz7
Subject	*Can I avoid type 2 diabetes risk if I sleep 5. 5 hrs? During the night and then 1. 5 hrs. In the afternoon = 7 hrs?*
Content	*Or, let's say I get those 1. 5 added hours (5. 5 hrs. + 1. 5 hrs. = 7 hrs. Total for the 24 hr. period) any time before 9: 30 PM when natural melatonin secretion starts in the body. I assume that when melatonin secretion starts at 9: 30 PM (found this out via Wikipedia), you are no longer in the appropriate window of time to be getting additional sleep added on top of the total number of hours for the previous night. I might just be making this up in my head. Sometimes my cat eating her food, going to her litter box, scratching the door, my family getting ready for work/school in the morning wake me up short of my wake up time. I also go to sleep late sometimes because important chores keep me up until 1 - 2 AM. I read that sleep deprivation increases the risk of developing type 2 diabetes later on. What's the real deal on when to get those 7 - 9 hrs. ?Of sleep as a young adult male? How much does one or two nights of getting less than 7 hrs. of sleep really going to contribute to disease risk? I also now feel that those 7 - 9 hours of sleep must be completed all at once (e. g. 10: 30 PM - 7: 00 AM) in order to achieve the best health results. When I get only 5. 5 hours of sleep at night and then wait to take a nap, I feel jittery, absent minded, drowsy, have high blood pressure, and feel sick during more hours of the daytime. I think it is during those hours I feel icky that I am increasing my risk of problems down the road. Am I right? Thank you for answering. Your answer will help me look on the topic in the correct way in the future.*
Answer	*Poor sleep/inadequate sleep is associated with development of chronic disease, such as diabetes, but it does not mean a causal relationship exists. Likely sleep is one of many contributory behaviors that is a proxy for other behaviors, including a poor diet and lack of physical activity. Inadequate sleep would suggest a lack of free time for cooking/exercise, which would have more of a causal relationship with diabetes. If you are sleeping well most nights, a couple of nights is really not going to affect your disease prospects inasmuch as one or two meals is. You sleep thousands of nights in a lifetime, just as you eat thousands of meals. But it sounds like the sleep could affect other parts of your life, so as I said before — it is a proxy for other problems. I would look at addressing your sleep issue as PART of addressing other aspects of your lifestyle — including your dietary and physical activity habits. Mental health also plays a large role. Human beings are a more complex organism than a car. Technically all that needs to run with a car is the engine, wheels, brakes and steering. Even if one part of the human body is working, it doesn't mean the rest is. So you could be getting 8 hours of solid sleep a night, but still have disastrous exercise and dietary habits that would raise your risk for diabetes. Don't get lured into the trap of just focusing on one thing and assuming that is going to take care of it.*
Feedback	*Good way of seeing it, thank you!*

样本 8

Question ID	20130127150219AAecjVH
Subject	*Does This mean I'm allergic to cats?*
Content	*Whenever I pickup, touch or even go near her, I start getting an itchy nose. Like when you are about to sneeze, but I never end up sneezing. My eyes get a little watery. When I go over my friend's house and they have a cat, but I don't feel like that. Just my cat. Does this mean I'm allergic to cats? Please Help!*
Answer	*It might be that you're just allergic to some special kind of cats, so short hair is possible. I would have an allergy test done almost immediately, so you know if it's only your cat or all cats you're allergic to.*
Feedback	*My cats breed is a Short Hair Domestic Tabby/White. If that helps. Maybe I'm just allergic to her?*

临床医学讨论区与对应板块列表

讨论区/板块名称	讨论区/板块名称
临床医学讨论一区	18　骨科专业讨论版
1　神经科学专业讨论版	19　口腔专业讨论版
2　心理学与精神病学专业讨论版	20　眼科专业讨论版
3　麻醉疼痛专业讨论版	21　耳鼻咽喉头颈外科专业讨论版
4　呼吸与胸部疾病讨论版	22　修复重建和烧伤整形讨论版
5　心血管专业讨论版	23　社区与全科医学版
6　急救与危重病讨论版	临床医学讨论四区
临床医学讨论二区	24　临床检验医学讨论版
7　普通外科讨论版	25　影像医学和核医学讨论版
8　肾脏泌尿专业讨论版	26　临床病理讨论会
9　肿瘤医学讨论版	27　超声医学讨论版
10　感染专业讨论版	临床医学讨论五区
11　皮肤与性传播疾病讨论版	28　中医讨论版
12　消化内科讨论版	29　康复医学讨论版
13　内分泌与代谢病讨论版	30　老年医学专业讨论版
14　血液专业讨论版	31　医学哲学和医学史版
15　风湿免疫专业讨论版	32　护理专业讨论版
临床医学讨论三区	33　法医学及特种医学讨论版
16　妇产专业讨论版	34　卫生法律人文讨论版
17　儿科专业讨论版	

科室分类对照表

一级科室	二级科室
内科	心血管内科,消化内科,内分泌科,免疫科,风湿科,呼吸科,肾脏内科,血液科,传染科,感染科,肝病科,结核病科,艾滋病科,过敏反应科,老年病科,普通内科,全科,特色医疗科,干部诊疗科
外科	普外科,肝胆外科,胃肠外科,肛肠外科,胰腺外科,乳腺外科,甲状腺外科,血管外科,神经外科,脑外科,心胸外科,心脏外科,胸外科,骨科,创伤骨科,脊柱外科,关节骨科,手外科,骨肿瘤科,运动医学科,骨代谢科,泌尿外科,整形科,烧伤科,器官移植,微创外科,腔镜外科,手术室,外伤科
妇产科	妇科,妇科内分泌,妇泌尿科,肿瘤妇科,产科,产房,普通产科,高危产科,产前检查科,遗传科,计划生育科,生殖中心
儿科	小儿内科,小儿呼吸科,小儿消化科,小儿神经内科,小儿心内科,小儿肾内科,小儿内分泌科,小儿免疫科,小儿血液科,小儿感染科,小儿精神科,小儿外科,小儿心外科,小儿胸外科,小儿骨科,小儿泌尿科,小儿神经外科,小儿整形科,新生儿科,小儿皮肤科,小儿耳鼻喉科,小儿妇科,小儿急诊科,儿童保健科,儿童康复科
神经科	神经科
精神心理科	精神科,心理科,司法鉴定科
中医科	中医内科,中医内分泌,中医消化科,中医呼吸科,中医肾脏内科,中医免疫内科,中医心内科,中医神经内科,中医精神科,中医肿瘤科,中医血液科,中医感染内科,中医肝病科,中医男科,中医老年病科,中医外科,中医骨伤科,中医乳腺外科,中医肛肠科,中医妇产科,中医儿科,中医皮肤科,中医五官科,中医按摩科,针灸科,推拿科,中西医结合科
肿瘤科	肿瘤内科,肿瘤外科,肿瘤妇科,放疗科,骨肿瘤科,肿瘤康复科,肿瘤综合科
眼科	眼底,角膜病,青光眼,白内障,眼外伤,眼眶及肿瘤,眼视光学,眼整形,中医眼科,小儿眼科
口腔科	颌面外科,正畸科,牙体牙髓科,牙周科,口腔黏膜科,儿童口腔科,口腔修复科,种植科,口腔预防科,口腔特诊科,口腔急诊科
耳鼻咽喉科	头颈外科
急诊科	急诊科
重症医学科	重症医学科
麻醉科	疼痛科
皮肤性病科	皮肤科,性病科,皮肤美容,激光室,男科
护理科	基础护理,内科护理,外科护理,妇产科护理,儿科护理,ICU护理,手术室护理,五官科护理,肿瘤护理
临床其他	门诊部,介入医学科,康复科,理疗科,预防保健科,高压氧科,体检科,运动医学科,职业病科,地方病科,营养科,特诊科,输血科

一级科室	二　级　科　室
检验科	血液检验,体液检验,生化室,免疫室,临床检验室,临床微生物室,PCR 实验室,输血科,消毒供应室,血气室,细胞室,微量元素室,急诊化验室
病理科	病理科
影像科	核医学科,放射科,X 线室,CT 室,spect 室,MRI 室,超声科,B 超科,彩超科,心超科
功能检查科	心电图室,脑电图室,肌电图室,肺功能室,骨密度室,内镜科,血透中心,碎石中心
药剂科	中药房,西药房,调剂科,制剂室,质检科,药剂实验室,药理实验室
行政辅助	科教处,医务科,病案科,院感科,信息科,院办,宣传科,研究生处,党办,人事科,医保科,护理部,质控科,后勤科,设备科
科研中心	实验中心,分子生物学实验室,细胞培养实验室,免疫组化实验室,质谱分析室,动物房,血液研究所,肿瘤研究所,临床医学研究所,老年病研究所,神经研究所,心血管病研究所,精神卫生研究所,职业病研究所,中医药研究院
其他	

高回帖标题及对应回复数列表

序号	标题	回复数
1	一年了,你最想说什么?(活动结束,谢谢大家,看看大家的感言,也许对你有启发)	1011
2	【原创】中医理论的发展方向(唯有与现代医学接轨才能继续发展)	462
3	五行学说质疑	397
4	【共享】自己翻译的《临床麻醉的经验与教训"化险为夷的 80 个病例"》已出版,免费赠送	392
5	【专题】王海燕大夫逝世	366
6	2014 年心血管内科最新指南汇总	345
7	【专题讨论】急诊、急救成功或失败经验病例分享(有精彩病例就有加分)	335
8	10 年来收集的骨科心得体会	239
9	【原创】刍议当今社会"中西医结合"的流行思潮	233
10	【原创】孙思予线阵超声笔记(适合初学者)	225
11	【专题】实名制讲课已经开始! 敬请关注!	203
12	[精华]【讨论】虎口挛缩,瘢痕切除,游离皮瓣修复	200
13	【讨论】做检验科研三年,发几个感慨	190
14	【原创】停手术,动了谁的奶酪? 麻醉医生手记(二)	190
15	【随想】刚刚看到,支持我的 fans 达到 88 888,感谢!! 感谢!! 再感谢!!	175
16	[精华]各位战友截肢见多了,半身截断您见过吗,一例骨盆巨大软骨肉瘤半身截断(版主加分)	165
17	误诊一患者,真的不想再碰探头了,我感觉我是超声行业的失败者	145
18	【原创】重新句逗读《黄帝内经》	145
19	【推荐】给大家推荐一个免费的口腔管理软件,很好用哦	140
20	骨科基础知识与原则网络培训班招生(探索调研丁香园线下以及网络继续教育培训的可行性)	137
21	【原创】喉罩全麻过程中患者大量胃液反流	135
22	白一冰教授走了,你还在超负荷工作吗?	134
23	【公告】购书送 10 丁当! 祝贺我版第二本译著《甲状腺超声与病理对照图谱》由人民军医出版社出版发行	130
24	《专题讲座》不均匀沉降理论(专访张英泽教授)——请再为不均匀沉降理论提建议挑毛病!!	126
25	股骨头置换术关节囊缝合吗	121

序号	标　　题	回复数
26	【随想】应届毕业生苦逼求职之路,心寒的总结	118
27	氨甲环酸在关节置换中的应用——减少出血和输血,不增加血栓风险	116
28	【经验】男性乳房发育症幻灯	115
29	有奖病例讨论:腹痛 1 例	114
30	【病例讨论】转最近的一次医疗鉴定	113
31	【讨论】值班遇到的典型病例	113
32	[精华]【病例讨论】三次住院方获确诊,看看大家能在第几次拦截诊断	111
33	【讨论】肺炎性肌纤维母细胞瘤的影像征象分析、诊断与鉴别诊断大讨论——诚挚邀请园内各位战友的参与、帮助及指正!	110
34	检验科实习日记	107
35	征询书名!!(也看一下插图效果)	106
36	【A Clinical Problem】没有贫血的再障?	105
37	股骨干骨折锁定钛板内固定半年断裂	103
38	2014 COA 年会召开在即,关注即有好礼相送	102
39	【讨论】肺硬化性血管瘤的影像征象分析、诊断与鉴别诊断大讨论——诚挚邀请园内各位战友的参与、帮助及指正!	102
40	【随想】影像医学思维之培养(一)	102
41	烂尾 3D 史诗巨作——探秘心电图(视频教程)	102
42	【公告】深切悼念北京军区总医院超声科简文豪教授	100
43	【病例讨论】胆漏原因及下一步处理	100
44	[精华]经皮椎弓根钉治疗椎体压缩骨折,不错的东东!	100
45	【讨论】高少版助申请成功特别感谢帖——周围型肺腺癌的 CT 征象分析大讨论	99
46	【讨论】中药治疗重症肝炎的疗效真有那么神奇吗?	99
47	【专题】我 2014 收获的最后一个惊喜,显摆一下执业医师成绩	97
48	[精华]小儿外踝骨折的非手术治疗	92
49	【求助】为什么血行风自灭?	92
50	【讨论】如果请您参加实名制讲课或讲座,您能够接受邀请吗?	92
51	【读片】多骨多发病变,请您会诊　增加影像及检验资料	91
52	[精华]【病例讨论】此曲只应天上有,人间能得几回闻? 公布结果 2014 - 12 - 13	91
53	【读片】产科疑难超声病例(382):Tasuig - Bing 型右室双出口	91
54	股骨头坏死的原因	91
55	【病例讨论】又一例值得讨论的脓毒症休克	89
56	腰椎结核伴巨大脓肿形成	88
57	2014 年 COA 骨科年会 咱们见个面如何	87
58	【学习班通知】第二期邓江稳白内障临床技术培训班通知	86
59	【其他】《美容外科学》(第 2 版)读书体会征集帖	86
60	【原创】关于儿科退热药物……	86
61	【讨论】左上肺肿物 137 740(这个病例比较奇怪!)【术后病理已公布】	86

序号	标　　　题	回复数
62	【原创】自身免疫病、肾脏病中医病机新诠释	85
63	【讨论】现在的检验科需要的到底是什么？	84
64	【求助】咳嗽困扰我 10 年，求救（愿酬金以谢）支气管激发试验阴性，舌苔已上传	84
65	［精华］【讨论】十年论文写作探索路：我的"论文三境"总结	83
66	★★【终极神器】最强三维人体解剖全套软件_解剖学习、讲解好帮手_识货的都明白★★	83
67	请呼吸科专家会诊下	83
68	【读片】肝脏竟长出这样的病来。（已手术，结果已回报）	83
69	【原创】疾病：肝胆管结石；手术治疗：硬质胆道镜气压弹道碎石取石术；术后并发深静脉血栓形成；经深静脉置管溶栓治疗后恢复良好	81
70	【讨论】体检平片的困惑！您有吗？	81
71	【建议】再提倡议：影版全体同事们战友们共同参与，告别错别字	81
72	【讨论】2014CDFI 上岗证考试试题讨论	79
73	烟毒分析	79
74	【讨论】谈谈我科分娩镇痛的经验与教训	79
75	【共享】漫画普通外科手术	78
76	【讨论】跨年度水帖，我们每天都在做些神马？	78
77	【求助】肺部小病灶，请给点意见（已手术，病理结果公布）	78
78	闭合复位，股骨髓内钉一例…（术后 50 天复查，骨质吸收仍有吸收，已有骨痂……）	76
79	【讨论】右肾占位，肿瘤 OR 类肿瘤性病变？？【病理已公布】！！	75
80	股骨不愈合	75
81	【读片】产科疑难超声病例（383）：右房异构	75
82	【共享】抢鲜报道别主任和刘教授的手术（共三台，陆续上）	74
83	【转载】中医西医化大势所趋	74
84	【原创】黄芩清肺饮之痤疮运用	74
85	［精华］【专题讨论】心律失常紧急处理专家共识 2014 详解	73
86	［精华］【讨论】中心大动脉和外周阻力血管对血管活性药反应一致吗？	73
87	【原创】是重视麻醉学科建设的时候了	73
88	手术选择，空心钉或置换？	71
89	【病例讨论】午夜独家巨献——中年男性，B 超发现右侧上腹部巨大囊性占位！（11.28 公布病理）	70
90	【分享】燮燮读文献，每日刷人品	70
91	穷理极性的智慧医学	70
92	【读片】右臀部包块，你能看出是什么东东吗？（已公布病理）	70
93	【读片】【病理已出】中纵隔占位，没那么简单，请求置顶（有病理）	69
94	【读片】寻找普放高手第 3 集，手术结果公布，欢迎继续讨论……	69
95	沉痛悼念白一冰教授	68
96	【交流】我发现西医出身的中医越来越专业	68

序号	标　　　题	回复数
97	【其他】苹果 6 算什么？来看看《美容外科学》的首发式！有图有真相！	67
98	【讨论】不积跬步，无以至千里——2015 年医学检验执业医师考试备战开始了	67
99	【讨论】Habib 辅助 ALPPS 手术（分二期肝切除）	67
100	【病例讨论】高处坠落伤 1 例分析	67
101	【原创】关于肿瘤的假想	67
102	令人头痛的一例跟骨骨折（求探讨复位技巧）	67
103	【影像读片】两肺多发结节阴影。经病理诊断。讨论后将公布结果	67
104	【原创】儿科疾病诊疗常规大集合	66
105	【原创】介绍一种新式的胰胃吻合方式	66
106	【读片】右下腹肿物，病理结果出人意料（公布病理）	66
107	【请教】新生儿死亡原因请教	65
108	咳嗽就诊，病因惊人	64
109	【讨论】超声真的这么下贱吗？	64
110	左胫腓骨骨折，髓内钉？锁定板？（最后用了 MIPPO，术后片已上传……）	64
111	【读片】产科疑难超声病例（381）：胎儿上唇吸允垫	64
112	临床骨折分型_张英泽 2013（彩图）	64
113	一个让人抓狂的术语	64
114	【读片】腹膜后占位七，有病理（病理公布）	63
115	【讨论】三个极其相似的病例，请鉴别【已公布结果】	63
116	【读片】（有手术结果）临床上，腹痛患者的诊断有时根据症状、体征做出诊断很棘手，这时我们影像的正确诊断自至关重要！	63
117	【影像读片】动态影像，路过看看（2014 年 12 月 14 日公布结果）	63
118	我是心内医生，做了这个拇外翻手术失败，求大神们帮解答	63
119	【读片】看看这个肾脏占位　是错构瘤吗	63
120	【讨论】左肺结节，有活检，请讨论	62
121	【共享】经皮肝穿刺胆道硬镜碎石取石术（PTCSL）治疗肝胆管结石	62
122	又一例胫骨闭合髓内钉，请拍砖……	61
123	【读片】中纵隔少见占位，一周后公布病理	61
124	【读片】有意思的肾脏占挑战赛一（均有病理结果）病理结果已公布	61
125	【读片】01 精彩不容错过——上腹部肿瘤，肿瘤来源？性质？病理结果已公布	61
126	胫骨髓内针，求拍砖	61
127	【专题】相沙系列之 DXY 之胃肠道、肠系膜、网膜病变链接大全——已经完结！	61
128	【原创】五味消毒饮加减治疗痤疮案	61
129	【病例讨论】非常经典！横看成岭侧成峰！（2014 - 10 - 30 已公布结果）	61
130	【消息】我为人人，人人为我	60
131	【讨论】小儿气管异物抢救无效死亡	60
132	心绞痛不是因缺血而引起	60
133	纠纷来了！22 岁陈旧性股骨颈骨折	60

续表

序号	标　　　题	回复数
134	【讨论】疑难皮肤病例,脸上和手上的小突起,真的是扁平疣吗?	59
135	【读片】这么好的病例,怎么好意思不分享给大家呢??【结果及总结已公布】	59
136	【读片】左肺病灶,有结果!(结果已公布)	59
137	【公告】中华骨科网第一次微信病例讨论辩论赛:腰椎结核外科治疗的方法选择	59
138	左股骨粗隆间骨折一例,准备用 PFNA,请宋兵乙版主及各位老师指点一二,谢谢!	59
139	【读片】盆腔如此怪怪的肿物。(手术病理结果已回报)	59
140	【讨论】双肺病变两例(147547,147015)【第二例反馈结果已公布】	59
141	【转帖】南京一医院完成全国首个人工氧气气腹抢救术	59
142	【讨论】检验就这么不堪?	58
143	【分享】回忆我的 2014 中山眼科考博经历(连载)	58
144	【原创】深入理解"膏粱之变,足生大丁。"	58
145	【求助】孕 27+2 周早产,新生儿成活的概率大吗?	58
146	【消息】积分赠送活动——透析单位情况调查	57
147	【求助】得罪了领导怎么办呀,求大家帮帮我	57
148	双侧同期全髋置换,请大家拍砖	57
149	【讨论】脑内占位(公布病理结果)	57
150	【讨论】必看的甲状腺包块	57
151	求助!端坐呼吸,多浆膜积液,查不到原因!	57
152	一例窄 QRS 心动过速心电图的诊断,考考各位眼力(拟下周行电生理检查)	57
153	【讨论】新人来发帖——在美国当牙医	56
154	【经验交流】谈梦想,你敢来吗?(10.24 更新:此帖不再加分,但是投票还是可以有的,欢迎站友继续参与)	56
155	【讨论】如何学习伤寒,方证对应真的好么?	56
156	【读片】寻找普放高手第一集,CT 及结果已经公布,重新标识病变准确位置	56
157	【原创】应该刹住带病上班这股"歪风"	56
158	看宫腔里面的强回声,大家考虑什么(病理结果已公布)	55
159	[精华] 血小板怎么增多的?	55
160	【求助】天堂与地狱仅一步之遥,脑外伤患者 24H 内预后逆转,原因不明,各位有何高见	55
161	【读片】(病理已公布)病史、CT 及 MRI、生化、病理齐全左肾占位,值得一看	55
162	【求助】咳嗽困扰我 10 年了,求呼吸高手相救(愿酬金以谢),支气管激发试验阴性,舌苔上传了	55
163	【共享】日照市医学影像学研究会会员代表大会召开	55
164	【请教】有机磷中毒　昏迷 13 天,胆碱酯酶 34 U/L,急求解答!	54
165	【交流】关注不典型阑尾炎	54
166	【讨论】肝脏占位,有病理结果(病理已出)	54
167	【病例讨论】高位胆道损伤——胆道外科之痛	54
168	【公告】2014 年全国医用设备使用人员业务能力考评成绩发布!上传成绩截图+5 叮当	54

序号	标　　题	回复数
169	【读片】免疫组化结果已出,肾脏病变,患者男性,51 岁,自觉左侧腰部酸困不适一天,无外伤史,无血尿等病史。有病理结果	54
170	【求助】请帮忙推荐几家民营美容整形机构	53
171	【原创】不要和陌生人说话	53
172	【翻译】非小细胞肺癌 NCCN 指南 2015V1 中文翻译全文(免丁当)	53
173	【讨论】右侧腹膜后巨大包块,来源? 性质?	53
174	周易的组成及功能正谬	53
175	【公告】重要通知:焦点访谈将播出中国麻醉医生现状调查节目,敬请关注	53
176	【摘要翻译】[2014ASA 知识更新]挑战传统! 十大麻醉呼吸管理中的"错误做法"	53
177	【读片】产科疑难超声病例(384):2014 年的最后一场雪 已经公布答案	53
178	【原创】深静脉穿刺应该淘汰否?	53
179	【病例讨论】系统抗感染治疗后仍一直高热不退,辅助检查完善,大家共同分析下!	53
180	【病例讨论】颅内多发病灶性质待诊	53
181	【讨论】小脑蚓部占位(病理结果已公布)	52
182	【读片】腹部好病例(病理已公布)	52
183	【读片】腹膜后占位六,有病理(病理公布)	52
184	【基层话题】发热伴腹泻不能用蒙脱石	52
185	【转载】2014 年中医最后一件大事,Science 杂志给中医发了个专刊	52
186	是不是该换地方工作了	51
187	楼主男,小硕一枚,马上毕业,大家说说是干肿瘤内科还是肿瘤外科,帮忙分析一下形势~	51
188	易被遗漏的 Wellens 综合征	51
189	【读片】肝占位,病理公布,典型 or 不典型?	51
190	【讨论】肺部 Wegener 肉芽肿的影像征象分析、诊断与鉴别诊断大讨论——诚挚邀请园内各位战友的参与、帮助及指正!	51
191	PFNA 失败病例	51
192	普外科棘手的腹痛(心电图、肌钙蛋白异常),请心内会诊,如何处理?(陆续补充检查结果及最终结果)	51
193	【上传】年轻剖腹产病例,有上级医院电话结果,结果已公布	51
194	伤口长不好啊。求高人指点	50
195	【求助】30 岁了,该怎么选择	50
196	【讨论】离开公立三甲综合医院一年后的感受	50
197	【讨论】中医所用五行理论修订为"六行",大家看行不行	50
198	【影像读片】多发结节,敬请看看(结果已公布)	50
199	【进展】新生儿高胆红素血症诊断和治疗专家共识? 你有吗	50
200	【共享】2014 年青岛市放射专科分会年会暨青岛市中西医结合影像分会年会、青岛市分子影像专科分会年会,并中(青岛)德医学影像论坛会议消息	50
201	【读片】肾占位二例,结果已公布	50

板块发帖回帖量分布

板 块 名 称	发帖回帖总量	主题帖总量	回帖总量	参与发帖回帖的成员数量	人均发帖回帖数量
神经科学专业讨论版	6 275	1 032	5 243	1 750	3.59
心理学与精神病学专业讨论版	1 988	293	1 695	395	5.03
麻醉疼痛专业讨论版	5 565	617	4 948	1 634	3.41
呼吸与胸部疾病讨论版	7 996	852	7 144	1 399	5.72
心血管专业讨论版	5 963	1 173	4 790	2 020	2.95
急救与危重病讨论版	4 308	518	3 790	1 571	2.74
普通外科讨论版	5 564	917	4 647	1 996	2.79
肾脏泌尿专业讨论版	5 098	835	4 263	1 716	2.97
肿瘤医学讨论版	2 987	1 054	1 933	1 138	2.62
感染专业讨论版	1 665	332	1 333	569	2.93
皮肤与性传播疾病讨论版	4 426	923	3 503	1 276	3.47
消化内科讨论版	2 638	504	2 134	1 072	2.46
内分泌与代谢病讨论版	1 413	469	944	627	2.25
血液专业讨论版	1 667	316	1 351	459	3.63
风湿免疫专业讨论版	679	131	548	265	2.56
妇产专业讨论版	4 463	1 019	3 444	1 732	2.58
儿科专业讨论版	6 129	893	5 236	1 553	3.95
骨科专业讨论版	19 555	2 421	17 134	3 906	5.01
口腔专业讨论版	3 757	527	3 230	982	3.83
眼科专业讨论版	2 827	378	2 449	801	3.53
耳鼻咽喉头颈外科专业讨论版	1 933	357	1 576	732	2.64
修复重建和烧伤整形讨论版	3 980	285	3 695	893	4.46
社区与全科医学版	377	78	299	188	2.01
临床检验医学讨论版	7 166	788	6 378	2 242	3.2
影像医学和核医学讨论版	19 108	1 750	17 358	2 197	8.7
临床病理讨论会	593	163	430	216	2.75
超声医学讨论版	8 736	956	7 780	1 861	4.69
中医讨论版	5 431	732	4 699	847	6.41

续表

板　块　名　称	发帖回帖总量	主题帖总量	回帖总量	参与发帖回帖的成员数量	人均发帖回帖数量
康复医学讨论版	1 043	219	824	388	2.69
老年医学专业讨论版	99	30	69	47	2.11
医学哲学和医学史版	34	11	23	24	1.42
护理专业讨论版	1 336	308	1 028	492	2.72
法医学及特种医学讨论版	74	22	52	43	1.72
卫生法律人文讨论版	509	128	381	207	2.46